重订古今名医临证金鉴

郁证卷

白长川　石志超

单书健 ◎ 编著

U0207132

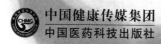

中国健康传媒集团

中国医药科技出版社

内 容 提 要

　　古今名医之临床实践经验，乃中医学术精华之最重要部分。本书选取了古今名医对郁证的临床经验、医案、医论之精华，旨在为临床中医诊治郁证提供借鉴。全书内容丰富，资料翔实，具有极高的临床应用价值和文献参考价值，以帮助读者开阔视野，增进学识。

图书在版编目（CIP）数据

　　重订古今名医临证金鉴. 郁证卷 / 白长川，石志超，单书健编著. —— 北京：中国医药科技出版社，2017.9

　　ISBN 978-7-5067-9465-7

　　Ⅰ. ①重… Ⅱ. ①白… ②石… ③单… Ⅲ. ①郁证－中医临床－经验－中国 Ⅳ. ① R249.1

　　中国版本图书馆 CIP 数据核字（2017）第 187808 号

美术编辑　　陈君杞
版式设计　　也　在

出版	**中国健康传媒集团** ｜ 中国医药科技出版社
地址	北京市海淀区文慧园北路甲 22 号
邮编	100082
电话	发行：010 - 62227427　邮购：010 - 62236938
网址	www.cmstp.com
规格	710 × 1000mm $\frac{1}{16}$
印张	19
字数	219 千字
版次	2017 年 9 月第 1 版
印次	2020 年 11 月第 2 次印刷
印刷	三河市航远印刷有限公司
经销	全国各地新华书店
书号	ISBN 978-7-5067-9465-7
定价	38.00 元

获取新书信息、投稿、为图书纠错，请扫码联系我们。

困惑与抉择

——代前言

单书健

从 1979 年当编辑起，我就开始并一直在思考中医学术该如何发展？总是处于被证明、被廓清、被拷问的中医学，在现代科学如此昌明的境遇下，还能不能独立发展？该以什么形态发展？

一、科学主义——中医西化百年之困

（一）浑沌之死

百年中医的历史，就是一部中医西化的历史……

百年来西医快速崛起，中医快速萎缩，临床范围窄化，临床阵地缩小，信仰人群迁移，有真才实学、经验丰富的中医寥若晨星……

科研指导思想的偏差。全部采用西医的思路、方法、评价标准。科研成果大部分脱离了中医药学的最基本特点，以药为主，医药背离，皮之不存，毛将焉附？

中医教育亦不尽人意。学生无法建立起中医的思维方式，不能掌握中医学的精髓，不能用中医的思维方式去认识疾病，这是中医教育亟待解决的问题。中医学术后继乏人，绝非危言耸听，而是严酷的现实。

傅景华先生认为，科学主义首先将科学等同于绝对真理，把近代以来形成的科学体系奉为不可动摇的真理，那么一切理论与实践都要符合"科学"，并必须接受"科学"的验证。一个明显错误的观念，却变成不可抗衡的共识。事实上，这种认识一旦确立，中医已是死路一条。再用笼罩在现代科学光环之下的西医来检验中医则是顺理成章。"用现代科学方法研究中医，实现中医现代化"的方针应运而生，并通过行政手段，使之成为中医事业发展的惟一途径。中医走上了科学化、现代化、实证化、实验化、分析化、还原化、客观化、标准化、规范化、定量化的艰巨而漫长的征程，中医被验证、被曲解、被改造、被消化的命运已经注定。在"现代化"的迷途上，历尽艰辛而长途跋涉，费尽心机地寻找中医概念范畴和理论的"物质基础"与"科学内涵"，最高奢望不过是为了求人承认自己也有符合西医的"科学"成分。努力去其与西医学不相容的"糟粕"，取其西医学能够接受的"精华"，直至完全化入西医，以彻底消亡而告终。

中国科学院自然科学史研究所研究员宋正海先生认为科学是人类社会结构中的一个基本要素。从古至今，任何民族和国家，均存在科学这个要素，所不同的只是体系有类型不同、水平有高低之分。并非如科学主义者所认为的，只有西方体系的近代科学才算是"科学"。[1]

近代科学为西方科学体系所独霸，它的科学观、方法论所形成的科学主义，无限度发展，逐渐在全球形成强势文化，取得了话语权，致使各国民族的科学和文化越来越被扼杀乃至被完全取代。近百年来以科学主义评价中医科学性、以西医规范中医，正促使中医走上一条消亡之路。要真正振兴中医，首先要彻底批判科学主义，让中医先从束缚中走出来。

《庄子·应帝王》中浑沌之死十分深刻，发人深省……

南海之帝为倏，北海之帝为忽，中央之帝为浑沌。倏与忽时相与遇于浑沌之地，浑沌待之甚善。倏与忽谋报浑沌之德，曰："人皆有七

---

[1] 宋正海. 要振兴中医首先要彻底批判科学主义. 中国中医药报社. 哲眼看中医. 北京科学技术出版社，2005，71-78.

窍以视听食息，此独无有，尝试凿之。"日凿一窍，七日浑沌死。

《经典释文》："倏忽取神速之名，浑沌以合和为貌。"成玄英疏："夫运四肢以滞境，凿七窍以染尘，乖浑沌之至淳，顺有无之取舍，是以不终天年，中途夭折。""浑沌"象征本真的生命世界，他的一切原本如此，自然而然，无假安排，无须人为地给定它以任何秩序条理。道的根源性在于浑沌。在浩渺的时空中按人的模式去凿破天然，以分析去破毁混融，在自然主义的宇宙观看来，乃是对道的整体性和生命的整体性的斫丧。把自己的价值观强加给中医学，加给多样性的生命世界，中医西化无疑是重演"浑沌"的悲剧！

（二）中医是不为狭义科学见容的复杂性科学

2015年10月5日，中国科学家屠呦呦凭发现青蒿素的治疟作用而获得2015年诺贝尔生理学与医学奖，这是中国科学家获得的第一个科学类诺贝尔奖。2011年，屠呦呦获得拉斯克奖（Lasker Award）时曾表示，青蒿素的发现，是团队共同努力的成果，这也是中医走向世界的荣誉。

围绕屠呦呦的获奖，关于中医科学性的争论再次喧嚣一时。然而不管如何争议，中医跨越几千年历史为中华民族乃至全世界的生存做出了不可磨灭的贡献。

朱清时院士认为中医药是科学，是复杂性科学。只是当前流行的狭义的"科学"还不接受。

发源于西方的现代主流科学总是把复杂事物分解为基本组成单元来研究（即以还原论为基础）；以中医为代表的中国传统科学总是把复杂事物看作整体来研究，他们认为，若把事件简化成最基本的单元，就要把许多重要信息都去除掉，如单元之间的连接和组合方式等等，这样做就把复杂事物变样了。

朱清时院士指出，解剖学发现不了经络和气，气实际上是大量细胞和器官相互配合和集体组装形成的一种态势。这种态势正如战争中兵家的部署，士兵组织好了，战斗力就会大增，这种增量就是气。或者像放在山顶上蓄势待下的石头。总之，是一个复杂系统各个部分之间的关系、组装方式决定了它能产生巨大的作用。

英国《自然》杂志主编坎贝尔博士就世界科技发展趋势发表看法说：目前对生命科学的研究仍然局限在局部细节上，尚没有从整个生命系统角度去研究，未来对生命科学的研究应当上升到一个整体的、系统的高度，因为生命是一个整体。

著有《东方科学文化的复兴》的姜岩博士曾著文指出：混沌理论推动了复杂科学的诞生。而复杂科学的问世彻底动摇了还原论——能用还原论近似描述的仅仅是我们世界的很小的一部分。哥德尔不完备性定理断言，不仅仅是数学的全部，甚至任何一个系统，都不可能用类似哥德尔使用的能算术化的数学和逻辑公理系统加以概括。哥德尔的结果是对内涵公理化一个致命的打击。

著名生物学家、生命科学哲学家迈尔强调科学的多元性。他认为，由于近代物理学的进步，"仿佛世界上并没有活生生的有机世界。因此，必须建立一种新的哲学，这种哲学主要的任务是摆脱物理主义的影响"。他指出生物学中还原是徒劳的、没有意义的……生物学领域重要的不是本质而是个体。

诺贝尔奖获得者、杰出现代科学家普利高津说过："物理学正处于结束现实世界简单性信念的阶段，人们应当在各个单元的相互作用中了解整体，要了解在相当长的时间内，在宏观的尺度上组成整体的小单元怎样表现出一致的运动。"而这些观念与中医的学术思想更为接近。美国物理学家卡普拉把现代物理学与中国传统思想作了对比，认为两者在许多地方极其一致。哈肯提出"协同学和中国古代思想在整体性观念上有深刻的联系"，他创立协同学是受到中医等东方思维的启发。以中国古代整体论思想为基础的中医将大大促进医学和科学的发展。

（三）哲学家的洞见

曾深入研究过中医的哲学家刘长林先生指出，当前困扰中医学的不是中医药学术本身，而是哲学。一些流行的认识论观念必须突破、更新，这样才能树立正确的科学观，破除对西方和现代科学的迷信，正确理解中医学的科学价值，划清中医与西医的界限，此乃发展中医学的关键。

刘先生认为：科学多元的客观依据是宇宙的无限性，宇宙和任一具体事物都具有无限多的方面和层面……任何认识方法都是对世界的一种选择，都是主客体的一种特殊的耦合关系。你的方法选择认识这一方面，就不能同时认识那一方面；你建立的耦合关系进入这一层面，就不能同时进入那一层面，因为世界是由各种对立互补的方面、层面所组成的。这就形成了不同的认识方法，而认识方法的不同，导致了认识的结果也就不同，所获规律的形态也不一样，从而形成不同的科学模型，但却都是对这一事物的正确认识。于是形成形态各异的科学体系，这就是科学的多元性。[1]

恩格斯说：一切存在的基本形式是空间和时间。孟庆云先生认为，《内经》的思想主旨是从时间结构的不同内容阐发有机论人体观，提出了关于阴阳始终、藏象经络、四时气化、诊法治则等学说中时间要素的生命特征，具有独特的科学价值。

刘先生指出：西方科学体系以空间为主。空间性实，其特性在于广延和并列。空间可以分割，可以占有。空间关系的特点是相互排斥，突显差别。对空间的深入认识以分解为条件。在空间中，人与物

---

[1] 刘长林. 关于中国象科学的思考——兼谈中医学的认识论实质. 杭州师范大学学报（社会科学版），2009，31（2）：4-11.

是不平等的，人居主位，对物持征服和主宰的态度。因此，主体与客体采取对立的形式……以空间为本位，就会着重研究事物的有形实体和物质构成，这与主客对立的认识方式是统一的。认识空间性质主要靠分析、抽象和有控制条件的实验。抽象的前提是在思维中将对象定格、与周围环境分割开，然后找出具有本质意义的共性。在控制的条件下做实验研究，是在有限的空间范围内（如实验室），在实际中将对象与周围环境分割开，然后寻找被分离出来的不同要素之间的规律性联系。

刘先生还认为：东方科学体系以时间为主。时间性虚，其特性在于持续和变异。时间不能分割，不能占有，只能共享。在时间里，人与人、人与万物是平等、共进的关系。主体与客体采取相融的方式……从时间的角度认识事物，着眼在自然的原本的整体，表现为现象和自然的流行。向宇宙彻底开放的状态，在"因""顺"对象的自然存在和流行中，寻找其本质和规律。用老子的话说，就是"道法自然"，这是总的原则。

"现象联系的本质是'气'，气是万物自然生化的根源。现象层面的规律体现为气的运动，通过气来实现。中医学研究的是现象层面的规律，在认识过程中，严格保持人和万物的自然整体状态，坚持整体决定和产生部分，部分受整体统摄，因而要从整体看部分，而不是从部分看整体。西医学研究的是现象背后的实体层面，把对象看作是合成的整体，因而认为部分决定整体，整体可以用部分来说明，故主要采取还原论的方法。"

"现象表达的是事物的波动性，是各种功能、信息的联系。现象论强调的是事物的运动变易，即时间方面。庄子说：'与物委蛇，而同其波。'（《庄子·庚桑楚》）'同其波'，就是因顺现象的自然流变，去发现并遵循其时间规律。所以中医学研究的是整体。而西医学以实体为支撑事物存在的本质，将生命活动归结为静态的物质形体元素，故西医学研究的是'粒子'的整体。"

"中医学认为：'器者，生化之宇。'（《素问·六微旨大论篇》）而生化之道，以气为本。'气始而生化，气散而有形，气布而蕃育，气终而象变，其致一也。'（《素问·五常政大论篇》）可见，中医学以无形的人体为主要对象，着意关注的是气化，把人看作是气的整体。而西医学则以有形的人体为对象，研究器官、细胞和分子对生命的意义，把人看作是实体的整体。"

刘先生进而指出：时间与空间是共存关系，不是因果关系。人无论依靠何种手段都不可能将时空两个方面同时准确测定，也不可能从其中的一个方面过渡到另一方面。量子力学的不确定性原理告诉我们，微观粒子的波动特性的关系也是这样。它们既相互补充，又相互排斥。

部分决定整体和整体决定部分，这两个反向的关系和过程同时存在。但是，观测前者时就看不清后者，观测后者时又看不清前者，所以我们只能肯定二者必定相互衔接，畅然联通，但却永远不能弄清其如何衔接，如何联通。这是认识的盲区，是认识不可逾越的局限。要承认这类盲区的存在，因为世界上有些不可分割的事物只是共存关系，而没有因果联系。

刘先生从哲学的高度对中西医把握客观事物认识论原理，燃犀烛微，深刻剖析，充满了哲学家的洞见，觉闻清钟，发人深省。

李约瑟曾经指出：中西医结合在技术层面是可以探讨的，理论层面是不可能的。刘长林先生也认为：人的自然整体（中医）与合成的整体（西医），这两个层面之间尽管没有因果联系，但却有某种程度的概率性的对应关系。寻求这种对应关系，有利于临床。我们永远做不到将两者真正沟通，就是说，无论用中医研究西医，还是用西医研究中医，永远不可能从一方走到另一方。

早在 20 世纪 80 年代，傅景华先生就形成了中医过程论思想。傅先生认为：中医不仅包括对有形世界的认识，而且具有对自然和生命本源以及发生演化过程的认识。中医的认识领域主要在生命过程与枢机，而不仅是人体结构与功能，中医是"天地人和通、神气形和通"的大道。傅先生认为中医五脏属于五行序列，分别代表五类最基本的生命活动方式。《素问·灵兰秘典论篇》喻以君主、相傅、将军、仓廪、作强之官，形象地反映出五类生命运动方式的特征。在生命信息的运行机制中，心、肺、肝、脾、肾恰似驱动、传递、反馈、演化、发生机制一样，立足于生命的动态过程，而非实体器官。针对实体层面探求中医脏腑经络实质已走入死胡同，傅景华先生以"中医过程论"诠释中医实质，空谷足音，振聋发聩，惜了无唱和。笔者曾多次和傅景华讨论，好像那时他并不知道怀特海的过程哲学，只是基于对《周易》等典籍中过程思想的理解，能提出如此深刻的见解，笔者十分敬佩他深邃的洞见。十几年后，怀特海的过程哲学已在中国传播，渐至大行其道了。

怀特海明确地说过，他的过程哲学与东方思想更加接近！而不是更接近于西方哲学。杨富斌教授指出，怀特海过程哲学的"生成"和"过程"思想，与中国哲学关于生成和变易的思想相接近。

怀特海的有机体概念，通常是指无限"绵延"（持续）的宇宙运动过程的某一点上包含了与其他点上的事物的相互关系，因而获得自身的具体现实规定性的事物。意在取代以牛顿物理学绝对时空观为基础的机械唯物论宇宙观中的"物质"或"实在"观，即宇宙观问题。在他看来，传统的机械论宇宙观中所说的"物质"或"实在"实际上都是处于过程之中的存在物或实有（entity），都是与其他存在物相互作用、相互影响、相互依赖的，并在此过程中获得自身的规定性，不是单纯的、永恒的、具有绝对意义的东西，而是具有过程性、可变性和相对性的复杂有机体；认识过程中的主体和客体也是同一运动（认识）过程中彼此相关、相互渗透和相互依赖的两个有机体，因而并没有完全自主、自足的"主体"，也没有绝对不受主体影响的、具有绝对意义的客体，因此对于主体与客体的关系，也应当从二者的相互作用、相互影响和相互渗透及其与周围的关系等方面来考察。而中国古代哲学追求超现象的本质、超感觉的概念、超个体性的普遍性（同一性）为哲学的最高任务。在中国哲学家看来，天地人相通，自然与社会相通，阴阳相通相合。《黄帝内经》通过揭示自然变化对人体生理的影响，自然变化与疾病、自然环境与治疗的关系，认为"人与天地相参也，与日月相应也。"（《灵枢·岁露论》）怀特海的有机体思想与中国哲学的天人合一确有相通之处。

（四）医学不是纯粹的科学

除了极少数的哲学家、科学家认为中医是科学，而中医不是科学几乎成为世人之共识。但医学哲学家同样拷问：西医学是科学吗？

西医学之父威廉姆·奥斯勒说，"医疗行为是植根于科学的一种艺术"，进而他解释道，"如果人和人都一样，那医学或许能成为一门科学，而不是艺术。"

1981年6月密苏里大学哲学系的罗纳尔德·穆森在《医学与哲学》（The Journal of Medicine and Philosophy）发表了25页的长文"为什么医学不可能是一门科学"，医学圈里为之哗然，因为文章发表在暑月，因此常常被称为"暑月暴动"。依照穆森的观点，"医学是科学"缺乏有说服力的论证；从历史和哲学上可以论证医学"不是""不应该是"也"不可能是"（单一的、纯粹的）科学。在愿景、职业价值、终极关怀、职业目的与职业精神上，医学与科学之间是有冲突的；医学一旦成为科学，就会必然遮蔽偏离医学的职业愿景、价值、终极关怀、目的与精神。科学的基本目的是获得新知，以便理解这个世界和这个世界中的事物，医学的目的是通过预防或治疗疾病来增进人们的健康；科学的标准是获得真理，医学的标准是获得健康和疗效；科学的价值旨向为有知、有理（客观、实验、实证、还原）、有用、有利（效益最大化）；医学的价值旨向为有用、有理、有德、有情、有根、有灵，寻求科学性、人文性、社会性的统一。针对人的医学诉求和服务，科学存在严重的"缺损配置"。

穆森的结论是：尽管医学（知识）大部分是科学的，但它并不是、也不可能成为一门科学。

范瑞平先生指出，不能完全按照当代科学性与科学化的指标、方法与价值来衡量医学，裁判中西医之争，在当代科学万能和科学至上的意识形态中，技术乌托邦的期盼遮蔽了医学的独立价值，穆森的文章力矫时弊。

医学的原本是人学，这是众所周知的事实，其性质必须遵循人的属性而定。穆森和拥护者所做的，其实是站在我们所处的时代——医学有离科技更近、离人性更远，离具体更近、离整体更远的趋势——发出的"重拾医学人性"的呼吁。

我们还用为中医是不是科学而捶胸顿足地大声疾呼吗？

二、理论－实践脱节与"文字之医"

理论－实践脱节，即书本上的知识（包括教科书知识），并不能完全指导临床实践，这是中医学术发展未能解决的首要问题。形成理论－实践脱节的因素比较复杂，笔者认为欲分析解决这一问题，必须研究中医学术发展的历史，尤其是正确剖析文人治医对中医学术的影响。

迫医巫分野后，随着文人治医的不断增多，中医人员的素质不断提高，因为大量儒医的出现，极大地提高了医生的基础文化水平。文人治医，繁荣了中医学，增进了学术争鸣，促进了学术发展。通医文人增加，对医学发展的直接作用是形成了以整理编次医学文献为主的学派。由于儒家济世利天下的人生观，促使各阶层高度重视医籍的校勘整理、编撰刊行，使之广为流传。

文人治医对中医学术的消极影响约有以下诸端：

（一）尊经崇古阻碍了中医学的创新发展

两汉后，在儒生墨客中逐渐形成以研究经学、弘扬经书和从经探讨古代圣贤思想规范的风气，后人称之为"经学风气"。

儒家"信而好古""述而不作"一直成为医学写作的指导思想，这种牢固的趋同心理，削磨、遏制了医家的进取和创新。尊经泥古带给医坛的是万马齐喑，见解深邃的医家亦不敢自标新见，极大地禁锢了人们的思想，导致了医学新思想的难以产生及产生后易受抑压，也导致了人们沿用陈旧的形式来容纳与之并不相称的新内容，从而限制了新内容的进一步发展，极大地延缓了中医学的发展。

（二）侈谈玄理，无谓争辩

一些医学家受理学方法影响，以思辨为主要方法，过分强调理性作用，心外无物，盲目夸大了尽心明性在医学研究中的地位，对医学事实进行随意的演绎推理，以至于在各家学说中掺杂了大量的主观臆测、似是而非的内容（宋代以前文献尚重实效，宋代以后则多矜夸偏颇、侈谈玄理、思辨攻讦之作）。

无谓争辩中的医家，所运用的思辨玄学的方法，使某些医学概念外延无限拓宽，无限循环，反而使内涵减少和贫乏，事实上思辨只是把人引入凝固的空洞理论之中。这种理论似乎能解释一切，实际上却一切都解释不清。它以自然哲学的普遍性和涵容性左右逢源，一切临床经验都可以成为它的诠注和衍化，阻碍和束缚了人们对问题继续深入的研究。理论僵化，学术惰于创新，通过思辨玄学方法构建的某些理论，不但没有激起后来医家的创新心理，反而把人们拉离临床实践的土壤。命门之争，玄而又玄，六味、八味何以包治百病？

（三）无病呻吟，附庸风雅的因袭之作

"立言"的观念在文人中根深蒂固，一些稍涉医籍的文人，也常附庸风雅，编撰方书，有的仅是零星经验，有的只是道听途说，因袭之作，俯拾皆是。

（四）重文献，轻实践

受经学的影响，中医学的研究方法大抵停留在医书的重新修订、编次、整理、汇纂，呈现出"滚雪球"的势态。文献虽多，而少科学含量。从传统意义上看，尚有可取之处，但在时间上付出的代价是沉重的，因为这样的思想延缓了中医学的发展。

伤寒系统，有人统计注释《伤寒》不下千余家，主要是编次、注释，但大都停留在理论上的发挥和争鸣，甚或在如何恢复仲景全书原貌等问题上大做文章，进而争论诋毁不休，站在临床角度上深入研究者太少了。马继兴先生对《伤寒论》版本的研究，证明"重订错简"几百年形成的流派竟属子虚乌有。

整个中医研究体系中重经典文献，轻临床实践是十分明显的。

一些医家先儒而后医，或弃仕途而业医，他们系统研究中医时多已年逾不惑，还要从事著述，真正从事临床的时间并不多，其著作之实践价值仍需推敲。

苏东坡曾荐圣散子方。某年大疫，苏轼用圣散子方而获效，逾时永嘉又逢大疫，又告知民众用圣散子方，而贻误病情者甚伙。陈无择《三因方》云：此药实治寒疫，因东坡作序，天下通行。辛未年，永嘉瘟疫，被害者不可胜数。盖当东坡时寒疫流行，其药偶中而便谓与三建散同类。一切不问，似太不近人情。夫寒疫亦自能发狂，盖阴能发燥，阳能发厥，物极则反，理之常然，不可不知。今录以备寒疫治疗用者，宜审究寒温二疫，无使偏奏也。

《冷庐医话》记载了苏东坡孟浪服药自误：士大夫不知医，遇疾每为庸工所误。又有喜谈医事，孟浪服药以自误。如苏文忠公事可慨叹焉……

文人治医，其写作素养，在其学问成就上起到举足轻重的作用。而不是其在临床上有多少真知灼见。在中医学发展史上占有重要地位的医学著作并非都是经验丰富的临床大家所为。

《温病条辨》全面总结了叶天士的卫气营血理论，成为温病学术发展的里程碑，至今仍有人奉为必读之经典著作。其实吴鞠通著《温病条辨》时，从事临床只有六年，还不能说是经验宏富的临床家。《温病条辨》确系演绎《临证指南》之作，对其纰谬，前哲今贤之驳辨批评，多为灼见。研究吴鞠通学术思想，必须研究其晚年之作《医医病书》及其晚年医案。因《温病条辨》成书于1798年，吴氏40岁，而《医医病书》成于道光辛卯（1831）年，吴氏时已73岁。仔细研究即可发现风格为之大变，如倡三元气候不同医要随时变化，斥用药轻描淡写，倡治温重用石膏，从主张扶正祛邪，到主张祛除邪气，从重养阴到重扶阳……

《证治准绳》全书总结了明代以前中医临床成就，临床医生多奉为圭臬，至今仍有十分重要的学术价值。但是王肯堂并不是职业医生、临床家。肯堂少因母病而读岐黄家言，曾起其妹于垂死，并为邻里治病。后为其父严戒，乃不复究。万历十七年进士，选翰林院庶吉士，三年后受翰林院检讨，后引疾归。家居十四年，僻居读书。丙午补南行人司副，迁南膳部郎，壬子转福建参政……独好著书，于经传多所发明，凡阴阳五行、历象……术数，无不造其精微。著《尚书要旨》《论语义府》《律例笺释》《郁冈斋笔尘》，雅工书法，又为藏书大家。曾辑《郁冈斋帖》数十卷，手自钩拓，为一时刻石冠。

林珮琴之《类证治裁》于叶天士内科心法多有总结，实为内科之集大成者，为不可不读之书，但林氏在自序中讲得清清楚楚：本不业医。

目尽数千年，学识渊博，两次应诏入京的徐灵胎，亦非以医为业，如《洄溪医案》多次提及：非行道之人。

王三尊曾提出"文字之医"的概念（《医权初编》上卷论石室秘录第二十八）：

夫《石室秘录》一书，乃从《医贯》中化出。观其专于补肾、补脾、疏肝，即《医贯》之好用地黄汤、补中益气汤、枳术丸、逍遥散之意也。彼则补脾肾而不杂，此又好脾肾兼补者也……此乃读书多而临证少，所谓文字之医是也。惟恐世人不信，枉以神道设教。吾惧其十中必杀人之二三也。何则？病之虚者，虽十中七八，而实者岂无二三，彼只有补无泻，虚者自可取效，实者即可立毙……医贵切中病情，最忌迂远牵扯。凡病毕竟直取者多，隔治者少，彼皆用隔治而弃直取，是以伐卫致楚为奇策，而仗义执言为无谋也……何舍近而求远，尚奇而弃正哉。予业医之初，亦执补正则邪去之理，与隔治玄妙之法，每多不应。后改为直治病本，但使无虚虚实实之误，标本缓急之差，则效如桴鼓矣……是书论理甚微，辨症辨脉则甚疏，是又不及《医贯》矣……终为纸上谈兵。

"文字之医"实际的临床实践比较少，偶而幸中，不足为凭。某些疾病属于自限性疾病，即使不治疗也会向愈康复。偶然取效，即以偏概全，实不足为法。

"文字之医"为数不少，他们的著作影响并左右着中医学术。

笔者认为理论与实践脱节，正是文人治医对中医学术负性影响的集中体现。

必须指出，古代医学文献临床实用价值的研究是十分艰巨的工作。笔者虽引用王三尊之论，却认为《石室秘录》《辨证录》诸书，独到之处颇多，同样对非以医为业的医家，如王肯堂、徐灵胎、林珮琴等之著作，亦推崇备至，以为不可不读。

三、辨病下的辨证论治

笔者师从洪哲明先生临诊时，先生已近八旬。尝见其恒用某方治某一病，而非分型辨治。小儿腹泻概以"治中散"（理中丸方以苍术易白术）治之，其效甚捷；产后缺乳概用双解散送服马钱子；疝气每用《金匮》蜘蛛散。辨病还是辨证？

中医是先辨病再辨证，即辨证居于第二层次。《伤寒论》"辨太阳病脉证并治""辨阳明病脉症论治"……已甚明了。后世注家妄以己意，曲加发挥，才演绎出林林总总的"六经辨证"，已背离仲师原旨。

1985年，有一次拜谒张琪先生，以中医是辨病下的辨证论治为题就教，张老十分高兴地给我讲了一个多小时：同为中焦湿热，淋病、黄疸、湿温有何不同，先生毫分缕析，剀切详明。张老十分肯定中医是辨病下的辨证论治。

徐灵胎《兰台轨范》序：欲治病者，必先识病之名，能识病名，而后求其病之由生，知其所由生，又当辨其生之因各不同，而病状所由异，然后考其治之之法。一病必有主方，一方必有主药。或病名同而病因异，或病因同而病症异，则又各有主方，各有主药，千变万化之中，实有一定不移之法。

中医临床流派以经典杂病派为主流，张石顽、徐灵胎、尤在泾为其代表人物，《张氏医通》为其代表作。张石顽倡"一病有一病之祖方"，显系以辨病为纲领。细读《金匮要略》，自可发现仲景是努力建立辨病体系的，一如《伤寒论》。

外感热病中温病学派，临证每抓住疫疠之气外犯，热毒鸱盛这一基本病因病机，以祛邪为不易大法，一治到底，同样是以辨病为主导的。

《伤寒论》是由"三阴三阳"辨"病"与"八纲"辨"证"的两级构成诊断的。如"太阳病，桂枝证"（34条）、"太阳病……表证仍在"（128条）。首先是通过辨病，从整体上获得对该病的病性、病势、病位、发展变化规律以及转归预后等方面的全面了解，从而把握贯穿该病过程的始终，并明确其发生、发展的基本矛盾，然后才有可能对各个发展阶段和不同条件（如治疗、宿疾等）影响下所表现出来的症候现象做出正确的分析和估价，得出符合该阶段病理变化性质（即该阶段的主要矛盾）的"证"诊断，从而防止和克服单纯辨证的盲目性。只有首先明确"少阴病"的诊断，了解贯穿于少阴病整个发展过程中的主要矛盾是"心肾功能低下，水火阴阳俱不足"，才有可能在其"得之两三日"仅仅出现口燥咽干的情况下判断为"邪热亢盛，真阴被灼"，果断地用大承气汤急下存阴。正确的辨证分析，必须以明确的"病"诊断为前提，没有这个前提就难以对证候的表现意义做出应有的估价，势必影响辨证的准确性。

辨"病"诊断的意义在于揭示不同疾病的本质，掌握各病总体矛盾的特殊性；辨"证"诊断的意义在于认识每一疾病在不同阶段、不同条件下矛盾的个性和各病在一定时期内的共性矛盾，做到因时、因地、因人制宜。首先，辨病是准确诊断的基础和前提；结合辨证，则是对疾病认识的深入和补充。二者相辅相成，缺一不可。

"六经辨证"的说法之所以是错误的，就在于把仲景当时已经区分出的六个不同外感病种，看成了一种病的六个阶段，即所谓的太阳病是表证阶段，阳明病是里证阶段，少阳病是半表半里阶段等。这种认识混淆和抹杀了"病"与"证"概念区别，既与原文事实相违背，又与临床实际不相符合。按照这种说法去解释原文，就难免捉襟见肘，矛盾百出。"六经辨证"说认为太阳病即是表证，全不顾太阳病还有蓄血、蓄水的里证；认为阳明病是里证，却无视阳明病还有麻黄汤证和桂枝汤证。既为阳明病下了"里证"定义，却又有"阳明病兼表证"之说。试问阳明病既为里证，何以又能兼表证，则阳明病为里证之说又何以成立？

张正昭先生指出："六经辨证"说无端地给三阴三阳的名称加上一个"经"字，无形中把"三阴三阳"这六个抽象概念所包括的诸多含义变成了单一的经络含义，使人误认为"三阴三阳"病就是六条经络之病，违背了《伤寒论》以"三阴三阳"病名的原义。可见，把"三阴三阳"病说成"六经病"固属不妥，而称其为"六经证"就更是错误的了。

李心机先生鉴于《伤寒论》研究史上"注不破经，疏不破注"的顽固"误读传统"，就鲜明地指出"让伤寒论自己诠释自己"。

四、亚健康不是"未病"是"已病"

近年来，较多的中医学者把亚健康与中医治未病、欲病等同起来，亚健康不是中医的未病，机械的对应、简单的比附，不仅仅犯了逻辑上的错误，于全面继承中医学术精华并发扬光大十分不利。

（一）中医"未病"不能等同于亚健康

《素问·四气调神大论篇》："圣人不治已病，治未病，不治已乱，治未乱，此之谓也。夫病已成而后药之，乱已成而后治之，譬犹渴而穿井，斗而铸锥，不亦晚乎。"体现了治未病是中医对摄生保健的指导思想，强壮身体，防于未病之先。

"未病"是个体尚未患病，应注意未病先防。中医的"未病"和"已病"，是相对概念，健康属于未病，疾病属于已病。

《难经·七十七难》："上工治未病，中工治已病者，何谓也？然所谓治未病者，见肝之病，则知肝当传之与脾，故先实其脾气，无令得受肝之邪，故曰治未病焉。"此时，未病是以已病之脏腑为前提，以已病脏腑之转变趋向为依据，务先安未受邪之地。

《灵枢·官能》中有"正邪之中人也微，先见于色，不知于其身。"指出病邪初袭机体，首先见体表某部位颜色的变化，而身体并未感到任何不适，然机体的气血阴阳已出现失衡，仅表现一些细微病前征象的状态便为未病状态。由健康到出现机体症状，发生疾病，并非是卒然出现的，而是逐渐形成，由量变到质变的过程。

《灵枢·顺逆》也指出，"上工刺其未生者也；其次，刺其未盛者也……上工治未病，不治已病，此之谓也"。

《素问·八正神明论篇》："上工救其萌芽，必先见三部九候之气，尽调不败而救之，故曰上工。下工救其已成，救其已败。"显示早期诊断，把握时机，早期治疗，既病防变之意。

唐孙思邈的《千金方》中有"古之医者，上医治未病之病，中医治欲病之病，下医治已病之病"的论述，明确地将疾病分为"未病""欲病""已病"三个层次。未病指机体已有或无病理信息，未有任何临床表现的状态或不能明确诊断的一种状态，是病象未充分显露的隐潜阶段。

中医的治未病是一种原则和指导思想，既包涵未病先防的养生防病、预防保健思想，也包涵既病防变、早期治疗、控制病情的临床治疗原则。

亚健康无论如何都是有明显身体不适而又不能符合（西医的）某种疾病诊断标准的状态，把未病和亚健康等同起来，是毫无道理的。

（二）亚健康是中医的已病

作为"中间状态"的亚健康，应包括三条：首先，没有生物学意义上的疾病（尚未发现躯体构造方面的异常）及明确的精神心理障碍（属"疾病"）；其次，它涉及躯体上的不适（如虚弱、疲劳等非特异性的，尚无可明确躯体异常、却偏离健康的症状或体验，但还够不上西医的"疾病"）；再次，还可涉及精神心理上的不适（够不上精神医学诊断上的"障碍"），以及社会生存上的适应不良。以亚健康状态常见的头痛、头晕、失眠等为例，均已构成中医"病"的诊断。多数亚健康个体，其体内的病机已启动，已经出现了阴阳偏盛偏衰，或气血亏损，或气血瘀滞，或有某些病理性产物积聚等病机变化。

"亚健康状态"指机体正气不足或邪气侵犯时机体已具备疾病的一些病理条件或过程，已有一些或部分病症（证）存在，但是未具备西医学疾病的诊断标准。我们不能采取把中医的"病"的概念与西医"疾病"的概念等同起来的思考和研究方式。

笔者认为全部中医的"病"只要还不具备西医学疾病诊断的证据，均属亚健康范畴。

中医生存和发展有一最关键的因素，就是临床范围日益窄化，中医文化基础日渐式微，信仰人群的迁移，观念的转变，后继乏人。很多研究都表明，人群中健康状态占 10%，疾病状态占 15%，75% 属于亚健康状态。西医还没有明确的方法和药物治疗亚健康。中医学在亚健康状态方面的潜在优势，不仅可拓展中医学术新的生存空间，而且必将促进整个世界医学的进化与发展，从而为全人类的健康做出新的贡献。

闫希军先生所著《大健康观》中提出了大健康医学模式。在大健康医学模式中，中医被赋予十分重要的地位，而拥有了更加广阔的空间。中医理论与系统生物学及大数据方法契合，并将与系统生物学和生态医学等领域取得的成果相互交通，水乳交融，这是未来西方医学和中医学发展必然的走向。

五、正本清源，重建中医范式

范式是某一科学共同体在某一专业或学科中所具有的共同信念，这种信念规定了它们的共同的基本观点、基本理论和基本方法，为它们提供了共同的理论模式和解决问题的框架，从而成为该学科的一种共同的传统，并为该学科的发展规定了共同的方向。

库恩认为"范式"是成熟科学的标志，由于"范式"的存在，科学家们一方面可以在特定领域里进行更有效率的研究，从而使他们的研究更加深入；而另一方面，"范式"也意味着该领域里"更严格的规定"，"如果有谁不肯或不能同它协调起来，就会陷于孤立，或者依附到别的集团那里去"。因此，同一范式内部，研究者拥有相同的世界观、研究方法、理论、仪器和交流方法，但在不同"范式"之间却是不可通约的。不同"范式"下的研究者对同一领域的看法就像是两个世界那样完全不同。这也是造成"一条定律对一组科学家甚至不能说明，而对另一组科学家有时好像直观那样显而易见"的原因。

李致重等学者从具体研究对象、研究方法及基础理论等方面论述了中西医范式的不可通约性。而且，中、西医关系的特殊之处还在于，它们不只是同一领域的两个不同"学派"，更是基于两种完全不同的文化而发展起来的，这也使得二者之间的不可通约性表现得尤其明显和强烈。正是由于这种不可通约性导致了中西医之争。屈于特定历史条件下"科学主义"的强势地位，中医最终被迫部分接受了西医"范式"。"范式丢失"是近现代中医举步维艰、发展停滞、甚至后退的根本原因。

任何一门科学的重大发展，都表现在基本概念的更新和范式的变革上……变革范式，是现时代中医理论发展的必经之路。

如何正本清源，重建范式？

正本清源是中医范式或重建的基础，这是一项十分艰巨浩大的工程。正本首先是建立传统范式。必须从经典著作入手，梳理还原，删汰芜杂，尽呈精华。

（一）解释学·语言能力与重建

东汉许慎在《说文解字·叙》中说："盖文字者，经艺之本，王政之始，前人所以垂后，后人所以识古。故曰：本立而道生。"给予中国古典解释学以崇高的地位。

解释学把生命哲学、现象学、存在主义分析哲学、语言哲学、心理学、符号学等理论融合在一起，强调语言的本体论地位，认为我们所能认识的世界只能是语言的世界，人与世界的关系的本质是语言的关系，不仅把解释当作人文科学的方法论基础，而且是哲学的普遍方法。

狭义解释学特指现代西方哲学领域中的解释学理论，它经过狄尔泰、海德格尔、伽达默尔、利科、哈贝马斯等思想巨匠在理论上的构建和推动，形成了哲学释义学；广义解释学则不限于西方哲学领域，一切关于文本的说明、注解、解读、校勘、训诂、修订、引申及阐释的工作都属于解释活动，都要依靠相应的解释方法和解释理论来完成，因而都可以称作解释学。中医书籍中只有少部分是经典原著，而其余大部分都属于关于经典原著的解释性著作。

从当代解释学观点看，任何现代理论或现代文化都发轫于传统，传统文化的生命力则在于不断的解释和再解释之中。传统文化和现代文化并不是对立的，而是统一的，确切地说，是对立统一。人类文化是一条河流，它从传统走来，向未来走去，亦如黑格尔所说，离开其源头愈远，它就膨胀得愈大。

拉法格相信：《老子》在其产生之初，在它的著者与当时的读者之间存在着一种共识，这种共识便是《老子》的初始意义，《老子》著者传达的是它，当时的读者从中读懂的也是它。那么，这种共识又是从何而来的呢？拉法格认为：处于同一时代同一环境中的人可能会在词义的联想、语言结构的使用、社会问题的关注上具有共同之处，所以他们之间能够彼此理解。拉法格采用语言学家乔姆斯基的"语言能力"一词来指代这种基于共有的语言与社会背景的理解能力。在他看来，这种"语言能力"是历史解释学的关键，是发现历史文本原始意义的途径。他建议读者利用多种传统方法增强自己理解《老子》的语言能力，如古汉语字词含义的研究、历史事件与古代社会结构的分析，其他古代思想家思想的讨论等。也就是说，旨在发现《老子》原始意义的现代读者应尽可能地将自己置于《老子》所处的时代，将当时的社会背景、语言现象等历史的事物内化为自己的"语言能力"。

历史的解释者的任务是利用历史的证据重新将《道德经》与它产生的背景联结起来，在该背景下对其进行分析研究。解释者首先必须去掉成见，不可以将我们现代的思想强加于古人，或用现代思想批判古人。

历史解释学方法是中医经典著作、传统理论研究的基本方法。其要旨在于忠实细密地根据经典话语资料和现代方法对原典重新解读。旧有的词语和概念通过词语组合方式和语境组件方式的特殊安排，突显出原典文本固有的基本意义结构。通过意义结构分析，探询其原始涵义、历史作用和现代意义。

（二）解构与重建

理解分析就是"解构"，而"解构"旨在重建，使新的理论概念或理论结构因此建立。自然科学家就是依循这一程序不断地改弦更张，发展其理论系统的……解构和重建与科恩所说的"范式变革"有所类同。何裕民先生认为：对原有理论概念或规则的重新理解和分析，对传统中医理论体系进行解构和重建，是现阶段中医理论发展的切实可行的最佳选择。

事实的确认和概念的重建是重建的途径与环节。

严肃的科学研究应以经验事实为基础，而不仅仅是古书古人的描述，古人的认识充其量只是帮助人们寻找经验事实，并在研究中给予一定的启示。

概念的重建与事实的确认可以说是互为因果的两大环节。梳理每个名词术语的历史演变和沿革情况、分析它们眼下使用情况及混乱原因，这两者有助于旧术语的解构；组织专家集体研讨以期相对清晰、合理地约定每一概念（名词术语）的特征和实质。

阴阳五行学说对传统中医理论之建构，具有决定性的作用。它们作为主导性观念和认识方法渗入中医学，有的又与具体的学术内容融合成一体，衍生出众多层次低得多的理论概念。藏象、经络、气血津液等可视作中医理论体系的第二层次，第三层次的是众多较为具体的概念或术语，其大多与病因病机、治法及"证"相关联。最低层次的是一些带有经验陈述性质的论述。形成这些概念，司外揣内、援物比类等起着主要作用，不少是从表象信息直接跳跃到理论概念的，许多概念与实体并不存在明确的对应关系，其内涵和外延有时也颇难作出清晰的界定。

一些学者主张：与学术内容融合在一起的阴阳五行术语，应通过概念的清晰化、实体化和可经验化而清理出去。亦即使哲学的阴阳五行与具体（中医）的科学理论分离……愚意以为不可，以其广泛渗透而不可剥离，阴阳五行已成为不可或缺的纲领框架，当以中医学理视之，而不仅仅视为居于指导地位的古典哲学思想。

（三）方法

正本清源，重建范式，必须有良好的方法。我们反对科学主义，但我们崇尚科学精神，我们必须学习运用科学方法，尤其是科学思维方法，科学观察方法，科学实证方法（不仅仅是实验室方法）。

"医林改错，越改越错"，《医林改错》中提出的"心无血，脉藏气"之说，显然是错误的。为什么导致错误的结论？主要是他不知道，观察是有其一定条件，一定范围的。离开原来的条件、时间、地点，观察结果会有很大差异。运用观察结论做超出原条件、原范围的外推时，必须十分审慎。他所观察的都是尸体，由于动脉弹力大，把血驱入静脉系统。这是尸体的条件，不可外推到活着的人体。对观察结果进行理解和处理时，必须注意其条件性、相对性和可变性。

在广泛占有资料的基础上，还必须要有正确的思维方法。对于马王堆汉墓出土的缣帛及竹木简医书成书年代的推定和对该批资料的运用，我国的有关专家认为："如果从《黄帝内经》成书于战国时期来推定，那么两部灸经的成书年代至少可以上溯到春秋战国之际甚至更早。"而日本山田庆儿先生认为，这种"推论的方法是错误的。不管我们最后会达到什么样的结论，我都不应该根据所谓《黄帝内经》是战国时期的著作这个还没有确证的假定，去推断帛书医书的成书年代，而必须相反地从关于后者已经确证了的事实出发，来推断前者成书的过程和年代"。山田庆儿先生基于"借助马王堆医书之光，可以逐渐看清中国医学的起源及其形成过程"。

吴坤安认为：喻嘉言、吴又可、张景岳辈，治疫可谓论切治详，发前人所未发。但景岳宜于汗，又可宜于下，嘉言又宜于芳香逐秽，三子皆名家，其治法之所以悬绝若此，以其所治之疫各有不同。景岳所论之疫，即六淫之邪，非时之气，其感同于伤寒，故每以伤寒并提，而以汗为主，欲尽汗法之妙，景岳书精切无遗。又可所论之疫，是热淫之气，从口鼻吸入，伏于募原，募原为半表半里之界，其邪非汗所能达，故有不可强汗、峻汗之戒；附胃最近，入里尤速，故有急下、屡下之法。欲究疫邪传变之情，惟又可之论最为详尽，然又可所论之疫，即四时之常疫，即俗名时气症也。若嘉言所论之疫，乃由于兵荒之后，因病致病，病气、尸气混合天地不正之气，更兼春夏温热暑湿之邪交结互蒸，人在气交中，无隙可避，由是沿门阖境，传染无休，而为两间之大疫，其秽恶之气，都从口鼻吸入，直行中道，流布三焦，非表非里，汗之不解，下之仍留，故以芳香逐秽为主，而以解毒兼之。是三子之治，各合其宜，不得执此而议彼。

学术研究中，所设置的讨论的问题必须同一，必须是一个总体，这是比较研究的基本原则。执此而议彼，古代医家多有此弊，六经辨证与卫气营血辨证、三焦辨证之争论，概源于方法之偏颇。

六、提高疗效是中医学术发展的关键

中医药学历数千年而不衰，并不断发展，主要依靠历代医学家临床经验的积累、整理提高。历代名医辈出，多得自家传师授。《周礼》有"医不三世，不服其药"，可见在很早人们即已重视了老中医经验。

以文献形式保留在中医典籍之中的中医学术精华仅仅是中医学术精华的一部分。为什么这样说？这是因为中医学术精华更为宝贵的部分是以经验的形式保留在老中医手中的。这是必须予以充分肯定、高度重视的问题。临床家，尤其是临床经验丰富、疗效卓著者，每每忙于诊务，无暇著述，其临床宝贵经验，留下来甚少。叶天士是临床大家，《外感温热篇》乃于舟中口述，弟子记录整理而成。《临证指南医案》，亦弟子侍诊笔录而成，真正是叶天士自己写的东西又有什么？

老中医经验，或禀家学，或承师传，通过几代人，或十几代或数百年的长期临床实践，反复验证，不断发展补充，这种经验比一般书本中所记述的知识要宝贵得多。老中医经验是中医学术精华的重要组成部分，舍全面继承，无法提高疗效。

书中的知识要通过自己的实践，不断摸索不断体会，有了一些感受，才能真正为自己所利用。真正达到积累一些经验，不消说对某些疾病能形成一些真知灼见，就是能准确地把握一些疾病的转归，亦属相当困难，没有十年二十年的长期摸索，是不可能的。很显然，通过看书把老中医经验学到手，等于间接地积累了经验，很快增加了几十

年的临床功力，这是中青年医生提高临床能力的必由之路。全面提高中医队伍的临床水平，必将对中医学术发展产生极大的推动作用。

老中医经验中不乏个人的真知灼见，尤其是独具特色的理论见解、自成体系的治疗规律都将为中医理论体系的发展提供重要的素材。尤其是传统的临床理论并不能完全满足临床需要时，理论与临床脱节时，老中医的自成规律的独特经验理论价值更大。

在强大的西医学冲击下，中医仍然能在某些领域卓然自立，是因为其临床实效，西医学尚不能取而代之。这是中医学赖以存在的基础，中医学的发展亦系之于此。无论如何，提高临床疗效都是中医学术发展的战略起点和关键所在。

中医以其疗效，被全世界越来越多的人认可，仅在英国就有3000多家中医诊所（这已是多年前的数字）。在美国有超过30%的人群，崇尚包括中医在内的替代医学自然疗法。在医学界也认为有一些疾病，西医学是束手无策的，应从中医学中寻求解决的办法。美国医学会在1997年出版的通用医疗程序编码中特别增加两个针灸专用编码，对没有解剖结构，没有物质基础的中医针灸学予以承认；在2015年实施的"国际疾病分类"ICD-11，辟专章将中医纳入其中。我们应客观地对待百年中医西化历史，襟怀大度地包容对中医的批评，矜平躁释，心态平和，目标清晰，化压力为动力，寓继承于创新，与时俱进。展望未来，我们对中医事业发展充满了信心。

单书健

2016 年 12 月

序

　　十年前出版之《当代名医临证精华》丛书，由于素材搜罗之宏富，编辑剪裁之精当，一经问世，即纸贵洛阳，一版再版，被医林同仁赞为当代中医临床学最切实用、最为新颖之百科全书。一卷在手，得益匪浅，如名师之亲炙，若醍醐之灌顶，沁人心脾，开慧迪智，予人以钥，深入堂奥，提高辨治之水平，顿获解难之捷径，乃近世不可多得之巨著，振兴中医之辉煌乐章也，厥功伟矣，令人颂赞！

　　名老中医之实践经验，乃中医学术精华之最重要部分，系砥炼卓识，心传秘诀，可谓珍贵至极。今杏林耆宿贤达，破除"传子不传女，传内不传外"之旧规，以仁者之心，和盘托出；又经书健同志广为征集，精心编选，画龙点睛，引人入胜。熟谙某一专辑，即可成为某病专家，此绝非虚夸。愚在各地讲学，曾多次向同道推荐，读者咸谓得益极大。

　　由于本丛书问世迄已十载，近年来各地之新经验、新创获，如雨后春笋，需加补充；而各省市名老中医珍贵之实践经验，未能整理入编者，亦复不少，更应广搜博采，而有重订《当代名医临证精华》之议，以期进一步充实提高，为振兴中医学术，继承当代临床大家之实践经验，提高中青年中医辨治之水平，促进新一代名医更多涌现，发展中医学术，作出卓越贡献。

　　与书健同志神交多年，常有鱼雁往还，愚对其长期埋首发掘整理老中医学术经验，采撷精华，指点迷津，详析底蕴，精心编辑，一心为振兴中医事业而勤奋笔耕，其淡泊之心志，崇高之精神，实令人钦佩。所写《继承老中医经验是中医学术发展的关键》一文，可谓切中时弊，力挽狂澜，为抢救老中医经验而呼吁，为振兴中医事业而献策，愚完全赞同，愿有识之士，共襄盛举。

顷接书健来函，出版社嘱加古代医家经验，颜曰：古今名医临证金鉴。愚以为熔冶古今，荟为一帙，览一编于某病即无遗蕴，学术发展之脉络了然于胸，如此巨构，实令人兴奋不已。

书健为人谦诚，善读书，且有悟性，编辑工作之余，能选择系之于中医学术如何发展之研究方向，足证其识见与功力，治学已臻成熟，远非浅尝浮躁者可比。欣慰之余，聊弁数语以为序。

八二叟朱良春谨识
时在一九九八年夏月

凡　例

1.明清之季中医临床体系方臻于成熟，故古代文献之选辑，以明清文献为主。

2.文献来源及整理者，均列入文后。未列整理者，多为老先生自撰。或所寄资料未列，或转抄遗漏，间亦有之，于兹恳请见谅。

3.古代文献，间有体例欠明晰者，则略作条理，少数文献乃原著之删节摘录，皆着眼实用，意在避免重复，简而有要。

4.古代文献中计量单位，悉遵古制，当代医家文献则改为法定计量单位。一书两制，实有所因。药名多遵原貌，不予划一。

5.曾请一些老先生对文章进行修改或重新整理素材，使主旨鲜明，识邃意新；或理纷治乱，重新组构，俾叶剪花明，云净月出。

6.各文章之题目多为编纂者所拟，或对仗不工，或平仄欠谐，或失雅训，或难概全貌，实为避免文题重复，勉强而为之，敬请读者鉴谅。

7.凡入药成分涉及国家禁猎和保护动物的（如犀角、虎骨等），为保持方剂原貌，原则上不改。但在临床运用时，应使用相关的替代品。

8.因涉及中医辨证论治，故对于普通读者而言，请务必在医生的指导下使用，切不可盲目选方，自行使用。

目　录

述　要

郁证作为病名，首见于明代《医学正传》；但早在《黄帝内经》就记载了中医理论有关郁证的学说。《素问·六元正纪大论》说："郁之甚者，治之奈何。"《黄帝内经》提出"木郁达之，火郁发之，土郁夺之，金郁泄之，水郁折之"，为"五郁"最早的治疗方法。此外，《素问·通评虚实论》云："隔塞闭绝，上下不通，则暴忧之病。"《素问·举痛论》说："思则心有所存，神有所归，正气留而不行，故气结矣。"指出"思则气结"；《灵枢·本神》云："愁忧者，气闭塞而不行"；《素问·本病论》曰："人忧愁思虑即伤也，人或恚怒，气逆上而不下，即伤肝也。"论述了气机紊乱导致情志病，是为七情致郁学说的理论基础。

汉·张仲景在《金匮要略·妇人杂病脉证并治》中记载有脏躁、梅核气、百合病、奔豚气等病证，指出脏躁、梅核气多发于青年女性，所创之半夏厚朴汤、百合汤、甘麦大枣汤等一直沿用至今。

隋·巢元方《诸病源候论·结气候》云："结气病者，忧思所生也。也有所存，神有所止，气留而不行，故结于内。"指出气机郁结为过度忧虑、思虑所导致。

北宋时期，《太平惠民和剂局方》尤其记载有许多芳香行气之药方，通畅气机效果显著，对后世喜用行气药治疗郁证有很大影响。

宋·陈无择《三因极·病证方论》："七情人之常性，动则先自脏腑郁发，外形于肢体，为内所因。"内因悉归七情。

明·张介宾《景岳全书·郁证》将情志之郁称为因郁而病，重点论述了怒郁、思郁、忧郁三种郁证的证治。

元·朱丹溪《丹溪心法·六郁》提出了气、血、火、食、湿、痰之六郁说，其云："人身诸病，多生于郁。"又云："郁者，结聚而不得发越，当升者不得升，当降者不得降，当变化不得变化也，为传化失常之病。"并提出了郁病"气郁而湿滞，湿滞而生热，热郁而生痰，痰结而血不行，血不行而食不化，此六者相因为病也"的"六郁"病机演变规律。并创立了六郁汤、越鞠丸等方剂。

历代医家于郁病之病机病位有两种见解：一曰郁以木郁为根本，病位在肝胆。明·赵献可认为《内经》"五郁"之病主要在肝："盖东方先生木，木者生生之气，即火气，空中之火，附于木中，木郁则火亦郁于木中矣，不特此也，火郁则土自郁，土郁则金亦郁，金郁则水亦郁，五行相周，自然之理。"提出肝脏病郁先生火而进一步发展能涉及全身其他脏腑的学说。

郁病另一种观点，则郁病出于中焦。丹溪六郁论即明确指出：凡郁皆在中焦。戴思恭认为郁病多在中焦，六郁例药，诚得其要。"……其中气则常先四脏，一有不平，则中气不得其和而先郁，更因饮食失节停积、痰饮寒湿不通，而脾胃自受者，所以中焦致郁多也。"

明·王肯堂《证治准绳》曰："郁者，滞而不通。"指出"物之化从于生，物之成从于杀，造化之道与生杀之气未始相离，犹权衡不可轻重，生之重、杀之轻，则气弹而不收，杀之重、生之轻，则气涩滞而不通，是谓之郁。"提示郁证乃由人身脏腑之气液不能宣通，导致体内物质产生变化、新陈代谢失却平衡之病。

清·叶天士提出了郁病治疗大法与治疗宜忌，特别对不注重辨证而妄攻呆补的不良倾向进行了批判。他说："郁则气滞，其滞或在形躯，或在脏腑，必有不舒之现症。盖气本无形，郁则气聚，聚则似有形而实无质，如胸膈似阻，心下虚痞，胁胀背胀，脘闷不食，气瘕攻冲，筋脉不舒。医家不察，误认有形之滞，放胆用破气攻削，适至愈治愈剧，转方又属呆补，此不死于病，而死于药矣。"（《临证指南医案·郁》）

清·王清任对郁证中血行瘀滞的病机作了必要的强调，主张运用活血化瘀法治疗血郁。

纵观郁病病机病位与各家不同观点，总以舒达气机为解郁之要务。我们认为"相火致郁"的观点可以涵括诸家关于郁病病机的学说。朱丹溪援宋儒理学于医道，又集金元各家之长，以相火立论，其所谓相火之常，为人身动气，通行三焦，主持诸气，司权气化；而相火之妄，是多由于气化不利而导致气机升降开合失调，造成三焦壅塞，即"上焦不纳，中焦不化，下焦不渗"，同时，相火之妄还源于五志化火，情志不遂，从而引起心君不宁，气机逆滞，相火随起。因此丹溪派医家，如王履、戴思恭、王伦等不仅在郁病认识方面各有发挥，而且临证擅能解郁治痰，并善治因郁火或因痰火伤阴而致的虚郁之证。究其病机，多是由于三焦不利，气机壅遏，生郁生痰，绵延日久，郁火伤津；或由于七情内伤，五志煽动相火，君相之火失调而致郁。所谓郁久生病，病久成郁皆在其中。这些见解与朱丹溪的相火学说与君相关系的理论相关甚密。现代名医蒲辅周亦有论云："盖气本形，忧有气滞，聚则似有形或实无形，气机阻滞，则三焦不利，故咽阻、胸闷、脘胀、大便失调，久则必化热，热郁则耗津伤液……七情内伤之病，说理劝导，使其思想开朗，心情舒畅，杜绝致病诱因，再以药石调理，可达事半功倍之效。"（《蒲辅周医案·梅核气按》）

许玉山先生认为，郁证，初起总关乎情伤气郁，郁久则病变从生，迁延失治，由气及血而影响他脏腑。是故从五脏治疗郁证的医家颇多，但具体治法方药各异。

徐恕甫认为"女以肝为先天，肝脉弦急，疏泄在肝，治亦在肝"和"寡居多郁，宿病在肝"，在治疗上认为疏肝解郁是郁证治疗中首要的一环，故肝平脾健，火息郁解；温中降逆，疏达木郁。朱莘农先生认为耗心脾而动肝火，故在治疗上须解郁火以靖风阳。

陈镜合先生在治疗郁证时，常以理气开郁作为基本大法，根据病机变化，在理气解郁的同时兼用降火、活血、化痰、除湿、消食之法。临床上常选用柴胡疏肝汤、逍遥散为主方，酌情加素馨花、合欢皮、郁金、川楝子以加强疏肝理气之力。肝郁化火见心烦、口苦者，加丹皮、栀子；气滞血瘀见身痛、瘀斑者，加田七、桃仁、红花；痰阻加温胆汤或二陈汤；湿浊苔腻加茵陈、生薏苡仁、芡实；夹食滞加陈皮、神曲、鸡内金；月经不调加桃仁、红花、益母草。

聂惠民认为，郁证是由于气机郁滞不通而引起的病证，舒畅气机是治郁的总原则，所选之方可据证而定，其中柴胡剂可列为首选之剂，具有解郁调达气机的功效，它包括小柴胡汤、大柴胡汤、柴胡加龙骨牡蛎汤、柴胡桂枝汤、四逆散等。临床上运用柴胡剂推动气机而使脏腑通畅、气血调和，常获佳效。

高辉远治疗肝郁气滞、肝阳上亢之自主神经功能紊乱，以行气解郁，平肝潜阳之法，用越鞠丸加味收效甚佳。

陈道隆先生认为，开郁需柔养，勿忘扶脾肾。郁而耗血伤气，累及心肝，伤及脾志，治法取乎养血理气，顺其肝性，敛其心神，悦其脾意之法，庶几近焉，尚冀怡情适志，澄烦涤虑为要，方取归脾汤合温胆法。但脾肾阳虚者，脾肾为前提，心肝为次要。

胡国俊指出，临证过程中，运用疏肝理气、行气解郁之法治疗郁证效否各半，究其原因乃郁证之气机结滞并非独由肝气不疏导致。"诸气者皆属于肺"，"肺居高原，主一身之气"，人体气机之"清浊升降皆出于肺"，故疏肝理气、宁心安神不效时，可转而从肺金着手，肃降肺气，不仅可以驯横逆之肝气，而且可冲和中土，助清气升，浊气降，上下交泰而郁证除。临床运用宣降肺气之品，宣肃肺金、开降肺气等方法治疗郁证失眠，疗效颇为满意。

何任教授认为《伤寒论》中治疗气郁厥证的四逆散、"虚烦不得眠、心中懊恼"的栀子豉汤，《金匮要略》中治疗百合病的百合地黄汤、"妇人脏躁"的甘麦大枣汤都是治疗精神类疾病的好方剂。何任教授对于妇女更年期出现的心烦不眠、情志不舒等轻症，用方亦用甘麦大枣汤为主，偏阳气郁滞者，配合四逆散；偏阴虚潮热者，辅以百合地黄汤。诚乃大家风范。

彭履祥认为，郁证有"迟留不发"、"结聚而不得发越"的特点，而临床表现大多隐晦内蓄，复杂隐蔽，客观指标多非显而易见，患者自觉痛苦明显，莫可名状，医者则感到头绪纷纭，无从入手。临床所谓疑难怪病，多数指此而言。及早对其未发之郁，消患于未形，防患于未然，实系辨治郁证之意义所在。彭先生认为，治疗郁证，要"必先五胜"，"各司其属"，辨明病位，虚实兼顾。气血痰湿诸郁，往往彼此影响。彭善于运用"诸郁之治，调气为先"的原则。盖气行则血行，气运则津化，痰湿血食诸郁之治，均须结合调气为法。彭治疗郁证，十分重视痰湿致郁的因素。他认为：郁多气结，气结则生痰湿，痰湿盛则气愈郁滞，痰与气往往相因为病，而痰湿致郁发病，在临床上的确多见，因而古人有"怪病多痰"、"百病皆生于痰"的说法。

陈苏生认为人生诸病，多生于郁，于此类疾病他常用"舒肝和络饮"和"柴胡龙牡煎"加减治之。此法体现了陈先生强调的舒通气机、安神宁心同用的治疗思路，贯穿了先生"病多参郁，调气为要"原则，临床适应面广，在舒通气机，解郁安神上均有较好疗效。

吴炳忠教授认为，"郁非一病之专名，乃百病之所由起也。"郁证可由多种因素引发，临床上从"气""火""痰"着手，方选丹栀逍遥散加味治疗郁证，验案颇多，效果亦佳。

朱震亨

六 郁 心 法

朱震亨（1281~1358），字彦修，元代医家

气血冲和，万病不生；一有怫郁，诸病生焉。

气郁：香附子、苍术、川芎。

湿郁：苍术、川芎、白芷。

痰郁：海石、香附、南星、瓜蒌。

热郁：青黛、香附、苍术、川芎、栀。

血郁：桃仁、红花、青黛、川芎、香附。

食郁：香附、针砂（醋炒）、山楂、神曲（炒）。春加芎，夏加苦参，秋、冬加吴茱萸。

戴云：郁者，诸聚而不得发越也，当升者不得升，当降者不得降，当变化者不得变化也。此为传化失常，六郁之病见矣。气郁者胸胁痛，脉沉细，痰郁者周身走痛，或关节痛遇阴寒则发，脉沉细；痰郁者动则即喘，寸口脉沉滑；热郁者瞀，小便赤，脉沉数；血郁者，四肢无力，能食便红，脉沉；食郁者，嗳酸，腹饱不能食，人迎脉平和，气口脉紧盛者是也。

（《金匮钩玄》）

王 履

五 郁 论

王履（1332~？），字安道，元末明初医家

　　治五郁之法，尝闻之王太仆矣。其释《内经》曰：木郁达之，谓吐之令其条达也；火郁发之，谓汗之令其疏散也；土郁夺之，谓下之令无壅碍也；金郁泄之，谓渗泄解表利小便也；水郁折之，谓抑制其冲逆也。太仆此说之后，靡不宗之，然愚则未能快然于中焉。尝细观之，似犹有可言，且折之一句，较之上四句尤为难晓，因有反复经文以求其至。按《内经》帝曰：郁之甚者，治之奈何？岐伯曰：木郁达之，火郁发之，土郁夺之，金郁泄之，水郁折之。然调其气。过者折之，以其畏也，所谓泄之。总十三句，通为一章。当分三节：自帝曰至水郁折之九句为一节，治郁法之问答也；然调其气一句为一节，治郁之余法也，过者折之，以其畏也，所谓泄之三句为一节，调气之余法也。夫五法者，经虽为病由五运之郁所致而立，然扩而充之，则未尝不可也。且凡病之起也，多由乎郁。郁者，滞而不通之义。或因所乘而为郁，或不因所乘而本气自郁，皆郁也，岂惟五运之变能使然哉？郁既非五运之变可拘，则达之、发之、夺之、泄之、折之之法，固可扩焉而充之矣，可扩而充，其应变不穷之理也欤？姑陈于下：木郁达之，达者，通畅之也。如肝性急，怒气逆，腹胁或胀，火时上炎，治以苦寒辛散而不愈者，则用升发之药，加以厥阴报使而从治之；又如

久风入中为飧泄，及不因外风之入而清气在下为飧泄，则以轻扬之剂举而散之。凡此之类，皆达之之法也。王氏谓吐之令其条达，为木郁达之，东垣谓食塞胸中，食为坤土，胸为金位，金主杀伐，与坤土俱在于上而旺于天，金能克木，故肝木生发之气伏于地下，非木郁而何？吐去上焦阴土之物，木得舒畅，则郁结去矣，此木郁达之也。窃意王氏以吐训达，此不能使人无疑者，以为肺金盛而抑制肝木欤，则泻肺气，举肝气可矣，不必吐也；以为脾胃浊气下流，而少阳清气不升欤，则益胃升阳可矣，不必吐也。虽然，木郁固有吐之之理，今以吐字总该达字，则是凡木郁，皆当用吐矣，其可乎哉？至于东垣所谓食塞肺分，为金与土旺于上而克木，又不能使人无疑者，夫金之克木，五行之常道，固不待夫物伤而后能也，且为物所伤，岂有反旺之理，若曰吐去其物以伸木气，乃是反为木郁而施治，非为食伤而施治矣，夫食塞胸中而用吐，正《内经》所谓"其高者因而越之"之义耳，恐不劳引木郁之说以汩之也。火郁发之，发者，汗之也，升举之也。如腠理外闭，邪热怫郁，则解表取汗以散之；又如龙火郁甚于内，非苦寒降沉之剂可治，则用升浮之药，佐以甘温，顺其性而从治之，使势穷则止，如东垣升阳散火汤是也。凡此之类，皆发之之法也。土郁夺之，夺者，攻下也，劫而衰之也。如邪热入胃，用咸寒之剂以攻去之；又如中满腹胀，湿热内甚，其人壮气实者，则攻下之，其或势盛而不能顿除者，则劫夺其势而使之衰；又如湿热为痢，有非力轻之剂可治者，则或攻或劫以致其平。凡此之类，皆夺之之法也。金郁泄之，泄者，渗泄而利小便也，疏通其气也。如肺金为肾水上原，金受火烁，其令不行，原郁而渗道闭矣，宜肃清金化滋以利之；又如肺气腆满，胸凭仰息，非利肺气之剂不足以疏通之。凡此之类，皆泄之之法也。王氏谓渗泄解表利小便为金郁泄之，夫渗泄利小便，固为泄金郁矣，其解表二字，莫晓其意，得非以人之皮毛属肺，其受邪为金郁，而解表为泄之乎？窃谓如此则凡筋病便是木郁，肉病便是土郁耶？此二字未当于理，今删去。且解表间于渗泄利小便之中，是渗泄利小便为二治矣。若以渗泄为滋肺生水，以利小便为直治膀胱，则直治膀胱既责不在肺，何为金郁乎？是亦不通，故余易之曰："渗泄而利小便也。"水郁折之，折者，制御也，伐而挫之也，渐杀其势也。如肿胀之病，水气淫溢而渗道以塞，夫水之所不胜者土也，今土气衰弱，不能制之，故反受其侮，治当实其脾土，资其运化，俾可以制水而不敢犯，则渗道达而后愈；或病势既旺，非上法所能遽制，则用泄水之药以伐而挫之；或去菀陈莝，开鬼门，洁净府，三治备举，迭用以渐平之。王氏所谓抑之制其冲逆，正欲折挫其泛滥之势也。夫实土者守也，泄水者攻也，兼三治者，广略而决胜也。守也，攻也，广略也，虽俱为治水之法，然不审病者之虚实、久近、浅深，杂焉而妄施治之，其不倾踣者寡矣。且夫五郁之病，固有法以治之矣，然邪气久客，正气必损，今邪气虽去，正气岂能遽平哉？苟不平调正气，使各安其位，复其常于治郁之余，则犹未足以尽治法之妙，故又曰然调其气。苟调之而其气犹或过而未服，则当益其所不胜以制之，如木过者当益金，金能制木，则木斯服矣。所不胜者，所畏者也。故曰过者折之，以其畏也。夫制物者，物之所欲也，制于物者，物之所不欲也，顺其欲则喜，逆其欲则恶，今逆之以所恶，故曰所谓泻之。王氏以咸泻肾、酸泻肝之类为说，未尽厥旨。虽然，自调其气以下，盖经之本旨，故余推其义如此。若扩充为应变之用，则不必尽然也。

（《医经溯洄集》）

戴思恭

郁 证 师 意

戴思恭（1324~1405），字原礼，明代医家

郁病多在中焦，六郁例药，诚得其要。中焦者脾胃也。胃为水谷之海，法天地，生万物，体乾坤，健顺备。中和之气，五脏六腑皆禀之以为主，荣卫天真，皆有谷气以充大。东垣谓：人身之清气、荣气、运气、卫气、春升之气，皆胃气之别称。然岂尽胃气，乃因胃气以资其生。故脾胃居中，心肺在上，肾肝在下，凡有六淫七情、劳役妄动，故上下所属之脏气，致有虚实克胜之变，而过于中者。其中气则常先四脏，一有不平，则中气不得其和而先郁；更因饮食失节、停积痰饮、寒湿不通，而脾胃自受者，所以中焦致郁多也。今药兼升降而用者，苍术，阳明药也，气味雄壮辛烈，强胃健脾，开发水谷气，其功最大。香附子，阴血中快气药也，下气最速，一升一降，以散其郁。抚芎，手足厥阴药也，直达三焦，俾生发之气上至目头，下抵血海，疏通阴阳气血之使也。然此不专中焦而已，且胃主行气于三阳，脾主行气于三阴，脾胃既有水谷之气行从，是三阴三阳各脏腑自受其燥。金之郁者亦必用，胃气可得而通矣；天真等气之不达者，亦可得而伸矣。况苍术能径入诸经，疏泄阳明之湿。此六郁药之凡例，升降消导，皆自《内经》变而致之，殆于受病未深者设也云云！下郁乃燥之别名，属肺金之化。治郁之法，有中外四气之异。在表里，汗之；

在内者，下之；兼风者，散之；热微者，寒以和之；热甚者，泻阳救水，养液润燥，补其已衰之阴；兼湿者，审其温之太过不及，犹土之旱涝也；寒湿之胜，则以苦燥之，以辛温之；不及而燥热者，则以辛温之，以寒调之。大抵须得仲景治法之要，各守其经气而勿违。

（《推求师意》）

赵献可

郁 病 论

赵献可，字养葵，明代医家

《内经》曰：木郁则达之，火郁则发之，土郁则夺之，金郁则泄之，水郁则折之。然调其气，过者折之，以其畏也，所谓泻之。

注《内经》者，谓达之，吐之也，令其条达也。发之，汗之也，令其疏散也。夺之，下之也，令其无壅凝也。泄之，谓渗泄解表，利小便也。折之，谓制其冲逆也。予谓凡病之起，多由于郁。郁者，抑而不通之义。《内经》五法，为因五运之气所乘而致郁，不必作忧郁之郁。忧，乃七情之病，但忧亦在其中。丹溪先生云：气血冲和，百病不生，一有怫郁，诸病生焉。又制为六郁之论，立越鞠丸以治郁。曰气、曰湿、曰热、曰痰、曰血、曰食，而以香附、抚芎、苍术，开郁利气为主。谓气郁而湿滞，湿滞而成热，热郁而成痰，痰滞而血不行，血滞而食不消化，此六者相因为病者也。此说出而《内经》之旨始晦。《内经》之旨，又因释注之误，而复晦。此郁病之明于世久矣，苟能神而明之，扩而充之，其于天下之病，思过半矣。且以注《内经》之误言之，其曰达之谓吐之，吐中有发散之义。盖凡木郁，乃少阳胆经半表半里之病，多呕酸吞酸证，虽吐亦有发散之益，但谓无害耳。焉可便以吐字该达字耶？达者，畅茂调达之义。王安道曰：肝性急怒气逆，腹胁或胀，火时上炎，治以苦寒辛散而不愈者，则用升发之药，加以厥阴报使而从治之。又如久风入中为飧泄，及不因外风之入，而清气在下为飧泄，则以轻扬之剂，举而散之。凡此之类，皆达之之法也。此王氏推广达之之义甚好。火郁则发之，发之汗之也，东垣升阳散火汤是也。使势穷则止，其实发与达不相远。盖火在木中，木郁则火郁相因之理，达之即所以发之，即以达之之药发之，无有不应者。但非汗之谓也，汗固能愈，然火郁于中，未有不蒸蒸汗出，须发之得其术耳。土郁夺之，谓下夺之。如中满腹胀，势甚而不能顿除者，非力轻之剂可愈，则用咸寒峻下之剂，以劫夺其势而使之平。此下夺之义也。愚意谓夺不止下，如胃亦土也，食塞胃中，下部有脉，上部无脉，法当吐，不吐则死。《内经》所谓"高者因而越之"。以吐为上夺，而衰其胃土之郁，亦无不可。东垣书引木郁于食填肺分，为金克木，何其牵强？金郁泄之，如肺气膹满，胸凭仰息，非解利肺气之剂，不足以疏通之。只解表二字，足以尽泄金郁之义，不必更渗泄利小便，而渗利自在其中，况利小便是涉水郁之治法矣。独水郁折之，难解。愚意然调其气四句，非总结上文也，乃为"折之"二字，恐人不明。特说此四句，以申明之耳，然犹可也。水之郁而不通者，可调其气而愈。如经曰：膀胱者州都之官，津液藏焉，气化则能出矣。肺为肾水上源，凡水道不通者，升举肺气，使上窍通则下窍通。若水注之法，自然之理。其过者，淫溢于四肢，四肢浮肿，如水之泛滥，须折之以其畏也。盖水之所畏者，土也。土衰不能制之，而寡于畏，故妄行。兹惟补其脾土，俾能制水，则水道自通。不利之利，即所谓泻之也。如此说，则"折"字与"泻"字，于上文接续，而折之之义益明矣。《内经》五法之注，乃出自张子和之注，非王启玄旧文，故多误。予既改释其误，又推广其义，以一法代五法，神而明之，屡获其效，故表而书之。盖东方先生木，木者生生之气，即火气。空中之火，附于木中。木郁，则火亦郁于木中矣。不特此也，火郁，则土自郁。土郁，则金亦郁。金郁，则水亦郁。五行相因，自然之理。唯其相因也，予以一方治其木郁，而诸郁皆因而愈。一方者何？逍遥散是也。方中唯柴胡、薄荷二味最妙。盖人身之胆木，乃甲木少阳之气，气尚柔嫩，象草穿地始出而未伸。此时如被寒风一郁，即萎软抑遏，而不能上伸，不上伸则下克脾土，而金水并病矣。唯得温风一吹，郁气即畅达。盖木喜风，风摇则舒畅，寒风则畏。温风者，所谓吹面不寒，杨柳风也，木之所喜。柴胡、薄荷辛而温者，辛也故能发散，温也故入少阳，古人立方之妙如此。其甚者，方中加左金丸。左金丸止黄连、吴茱萸二味，黄连但治心火，加吴茱萸气燥，肝之气亦燥，同气相求。故入肝以平木，木平则不生心火，火不刑金，而金能制木，不直伐木，而佐金以制木，此左金之所以得名也。此又法之巧者，然犹未也。一服之后，继用六味地黄加柴胡、芍药服之，以滋肾水，俾水能生木。逍遥散者，风以散之也。地黄饮者，雨以润之也。木有不得其天者乎？此法一立，木火之郁既舒。木不下贯克脾土，且土亦滋润，无燥熇之病，金水自相生。予谓一法，可通五法者如此。岂惟是哉，推之大之，千之万之，其益无穷。凡寒热往来，似疟非疟，恶寒发热，呕吐、吞酸嘈杂，胸痛肤痛，小腹胀闷，头晕盗汗，黄疸温疫，疝气飧泄等证，皆对证之方。推而伤风、伤寒、伤湿，除直中外，凡外感者，俱作郁看，以逍遥散加减出入，无不获效。如小柴胡汤、四逆散、羌活汤，大同小异，然不若此方之响应也。神而明之，变而通之，存乎人耳。倘一服即愈，少顷即发，或半日，或一日又发，发之愈频愈甚，此必属下寒上热之假证，此方不宜复投，当改用温补之剂。如阳虚，以四君子汤加温热药。阴虚者，则以六味汤中加温热药。其甚者，尤须寒因热用，少以冷药从之，用热药冷探之法，否则拒格不入，非惟无益，而反害之。病有微甚，治有逆从，玄机之士，不须予赘。

（《医贯》）

虞抟

郁证脉治正传

虞抟（1438~1517），字天民，明代医家

论

《内经》曰：木郁达之，火郁发之，土郁夺之，金郁泄之，水郁折之。张子和曰：木郁达之，谓吐之令其条达也。火郁发之，谓汗之令其疏散也。土郁夺之，谓下之令无壅碍也。金郁泄之，谓渗泄解表利小便也。水郁折之，谓抑之制其冲逆也。此治五郁之大要耳。至丹溪先生触类而长之，而又着为六郁之证，所谓气血冲和，百病不生，一有怫郁，诸病生焉，此发前人之所未发者也。夫所谓六郁者，气、湿、热、痰、血、食六者是也。或七情之抑遏，或寒热之交侵，故为九气怫郁之候。或雨湿之侵凌，或酒浆之积聚，故为留饮湿郁之疾。又如热郁而成痰，痰郁而成癖，血郁而成，食郁而成痞满，此必然之理也。又气郁而湿滞，湿滞而成热，热郁而成痰，痰滞而血不行，血滞而食不消化，此六者皆相因而为病者也。是以治法皆当以顺气为先，消积次之，故药中多用香附、抚芎之类，至理存焉，学人宜知此意。

脉法

脉多沉伏，气郁则必沉而涩，湿郁则脉必沉而缓，热郁脉必沉数，痰郁脉必弦滑，血郁脉必芤而结促，食郁脉必滑而紧盛，郁在上

则见于寸，郁在中则见于关，郁在下则见于尺，左右亦然。

脉或结，或促，或代。

滑氏《诊家枢要》曰：气血食积痰饮，一有留滞于其间，脉必因之而止节矣，但当求其有神，何害之有。夫所谓有神者，即经所谓有中气也。

方法

丹溪曰：气血冲和，百病不生，一有怫郁，诸病生焉。其证有六：曰气郁，曰湿郁，曰热郁，曰痰郁，曰血郁，曰食郁。气郁（戴氏曰：胸胁痛，脉沉）：香附（此味而能横行胸臆间，必用童便浸，焙干用，否则燥）、苍术（米泔浸五、七次）、抚芎（即蘼芜芎苗头小块，气脉上行，故能散郁也）。湿郁（戴氏曰：周身走痛，或关节痛，遇阴寒则发，脉沉）：苍术、白芷、川芎、茯苓。热郁（戴氏曰：目瞀，小便赤，脉沉散）：栀子、青黛、香附、苍术、抚芎。痰郁（戴氏曰：动则喘，寸口脉沉滑）：海石、香附、南星、瓜蒌子。血郁（戴氏曰：四肢无力，大便红，脉沉）：桃仁、红花、青黛、川芎、香附。食郁（戴氏曰：咽酸腹闷，不能食，左寸脉平和，右寸脉紧盛）：香附、苍术、山楂、神曲、针砂（醋炒）或保和丸。

诸郁药，春加防风，夏加苦参，秋、冬加吴茱萸。

凡药在中焦，以苍术、抚芎开提其气以升之。假令食在气上，气升则食降。余仿此。

越鞠丸（一名芎术丸。）

神曲炒 香附童便浸一宿 苍术 川芎 栀子炒

上为细末，水丸绿豆大，每服五、七十丸，温水下。

生韭饮 治食郁久则胃脘有瘀血作痛，大能开提气血。

生韭叶（一握，捣取自然汁一盏）

上先以生桃仁连皮细嚼十数个，后以韭汁送下。

六郁汤 解诸郁。

陈皮去白，一钱　半夏汤泡七次　苍术米泔浸　抚芎各一钱　赤茯
苓　栀子各七分，炒　香附二钱　甘草炙，五分　砂仁研细，五分

上细切，作一服，加生姜三片，水二盏，煎至一盏，温服。如气
郁，加乌药、木香、槟榔、紫苏、干姜，倍香附、砂仁。如湿郁，加
白术，倍苍术。如热郁，加黄连，倍栀子。如痰郁，加南星、枳壳、
小皂荚。如血郁，加桃仁、红花、牡丹皮。如食郁，加山楂、神曲、
麦面。

升发二陈汤 治痰郁，火邪在下焦，大小便不利。此药能使大便
润而小便长。

陈皮去白，一钱　半夏一钱五分　茯苓一钱　甘草五分　抚芎一钱
升麻　防风　柴胡各五分

上细切，作一服，加生姜三片，水一盏半，煎至一盏，温服。

（以上丹溪方法凡七条）

一男子，年二十九岁，三月间，房事后骑马渡溪，遇深渊沉没，
幸得马健无事，连湿衣行十五里抵家。次日憎寒壮热，肢节烦疼，似
疟非疟之状。一医作虚证治，而用补气血药，服月余不效。又易一
医，作劳瘵治，用四物汤加知母、黄柏、地骨皮，及丹溪大补阴丸倍
加紫河车服至九月，反加满闷不食。乃顾倩有乳妇人在家，止吃人
乳汁四、五杯，不吃米粒。召予诊视，六脉皆洪缓，重按若牢，右手
为甚。予作湿郁处治，用平胃散，倍苍术，加半夏、茯苓、白术、川
芎、香附、木通、砂仁、防风、羌活，加姜煎服。黄昏服一帖，一更
时又进一帖，至半夜，遍身发红丹如瘾疹，片时遂没而大汗。索粥，
与稀粥二碗。由是诸病皆减，能食。仍与前方，服三帖。后以茯苓渗
湿汤倍加白术，服二十余帖平安。

（《医学正传》）

王肯堂

诸郁准绳

王肯堂（1549~1613），字宇泰，明代医家

　　六元正纪大论曰：木郁达之，火郁发之，土郁夺之，金郁泄之，水郁折之。然调其气，过者折之，以其畏也，所谓泻之。王安道曰：木郁达之五句，治郁之法也。

　　调其气一句，治郁之余法也。过者折之三句，调气之余法也。夫五法者，经虽为病由五运之郁所致而立，然扩而充之，则未尝不可也。且凡病之起也，多由乎郁，郁者、滞而不通之义。或因所乘而为郁，或不因所乘而本气自郁，皆郁也。岂惟五运之变能使然哉。郁既非五运之变可拘，则达之、发之、夺之、泄之、折之之法，固可扩焉而充之矣。木郁达之，达者、通畅之也。如肝性急，怒气逆，胁或胀，火时上炎，治以苦寒辛散而不愈者，则用升发之药，加以厥阴报使而从治之。又如久风入中为飧泄，及不因外风之人而清气在下为飧泄，则以轻扬之剂，举而散之。

　　凡此之类，皆达之之法也。王氏谓吐之令其条达，为木郁达之。东垣谓食塞胸中，食为坤土，胸为金位，金主杀伐，与坤土俱在于上而旺于天，金能克木，故肝木生发之气伏于地下，非木郁而何？吐去上焦阴土之物，木得舒畅则郁结去矣，此木郁达之也。窃意王氏以吐训达，此不能使人无疑者，以为肺金盛而抑制肝木欤，则泻肺气举肝

气可矣，不必吐也。以为脾胃浊气下流，而少阳清气不升欤，则益胃升阳可也，不必吐也。虽然木郁固有吐之之理，今以吐字总该达字，则是凡木郁皆当用吐矣，其可乎哉。至于东垣所谓食塞肺分，为金与土旺于上而克木，又不能使人无疑者，夫金之克木，五行之常道，固不待夫物伤而后能也。且为物所伤，岂有反旺之理。若曰吐去其物以伸木气，乃是反为木郁而施治，非为食伤而施治矣。夫食塞胸中而用吐，正《内经》所谓其高者因而越之之义耳。恐不劳引木郁之说以汩之也。

火郁发之，发者、汗之也，升举之也。如腠理外闭，邪热怫郁，则解表取汗以散之。

又如龙火郁甚于内，非苦寒降沉之剂可治，则用升浮之药，佐以甘温，顺其性而从治之，使势穷则止。如东垣升阳散火汤是也。凡此之类，皆发之之法也。土郁夺之，夺者、攻下也，劫而衰之也。如邪热入胃，用咸寒之剂以攻去之。又如中满腹胀，湿热内甚，其人壮气实者，则攻下之，其或势盛而不能顿除者，则劫夺其势而使之衰。又如湿热为痢，有非力轻之剂可治者，则或攻或劫，以致其平。凡此之类，皆夺之之法也。金郁泄之，泄者、渗泄而利小便也，疏通其气也。如肺金为肾水上原，金受火烁，其令不行，原郁而渗道闭矣。宜整肃金化，滋以利之。又如肺气䐜满，胸凭仰息，非利肺气之剂，不足以疏通之。凡此之类，皆泄之之法也。王氏谓渗泄、解表、利小便，为金郁泄之。夫渗泄利小便，固为泄金郁矣，其解表二字，莫晓其意，得非以人之皮毛属肺，其受邪为金郁，而解表为泄之乎。窃谓如此，则凡筋病便是木郁，肉病便是土郁耶，此二字未当于理，今删去。且解表间于渗泄利小便之中，是渗泄利小便为二治矣。若以渗泄为滋肺生水，以利小便为直治膀胱，则直治膀胱，既责不在肺，何为金郁乎，是亦不通，故予易之曰，渗泄而利小便也。水郁折之，折者、制御也，伐而挫之也，渐杀其势也。如肿胀之病，水气淫溢而渗道以塞，夫水之所不胜者土也。今土气衰弱不能制之，故反受其侮，治当实其脾土，资其运化，俾可以制水而不敢犯，则渗道达而后愈。或病势既旺，非上法所能遏制，则用泄水之药以伐而挫之，或去菀陈莝，开鬼门，洁净府，三治备举，迭用以渐平之。

王氏所谓抑之制其冲逆，正欲折挫其泛滥之势也。夫实土者、守也，泄水者、攻也，兼三治者，广略而决胜也。守也、攻也，广略也，虽俱为治水之法，然不审病者之虚实、久近浅深，杂焉而妄施治之，其不倾踣者寡矣。且夫五郁之病，固有法以治之矣，然邪气久客，正气必损，今邪气虽去，正气岂能遽平哉。苟不平调正气，使各安其位复其常，于治郁之余，则犹未足以尽治法之妙，故又曰然调其气。苟调之而其气犹或过而未服，则当益其所不胜以制之，如木过者当益金，金能制木，则木斯服矣。所不胜者，所畏者也，故曰过者折之，以其畏也。夫制物者，物之所欲也。制于物者，物之所不欲也。顺其欲则喜，逆其欲则恶。今逆之以所恶，故曰所谓泻之。王氏以咸泻肾、酸泻肝之类为说，未尽厥旨。虽然自调其气以下，盖经之本旨。故予推其义如此。若扩充为应变之用，则不必尽然也。丹溪言郁有六，气、血、湿、热、痰、食也。气郁，胸胁痛，脉沉而涩，宜香附、苍术、抚芎。湿郁，周身走痛，或关节痛，遇阴寒则发，其脉沉细，宜苍术、川芎、白芷、茯苓。热郁，目瞀，小便赤，其脉沉数，宜山栀、青黛、香附、苍术、抚芎。痰郁，动则喘，寸口脉沉滑，宜海石、香附、南星、瓜蒌仁。血郁，四肢无力，能食便红，其脉芤，宜桃仁、红花、青黛、川芎、香附。食郁，嗳酸，腹满不能食，右寸脉紧盛，宜香附、苍术、山楂、神曲、针砂。上诸郁药，春加防风，夏加苦参，秋冬加吴茱萸。

苍术、抚芎，总解诸郁。凡郁皆在中焦，以苍术、抚芎开提其气以升之，假令食在气上，气升则食自除矣。余仿此。或问方论分门叙证，未尝有郁病之名，今出六郁之药何也？曰：夫人气之变，一如地六淫而分之，故郁者，燥淫为病之别称也。

燥乃阳明秋金之位化。经曰：金木者生成之终始。又曰：木气之下，金气乘之。盖物之化，从于生物之成，从于杀造化之道，于生杀之气，未始相离，犹权衡之不可轻重也。生之重杀之轻，则气殚散而不收。杀之重生之轻，则气敛涩而不通，是谓郁矣。郁有外邪内伤，外邪者，《内经》有六气五运胜克之郁，内应乎人气而生病者是也。用五郁而治，木郁者达之，火郁者发之，水郁者折之，土郁者夺之，金郁者泄之。内伤者，人之天真与谷气并，分布五脏，名五阳者，金、木、水、火、土之五气也，各司一脏，而金木则统为生杀之纪纲。以其五阳，又复相通移，五五二十五阳，于是一脏一五气，各有生、长、化、收、藏之用。虽各自为之用，然必归于肺。肺属金、主气，分阴阳，其化燥，其变敛涩，敛涩则伤其分布之政，不惟生气不得升，而收气亦不得降。故经曰：逆秋气则太阴不收，肺气焦满。又曰：诸气怫郁，皆属于肺，此之谓也。今观此集所云，郁病多在中焦，及六郁凡例之药，诚得其要矣。中焦者，脾胃也，水谷之海，法天地，生万物，体乾健之化，具坤静之德，五性备而冲和之气，五脏六腑皆禀气以为生，荣卫由谷气之精悍所化，天真亦由谷气而充大。东垣所谓人身之清气、荣气、运气、卫气、春升之气，皆胃气之别称。

然而诸气岂尽是胃气者哉，乃因胃气以资其生故也。脾胃居中心，肺在上，肾肝在下，凡有六淫七情劳役妄动上下，所属之脏气，致虚实胜克之变，过于中者，而中气则常先，是故四脏一有不平，则中气不得其和而先郁矣。更有因饮食失节，停积痰饮，寒温不适所，脾胃自受，所以中焦致郁之多也。今以其药兼升降而用之者，盖欲升之，必先降之，而后得以升也。欲降之，必先升之，而后得以降也。老氏所谓：将欲取之，必先予之。其苍术足阳明药也，气味雄壮辛烈，强胃强脾，开发水谷气，其功最大。香附阴血中快气药也，下气最速，一升一降，以散其郁。抚芎者，足厥阴直达三焦，俾生发之气，上至头目，下抵血海，通疏阴阳气血之使者也。然用此不专开中焦而已，其胃主行气于三阳，脾主行气于三阴，脾胃既布，水谷之气行，纵是三阴三阳各脏腑自受其燥金之郁者，亦必因胃气可得而通矣。天真等气之不达，亦必可得而伸矣。况苍术尤能径入诸经，疏泄阳明之湿，通行敛涩者也。观此六郁药之凡例，其升降消导，皆因《内经》变而致，殆将于受病未深者设也。若或气耗血衰，津液枯竭，病已入深，宁复令人守此，不从病机大要治法，以有者求之，无者求之，盛者责之，虚者责之，必先五胜者哉。不然，如前条中风、伤寒外邪者，尚分虚实论治，何乃郁病属内伤多者，反不分之乎。先生之意当不止是，集书者不能备其辞也。曰子言郁乃燥淫之别称，刘河间则又以怫郁属热者何也？曰燥之为气，有凉有热而燥者，秋风气至大凉，革候肃杀坚劲，生气不扬，草木敛容，人物之象一也。在人身则腠理闭密，中外涩滞，气液皆不滑泽，是以《原病式》叙诸涩枯涸，干劲皴揭者，在燥淫条下，从化何如，《内经》有之，少阴、少阳热火下临，肺气上从，白起金用草木眚。河间又谓六气不必一气独为病，气有相兼，或风热胜湿成燥涩者，或肺受火热、致金衰耗津而燥者，或火热亢极、兼贼鬼水化、反闭塞而燥者，或因寒邪外闭腠理、阳气郁而成燥，其病在外，甚亦入内。或口食生冷，阳气内郁而成燥热者，其病在肉里，甚亦在外。或兼于湿者，湿主于否，因致怫郁成热以燥者。或兼风者，因热伤肺金不能平木，而生风胜湿而燥也。易曰：燥万物者，莫乎火。燥之从化者，其此之谓欤。至于论郁之为病，外在六经九窍四属，内在五脏六腑，大而中风、暴病、暴死、癫狂、劳瘵、消渴等疾，小而百病，莫不由是气液不能宣通之所致。治郁之法，有中外四气之异，在表者汗之，在内者下之。兼风者散之，热微者寒以和之，热甚者泻阳救水，养液润燥，补其已衰之阴。

兼湿者，审其湿之太过不及，犹土之旱涝也。寒湿之胜，则以苦燥之，以辛温之。

不及而燥热者，则以辛润之，以寒调之。大抵须得仲景之法治之，要各守其经气而勿违。然方论止叙风寒湿热四气之病，无燥火二淫之故。殆是从四时令气之伤人者，于秋不言伤其燥，而乃曰伤其湿者，为相火代君火行令于暑，故止言热而不言火，夫如是之天气合四时者尚不能明，况能推究人以一气之变，亦如天气六淫之分者乎。

且人气之燥火二淫，常通贯于风寒湿热病中，尤多于四气之相移也。何以言之？在病之冲逆奔迫即属之火，气液不得通即属之燥，其火游行于五者之间，今不以为言，尚不可也。抑夫燥者，正属五行金气所化，而亦舍之，此何理焉。及观其所立气门，多是二淫之病，可见其不识人气有六化六变之道，宜乎其治气病之法，无端绪矣。

【诊】郁脉多沉伏，郁在上则见于寸，郁在中则见于关，郁在下则见于尺。郁脉，或促，或结，或涩。滑伯仁云：气血食积痰饮，一有留滞于其间，则脉必因之而止涩矣。但当求其有神，所谓神者，胃气也。

（《证治准绳》）

张景岳

情志三郁怒思忧，恒重疏肝悦心脾

张景岳（1563~1640），名介宾，明代医家

经义

《六元正纪大论》帝曰：五运之气，亦复岁乎？岐伯曰：郁极乃发，待时而作也。帝曰：郁之甚者，治之奈何？岐伯曰：木郁达之，火郁发之，土郁达之，金郁泄之，水郁折之，然调其气，过者折之，以其畏也，所谓泄之。王太仆曰：木郁达之，谓吐之令其调达。火郁发之，谓汗之令其疏散。土郁夺之，谓下之令无壅碍。金郁泄之，谓渗泄解表利小便也。

水郁折之，谓抑之制其冲逆也。

滑氏曰：木性本条达，火性本发扬，土性本冲和，金性本整肃，水性本流通，五者一有所郁，斯失其性矣。达、发、夺、泄、折，将以治其郁而遂其性也。

王安道释此曰：凡病之起，多由于郁。郁者，滞而不通之义。或因所乘而为郁，或不因所乘，本气自病而郁者，皆郁也，岂惟五运之变能使然哉。郁既非五运之变可拘，则达、发、夺、泄、折等法，固可扩而充之，可扩而充，其应变不穷之理也软。且夫达者，通畅之也。

如肝性急，怒气逆，胁或胀，火时上炎，治以苦寒辛散而不愈

25

者，则用升发之药，加以厥阴报使而从治之。又如久风入中为飧泄，及不因外风之入，而清气在下为飧泄，则以轻扬之剂举而散之。凡此之类，皆达之之法也。王氏以吐训达，不能使人无疑，以其肺金盛而抑制肝木软，则泻肺气举肝气可矣，不必吐也；以为脾胃浊气下流而少阳清气不升软，则益胃升阳可矣，不必吐也。虽然，木郁固有吐之之理，今以吐字总该达字，则凡木郁皆当用吐矣，其可乎哉？至于东垣所谓食塞肺分，为金与土旺于上而克木，夫金之克木，乃五行之常道，固不待物伤而后能也，且为物所伤，岂有反旺之理？若曰吐去其物以伸木气，乃是反为木郁而施治，非为食伤而施治矣。夫食塞胸中而用吐，正《内经》所谓其"高者因而越之"之义耳，不劳引木郁之说以及之也。四郁皆然。又曰：夫五郁为病，故有法以治之，然邪气久实，正气必损，今邪气虽去，正气岂能遽平乎？苟不平调正气，使各安其位，复其常，于治郁之余，则犹未足以尽治法之妙。故又曰：然调其气。苟调之气犹未服而或过，则当益其所不胜以制之，如木过者当益金，金能制木，则木斯服矣。所不胜者，所畏者也，故曰过者折之，以其畏也。夫制物者，物之所欲也，制于物者，物之所不欲也，顺其欲则喜，逆其欲则恶，今逆之以所恶，故曰所谓泄之。

《阴阳应象大论》曰：东方生风，在志为怒，怒伤肝，悲胜怒。南方生热，在志为喜，喜伤心，恐胜喜。中央生湿，在志为思，思伤脾，怒胜思。西方生燥，在志为忧，忧伤肺，喜胜忧。北方生寒，在志为恐，恐伤肾，思胜恐。

《举痛论》曰：怒则气上，喜则气缓，悲则气消，恐则气下，寒则气收，炅则气泄，惊则气乱，劳则气耗，思则气结。怒则气逆，甚则呕血及飧泄，故气上矣。喜则气和志达，营卫通利，故气缓矣。悲则心系急，肺布叶举，而上焦不通，营卫不散，热气在中，故气消矣。恐则精却，却则上焦闭，闭则气还，还在下焦胀，故气不行矣。

寒则腠理闭，气不行，故气收矣。炅则腠理开，营卫通，汗大泄，故气泄矣。惊则心无所倚，神无所归，虑无所定，故气乱矣。劳则喘息汗出，外内皆越，故气耗矣。思则心有所存，神有所归，正气留而不行，故气结矣。

《宣明五气篇》曰：胃为气逆，为哕为恐。胆为怒。精气并于心则喜，并于肺则悲，并于肝则忧，并于脾则畏，并于肾则恐。阳入之阴则静，阴出之阳则怒。

《玉机真脏论》曰：忧恐悲喜怒，令不得以其次，故令人有大病矣。因而喜大虚则肾气乘矣，怒则肝气乘矣，悲则肺气乘矣，恐则脾气乘矣，忧则心气乘矣。

《本神篇》曰：怵惕思虑者则伤神，神伤则恐惧流淫而不止。悲哀动中者，竭绝而失生。喜乐者，神惮散而不藏。忧愁者，气闭塞而不行。盛怒者，迷惑而不治。恐惧者，神荡惮而不收。心怵惕思虑则伤神，神伤则恐惧自失，破䐃脱肉，毛悴色夭，死于冬。脾忧愁而不解则伤意，意伤则乱，四肢不举，毛悴色夭，死于春。肝悲哀动中则伤魂，魂伤则狂妄不精，当人阴缩而筋挛，两胁骨不举，毛悴色夭，死于秋。肺喜乐无极则伤魄，魄伤则狂，皮革焦，毛悴色夭，死于夏。肾盛怒不止则伤志，志伤则喜忘其前言，腰脊不可以俯仰屈伸，毛悴色夭，死于季夏。恐惧而不解则伤精，精伤则骨酸痿厥，精时自下。

《寿夭刚柔篇》曰：忧恐忿怒伤气，气伤脏，乃病脏。

《本病篇》曰：忧愁思虑即伤心。恚怒气逆，上而不下即伤肝。

《邪气脏腑病形篇》曰：愁忧恐惧则伤心，形寒寒饮则伤肺。

《痿论》曰：悲哀太甚则胞络绝，胞络绝则阳气内动，发则心下崩，数溲血也。思想无穷，所愿不得，意淫于外，入房太甚，宗筋弛纵，发为筋痿，及为白淫。

《口问篇》曰：悲哀愁忧则心动，心动则五脏六腑皆摇。

《行针篇》曰：多阳者多喜，多阴者多怒。

《调经论》曰：神有余则笑不休，神不足则悲。血有余则怒，不足则恐。

《本神篇》曰：肝气虚则恐，实则怒。心气虚则悲，实则笑不休。

《疏五过论》曰：尝贵后贱，虽不中邪，病从内生，名曰脱营。尝富后贫，名曰失精，五气留连，病有所并。暴乐暴苦，始乐后苦，皆伤精气，精气竭绝，形体毁沮。暴怒伤阴，暴喜伤阳，厥逆上行，脉满去形。故贵脱势，虽不中邪，精神内伤，身必败亡。始富后贫，虽不伤邪，皮焦筋屈，痿为挛。

《通评虚实论》曰：膈塞闭绝，上下不通，则暴忧之病也。

《五变篇》曰：目坚固以深者，长冲直扬，其心刚，刚则多怒，怒则气上逆。

论《内经》五郁之治

经言五郁者，言五行之化也，气运有乖和，则五郁之病生矣。其在于人，则凡气血一有不调而致病者，皆得谓之郁证，亦无非五气之化耳。故以人之脏腑，则木应肝胆，木主风邪，畏其滞抑，故宜达之，或表或里，但使经络通行，则木郁自散，是即谓之达也。火应心与小肠，火主热邪，畏其陷伏，故宜发之，或虚或实，但使气得升扬，则火郁自解，是即谓之发也。土应脾胃，土主湿邪，畏其壅瘀，故宜夺之，或上或下，但使浊秽得净，则土郁可平，是即谓之夺也。金应肺与大肠，金主燥邪，畏其秘塞，故宜泄之，或清或浊，但使气液得行，则金郁可除，是即谓之泄也。水应肾与膀胱，水主寒邪，畏其凝溢，故宜折之，或阴或阳，但使精从气化，则水郁可清，是即谓之折也。

虽然，夫论治之法固当辨此五者，而不知经语之玄，本非凿也，亦非专治实邪而虚邪不在是也。即如木郁之治，宜于达矣，若气陷不举者，发即达也；气壅不开者，夺即达也；气秘不行者，泄亦达也；气乱不调者，折亦达也。又如火郁之治，当用发矣。若元阳被抑，则达非发乎？脏腑留结，则夺非发乎？肤窍闭塞，则泄非发乎？津液不化，则折非发乎？且夺者挽回之谓，大实非大攻不足以荡邪，大虚非大补不足以夺命，是皆所谓夺也。折者折中之谓，火实则阳亢阴虚，火虚则气不化水，制作随宜，是皆所谓折也。由是观之，可见五者之中，皆有通融圆活之道，第《内经》欲言五法，不得不借五气以发明其用，但使人知此义，则五行之中各具五法，而用有无穷之妙矣，安得凿训其说，以隘人神思耶？学人于此，当默会其意，勿使胶柱，则心灵智能而无有不通矣。

论脉

凡郁证之脉，在古人皆以结促止节为郁脉，使必待结促止节而后为郁，则郁证不多见矣，故凡诊郁证，但见血气不顺而脉不和平者，其中皆有郁也。惟情志之郁，则如弦紧、沉涩、迟细、短数之类皆能为之。至若结促之脉，虽为郁病所常有，然病郁者未必皆结促也，惟血气内亏，则脉多间断；若平素不结而因病忽结者，此以不相接续，尤属内虚。故凡辨结促者，又当以有神无神辨之，其或来去有力，犹可以郁证论；若以无力之结促，而悉认为气逆痰滞，妄行消散，则十误其九矣。

论情志三郁证治（共四条）

凡五气之郁，则诸病皆有，此因病而郁也；至若情志之郁，则总由乎心，此因郁而病也。第自古言郁者，但知解郁顺气，通作实邪论治，不无失矣。兹予辨其三证，庶可无误，盖一曰怒郁，二曰思郁，三曰忧郁。如怒郁者，方其大怒气逆之时，则实邪在肝，多见气满腹胀，所当平也。及其怒后而逆气已去，惟中气受伤矣，既无胀满疼痛等证，而或为倦怠，或为少食，此以木邪克土，损在脾矣，是可不知培养而仍在消伐，则所伐者其谁乎？此怒郁之有先后，亦有虚实，所当辨治者如此。又若思郁者，则惟旷女嫠妇，及灯窗困厄，积疑任怨者皆有之。思则气结，结于心而伤于脾也。及其既甚，则上连肺胃而为咳喘，为失血，为膈噎，为呕吐；下连肝肾，则为带浊，为崩淋，为不月，为劳损。若初病而气结为滞者，宜顺宜开；久病而损及中气者，宜修宜补。然以情病者，非情不解，其在女子，必得愿遂而后可释，或以怒胜思，亦可暂解；其在男子，使非有能屈能伸，达观上智者，终不易却也。若病已既成，损伤必甚，而再行消伐，其不明也亦甚矣。又若忧郁病者，则全属大虚，本无邪实，此多以衣食之累，利害之牵，及悲忧惊恐而致郁者，总皆受郁之类。盖悲则气消，忧则气沉，必伤脾肺；惊则气乱，恐则气下，必伤肝肾，此其戚戚悠悠，精气但有消索，神志不振，心脾日以耗伤。凡此之辈，皆阳消证也，尚何实邪？使不知培养真元，而再加解散，真与鹭鸶脚上割股者何异？是不可不详加审察，以济人之危也。

怒郁之治：若暴怒伤肝，逆气未解，而为胀满或疼痛者，宜解肝煎、神香散，或六郁汤，或越鞠丸。若怒气伤肝，因而动火，以致烦热，胁痛胀满或动血者，宜化肝煎。若怒郁不解或生痰者，宜温胆汤。若怒后逆气既散，肝脾受伤，而致倦怠食少者，宜五味异功散，或五君子煎，或大营煎、归脾汤之类调养之。

思郁之治：若初有郁结滞逆不开者，宜和胃煎加减主之，或二陈汤，或沉香降气散，或启脾丸皆可择用。凡妇人思郁不解，致伤冲任之源，而血气日亏，渐至经脉不调，或短少渐闭者，宜逍遥饮，或大营煎。若思忆不遂，以致遗精带浊，病在心肺不摄者，宜秘元煎。若思虑过度，以致遗精滑泄及经脉错乱，病在肝肾不固者，宜固阴煎。若思郁动火，以致崩淋失血，赤带内热，经脉错乱者，宜保阴煎。若思郁动火，阴虚肺热，烦渴，咳嗽见血，或骨蒸夜热者，宜四阴煎，或一阴煎酌宜用之。若生儒蹇厄，思结枯肠，及任劳任怨，心脾受伤，以致怔忡健忘，倦怠食少，渐至消瘦，或为膈噎呕吐者，宜寿脾煎，或七福饮；若心膈气有不顺或微见疼痛者，宜归脾汤，或加砂仁、白豆蔻、丁香之类以微顺之。

忧郁内伤之治：若初郁不开，未至内伤，而胸膈痞闷者，宜二陈汤、平胃散，或和胃煎，或调气平胃散，或神香散，或六君子汤之类以调之。若忧郁伤脾而吞酸呕恶者，宜温胃饮，或神香散。若忧郁伤脾肺而困倦、怔忡、倦怠、食少者，宜归脾汤，或寿脾煎。若忧思伤心脾，以致气血日消，饮食日减，肌肉日削者，宜五福饮、七福饮，甚者大补元煎。

诸郁滞治法

凡诸郁滞，如气、血、食、痰、风、湿、寒、热，或表或里，或脏或腑，一有滞逆，皆为之郁，当各求其属，分微甚而开之，自无不愈。气郁者，宜木香、沉香、香附、乌药、藿香、丁香、青皮、枳壳、茴香、厚朴、抚芎、槟榔、砂仁、皂角之类。血郁者，宜桃仁、红花、苏木、肉桂、延胡、五灵脂、牡丹皮、川芎、当归、大黄、朴硝之类。食郁者，宜山楂、麦芽、神曲、枳实、三棱、莪术、大蒜、萝卜，或生韭饮之类。痰郁者，宜半夏、南星、海石、瓜蒌、前胡、贝母、陈皮、白芥子、玄明粉、海藻、皂角、牛黄、天竺黄、竹沥之类。风郁者，宜麻黄、桂枝、柴胡、升麻、干葛、紫苏、细辛、防风、荆芥、薄荷、生姜之类。湿郁者，宜苍术、白术、茯苓、泽泻、猪苓、羌活、独活之类。寒郁者，宜干姜、肉桂、附子、吴茱萸、荜茇、胡椒、花椒之类。热郁者，宜黄连、黄柏、黄芩、栀子、石膏、知母、龙胆草、地骨皮、石斛、连翘、天花粉、玄参、犀角、童便、绿豆之类。以上诸郁治法，皆所以治实邪也。若阳虚则气不能行，阴虚则血不能行，气血不行，无非郁证，若用前法则愈虚愈郁矣，当知所辨，而参以三法如前，庶无误也。

述古（共二条）

丹溪曰：郁病大率有六，曰：气郁者，胸胁疼痛，脉沉而涩。湿郁者，周身走痛，或关节疼痛，遇阴则发，脉沉而细。热郁者，瞀闷烦心，尿赤，脉沉而数。痰郁者，动则喘息，脉沉而滑。血郁者，四肢无力，能食便血，脉沉而芤。食郁者，嗳酸腹饱，不喜饮食。或七情之邪郁，或寒热之交侵，或九气之怫郁，或两湿之侵凌，或酒浆之积聚，故为留饮湿郁之疾。又如热郁而成痰，痰郁而成癖，血郁而成癥，食郁而成痞满，此必然之理也。

戴氏曰：郁者，结聚不得发越也，当升不升，当降不降，当变化不得变化，故传化失常而郁病作矣。大抵诸病多有兼郁者，或郁久而生病，或病久而生郁，或用药杂乱而成郁，故凡病必参郁治。

附按

丹溪治一室女因事忤意，郁结在脾，半年不食，但日食熟菱枣数枚，遇喜，食馒头弹子大，深恶粥饭。予意脾气实，非枳实不能散，以温胆汤去竹茹与之，数十帖而愈。一女许婚后，夫经商二年不归，因不食，困卧如痴，无他病，多向里床坐。此思想气结也，药难独治，得喜可解；不然令其怒，使其木气升发，而脾气自开，木能制土故也。因自往激之，大怒而哭，良久，令解之，与药一帖，即求食矣。予曰：病虽愈，必得喜方已。乃以夫回，既而果然，病遂不举。

（《景岳全书》）

沈时誉

五郁六郁解

沈时誉，字明生，明末清初医家

夫郁者，闭结凝滞、瘀留抑遏之总名。《内经》五郁，言运气也；丹溪六郁，言病因也。以五郁言之，有诸家之释，王安道之论，然余所佩服者，则张氏之说为得其正。其说曰：天地有五运之郁，人身有五脏之应。郁则绵聚不行，乃致当升不升，当降不降，当化不化，而郁病作矣。故或郁于气，或郁于血，或郁于表，或郁于里，或因郁而生病，或因病而生郁。郁而太过者，宜裁之抑之；郁而不及者，宜培之助之。大抵诸病多兼郁，为治有不同。所谓木郁达之者，达，畅达也。凡木郁之病，风之属也，其脏应肝胆，其经在胁肋，其主在筋爪，其伤在脾胃、在血分。然木喜调畅，故在表者当疏其经，在里者当疏其脏，但生气得通行，皆谓之达，诸家以吐为达者，又安足以尽之！火郁发之者，发，发越也。凡火郁之病，为阳为热之属也，其脏应心主、小肠、三焦，其主在脉络，其伤在阴分。凡火之所居，有结聚敛伏者，不宜蔽遏，当因其势而解之散之，升之扬之，如开其窗，如揭其被，皆谓之发，非止于汗也。土郁夺之者，夺，直取之也。凡土郁之病，湿滞之属也。其脏应脾胃，其主在肌肉四肢，其伤在胸腹。土畏壅滞，凡滞在上者夺其上，吐之可也，病在中者夺其中，伐之可也，滞在下者夺其下，泻之可也，凡此皆谓之夺，非止于下也。

金郁泄之者，泄，疏利也。凡金郁之病，为敛为闭，为燥为塞之属也。其脏应肺与大肠，其主在皮毛声息，其伤在气分。或解其表，或破其气，或通其便，故在表在里，在上在下，皆可谓之泄也。水郁折之者，折，调制也。凡水郁之病，为寒为水之属也。水之本在肾，水之标在肺，其伤在阳分，其反克在脾胃。水性善流，宜防泛滥，折之之法，如养气可以化水，治在肺也，实土可以制水，治在脾也，壮火可以胜水，治在命门也，自强可以帅水，治在肾也，分利可以泄水，治在膀胱也，凡此皆谓之折，岂独抑之而已哉！郁有五，法亦有五，郁去则气调矣。又以六郁言之，如气郁者，必胸胁满痛，其脉沉涩；湿郁者，身体重着，或关节疼痛，遇阴寒则发，其脉沉缓；痰郁者，动则喘息，起卧怠惰，其脉沉滑；血郁者，四肢无力，能食便红，其脉沉芤；食郁者，嗳酸恶食，痞胀痞块，其脉气口沉紧；热郁者，闷瞀口干，小便淋，其脉沉数。六郁而不言风寒者，盖风寒郁则为热故也。然丹溪又云：气郁而湿滞，湿滞而成热，热郁而生痰，痰滞而血不行，血滞而食不消化，是郁虽有六，又皆相因为病者也。夫治六郁者，以越鞠丸为主方，固为尽善，但郁之至久，元气未有不伤，克伐屡投，随散而随郁者，比比然也。于此又当顾虑根本，权其重轻，或攻补兼施，使邪衰而正胜，或专事于补，俾养正以除邪。然郁在气血者，当以有形之药，分气血以疗之，医者之责也；若郁在情志者，即当以情志解散，此无形之药，病家所自具也。知乎此而五六之治，思过半矣。

（《医衡》）

张 璐

郁 证 释 要

张璐（1617~1699），名路玉，号石顽，清代医家

金匮云：妇人咽中如有炙脔，半夏厚朴汤主之。（即四七汤。）

上焦，阳也，卫气所治。贵通利而恶闭郁。郁则津液不行而积为痰涎。胆以咽为使。胆主决断，气属相火，遇七情至而不决，则火郁而不发，火郁则焰不达，焰不达则气如焰。与痰涎聚结胸中。故若炙脔，千金作胸满，心下坚。咽中帖帖如有炙脔，吐之不出，吞之不下。证虽稍异，然亦以郁而致也。用半夏等药，散郁化痰而已。

经云：木郁达之，火郁发之，土郁夺之，金郁泄之，水郁折之。然调其气，过者折之，以其畏也。所谓泻之，夫所谓达者，通畅之也。当以轻扬之剂举而达之。发者，升发之也，当以升发之剂汗而发之。夺者，攻下之也，当以咸寒之剂攻而夺之。泄者，开发之也，当以疏散之剂涌而泄之。折者，制御之也，当以苦寒之剂伐而折之。此皆论六气之郁也。至于五志之郁，又非上法所宜。经云：尝贵后贱。虽不中邪，病从内生，名曰脱营；尝富后贫，名曰失精。及妇人情志不遂，悒郁不舒，而致经闭不调，发热咳嗽，师尼寡妇，种种诸患，各推其源而治之。

赵养葵云：郁者，抑而不通之义，内经五法，为因五气所乘而致郁，不必作忧郁之郁，忧乃七情之病，但忧亦在其中。丹溪云：气血

冲和，百病不生，一有怫郁，诸病生焉，又制为六郁之论，论立越鞠丸以治郁，而以香附、抚芎、苍术开郁利气为主，谓气郁而湿滞，湿滞而成热，热郁而成痰，痰滞而血不行，血滞而食不化，此六者相因而为病者也，此说出而内经之理始晦，内经之旨，又因释注之误而复晦，所以郁病之不明于世久矣，盖东方生木，木者生生之气，即火气附于木中，木郁则土郁，土郁则金亦郁，金郁则水亦郁，五行相因，自然之理，惟其相因也，予以一方治其木郁，诸郁皆因而愈，逍遥散是也，甚者，方中加佐金丸，以黄连治心火，吴茱萸气燥，肝之气亦燥，同气相求，而佐金以制木，此佐金之所以得名也。

凡寒热往来，似疟非疟，恶寒恶热，呕吐吞酸嘈杂，胸痛胁痛，小腹胀闷，头晕盗汗等证，以逍遥散出入加减，此对证之方，无不获效，倘一服即愈，少顷即发，或半日或一日又发，发之愈频愈甚，此必下寒上热之假证，此方不宜复投，当改用温补之剂，如阳虚，以四君子加温热药，阴虚，以六味地黄丸作汤加温热药，甚者又寒须因热用，少以冷药从之，用热药冷探之法，否则拒格不入，非徒无益，而反害之也。

石顽曰：郁证多缘于志虑不伸，而气先受病，故越鞠、四七始立也，郁之既久，火邪耗血，岂苍术、香附辈能久服乎，是逍遥、归脾继而设也，然郁证多患于妇人，内经所谓二阳之病发心脾，及思想无穷，所愿不得，皆能致病，为证不一，或发热头痛者有之，喘嗽气乏者有之，经闭不调者有之，狂癫失志者有之，火炎失血者有之，骨蒸劳瘵者有之，疽生虫者有之，治法总不离乎逍遥、归脾、左金、降气、乌沉七气等方，但当参究新久虚实选用，加减出入可也。

〔诊〕郁脉多沉伏，或结或促，或沉或涩，郁在肝肾则见于左，郁在心脾则见于右，气血食积痰饮一有留滞于其间，脉必因之而止涩矣，但当求其有神，何害之有，所谓神者，胃气也。郁脉虽多沉伏结促，不为患也，所虑在牢革弦强不和耳，盖沉伏结促，有气可散，气通则和，若牢革弦强则正气先伤，无气可散，即从事调补，尚难克效，况复误行耗气之药乎，所以郁证得弦强脉者，往往多成虚损也。

易思兰治一妇，患浑身倦怠，呵欠口干，经月不食，强之不过数粒而已，有以血虚治之者，有以气弱治之者，有知为火而不知火之源者，用药杂乱，愈治愈病，至冬微瘥，次年夏间，诸病复作，肌消骨露，三焦脉洪大侵上，脾肺二脉微沉，余部皆平和，此肺火病也，以栀子仁姜汁浸一宿，炒黑研极细末，用人参、麦冬、乌梅煎汤调下，进二服，即知饥喜食，旬日肢体充实如常，后因久病不孕，众皆以为血虚，而用参芪之品，半月胸膈饱胀，饮食顿减，至三月余而经始通，下黑秽不堪，或行或止，不得通利，其苦万状，易复以四乌汤换生地，加陈皮、苏梗、黄芩、山栀、青皮、枳壳十数剂，一月内即有孕。

（《张氏医通》）

陈士铎

郁病辨证录

陈士铎（1627~1707），号远公，清代医家

人之郁病，妇女最多，而又苦最不能解。倘有困卧终日，痴痴不语，人以为呆病之将成也，谁知是思想结手心，中气郁而不舒乎！此等之症，欲全恃药饵，本非治法；然不恃药饵，听其自愈，亦非治法也。大约思想郁证，得喜可解；其次使之大怒则亦可解。喜能解郁人易知，怒能解郁罕知矣，远公阐发实精，盖脾主思，思之太甚则脾气闭塞而不开，必至见食则恶矣；喜则心火发越，火生胃土，而胃气大开，胃气既开而脾气安得不闭乎！怒属肝木，木能克土，怒则气旺，气旺必能冲开脾气矣。脾气一开，易于消食，食消而所用饮馔必能化精以养身，亦何畏于郁乎！故见此等之症，必动之以怒，后引之以喜，而徐以药饵继之，实治法之善也。方用解郁开结汤。

白芍一两　当归五钱　白芥子三钱　白术五钱　生枣仁三钱　甘草五分
神曲二钱　陈皮五分　薄荷一钱　丹皮三钱　玄参三钱　茯神二钱

水煎服。十剂而开结，郁亦尽解也。

此方即逍遥散之变方，最善解郁。凡郁怒而不甚者，服此方无不心旷神怡，正不必动之以怒，引之以喜之多事耳！

（《辨证录》）

李用粹

郁 证 汇 补

李用粹（1662~1722），字修之，清代医家

大意

气血冲和，百病不生，一有怫郁，百病生焉。（丹溪）郁者，结聚
而不得发越也，当升不升，当降不降，当变化不得变化。（《医鉴》）故
有病久而生郁者，亦有郁久而生病者，或服药杂乱而成者。

内因

郁乃滞而不通之义。或七情之抑遏，或寒暑之交侵，而为九气怫郁
之候。或雨雪之浸淫，或酒食之积聚，而为留饮湿郁之候。（《汇补》）其
因有六，气、血、湿、热、痰、食是也。然气郁则生湿，湿郁则成热，
热郁则成痰，痰郁而血不行，血郁而食不化，六者又相因也。（丹溪）

外症

气郁，胸满胁痛，噫气腹胀。痰郁，胸满喘促，起卧倦怠。血
郁，能食肢倦，溺淋便赤。食郁，嗳酸作胀，恶食痞硬。湿郁，关节
重痛，首如物蒙，遇阴则甚。热郁，目蒙溺涩，口干烦躁，遇暖便
发。（戴氏）

五脏郁证

有本气自郁而生病者。心郁，昏昧健忘。肝郁，胁胀嗳气。脾

郁，中满不食。肺郁，干咳无痰。肾郁，腰胀淋泄，不能久立。胆郁，口苦晡热，怔忡不宁。(《汇补》)

七情郁证

七情不快，郁久成病，或为虚怯，或为噎膈，或为痞满，或为腹胀，或为胁痛；女子则经闭堕胎，带下崩中。可见百病兼郁如此。(何氏)

脉法

郁脉多沉，在上见于寸，在中见于关，在下见于尺。又，郁脉，或结，或促，或代，盖血气、食积、痰饮，一有留滞于其间，脉必因之而止矣。(《脉经》)

总治

郁病虽多，皆因气不周流，法当顺气为先，开提为次，至于降火、化痰、消积，犹当分多少治之。(《汇补》)

郁宜调中

治郁之法，多以调中为要者，无他，盖脾胃居中，心肺在上，肾肝处下，四脏所受之邪，过于中者，中气常先受之。况乎饮食不节，寒暑不调，停痰积饮，而脾胃亦先受伤，所以中焦致郁恒多也。治宜开发运动，鼓舞中州，则三阴三阳之郁，不攻自解矣。(《汇补》)

郁分五行

五行之理，木性条达，火性发扬，土性冲和，金性清肃，水性流通，一有怫郁，失其性矣。(滑氏)故木郁达之，火郁发之，土郁夺之，金郁泄之，水郁折之，然调其气，过者折之，以其畏也，所谓泻之。(《内经》)

木郁治法

腹胁胀满，目赤暴痛，此木郁也，治宜达之。达者，通畅之义。

如怒动肝气，火因上炎，治以苦寒辛散而不愈者，则用升发之品，加厥阴报使之药，以从治之。又如久风入中为飧泄，及清气在下为飧泄者，则用轻扬之剂举而升之。又如木实为病，脉弦而急，用降气苦寒不愈者，则吐以提之，使木气舒畅，则痛自止。此皆达之之法也。

火郁治法

咳嗽痰喘，风疹潮热，此火郁也，治宜发之。发者，汗之也，升举之也。如腠理外闭，邪热怫郁，则解表取汗以散之。又如生冷抑遏，火郁于内，非苦寒降沉之剂可治，则用升浮之品，佐以甘温，顺其性而从治之，势穷则止。此皆发之之义也。

土郁治法

食滞中焦，痰凝脾脏，热壅肠胃，皆土郁也，治宜夺之。夺者，攻下也，劫而衰之也。如邪热入胃，用咸寒以攻下之。如中满腹胀，湿热内甚，其人壮实者，则亦攻下之。其或势甚而不能顿除者，则劫夺其势而使之衰。又如湿热为痢，非轻剂可已，或行或通，以致其平，皆夺之之义也。

金郁治法

癃闭气喘，胀满不眠，皆金郁也，治宜泄之。泄者，渗泄而利小便，疏通其气也。如肺受火烁，化令不行，致水源郁而渗道闭者，宜清肃金化，滋以利之。又如肺气，胸满仰息，不得卧下，非利肺气不足以疏通之。此皆之之法也。

水郁治法

水肿胀满，二便阻隔，皆水郁也，治宜折之。折者，制御之也，伐而挫之也，渐杀其势也。如胀满之病，水气浸淫而渗道以塞，乃土弱不能制水，当实脾土，资运化，使能制水而不敢泛滥，则渗道自通。或病势方锐，非上法所能遏制，则用泄水之药，伐而挫之，或动大便，或利小水，或发表汗，三法酌举迭用，以渐平之。此皆折之之义也。

调气总法

五郁之治，各有其法。然邪气之客，正气必损，故必调平正气，以复其常于治郁之后。苟调其气而尚未平复，则当益其所不胜以制之。如木郁不已，当清肺金。火郁不已，当滋肾水。水郁不已，当补脾土。金郁不已，当引火归源。土郁不已，当养肝调气。此皆以其所畏而治之，即过者折之之理也。(《汇补》)

用药

主以二陈汤，加香附、抚芎。如湿郁，加苍术、白芷。热郁，加黄芩、山栀。痰郁，加枳实、贝母。血郁，加桃仁、红花。食郁，加山楂、麦芽。气郁，加枳、朴、乌药、木香。盖气、血、痰、食之病，多有兼郁者，故必以开郁药佐之。古方越鞠丸，是得治法之要也。(《汇补》)若夫思虑成郁用归脾汤，恚怒成郁用逍遥散，俱加山栀。盖郁则气涩血耗，故用当归随参补血，白芍随术解郁，复用炒黑山栀，取其味清气浮，能升能降，以解五脏热，益少阴血。若不早治，劳瘵之由也。(《入门》)

附：失精脱营

饮食居处，暴乐暴苦，始乐后苦，皆伤精气，病从内生。其先富后贫而病，曰失精。先贵后贱而病，曰脱营。外症身渐瘦，无精神。(钱氏)又有郁结在脾，不思饮食，午后发热，酉戌时退，或烦闷渴呕，或坐卧如痴，喜向暗处，妇人经少，男子溺涩，皆郁病也。更有失名利之士，有志恢图，过于劳倦，形气衰少，谷气不盛，上焦不行，下脘不通，胃气热，热气熏胸中，因而内热，亦郁病也，宜归脾汤随症调之。(《入门》)

选方

越鞠丸（丹溪）

一名芎术丸。统治诸郁。

香附　苍术　抚芎各二两　山栀　神曲各一两半

为末，水泛成丸，如绿豆大，白汤下百粒。

气郁汤

治郁怒，气滞胸膈不行，胀满嗳气作酸。

香附　苍术　橘红　半夏各一钱半　贝母　茯苓　抚芎　山栀　苏
子　甘草　木香　槟榔各五分

水煎，加姜五片。如胁膈痛，此血滞也，参血郁汤。

湿郁汤

治湿气熏蒸，身重倦卧疼痛，天阴则发。

苍术三钱　白术　香附　橘红　羌活　独活　抚芎　半夏　厚
朴　茯苓各一钱　生姜三片　甘草五分

水煎服。

血郁汤

治挫闷跌仆，身有痛处，胸膈不宽，大便黑色。

香附二钱　丹皮　苏木　山楂　桃仁　赤曲　穿山甲　降香　通
草　麦芽各一钱　红花七分

水、酒煎，入姜汁半盏，和匀服。

火郁汤

治火郁于中，四肢发热，五心烦闷，皮肤尽赤。

连翘　薄荷　黄芩　山栀　干葛　柴胡　升麻　芍药

水煎服。

保和丸

治食郁吞酸，腹满噫臭，身热便硬。

润下丸

治痰郁肠胃，脉滑而沉，变生百病。

南星一两　半夏三两　黄芩　黄连各一两　橘红五钱　白矾三两

姜汁、竹沥和丸。

（《证治汇补》）

叶天士

郁 证 案 绎

叶天士（1667~1746），名桂，号香岩，清代医家

郁证多由情志不舒、气机郁滞而致病，以心情抑郁、情绪不宁、胸部满闷、胁肋胀痛，或易怒欲哭，或咽中如有异物梗阻等症为主要症状，常见于神经官能症、更年期综合征及反应性精神病等。《内经》有五郁的记述，《素问·六元正纪大论》说："木郁达之，火郁发之，土郁夺之，火郁泄之，水郁折之。"《金匮要略》对脏躁用甘麦大枣汤，对梅核气用半夏厚朴汤。元代朱丹溪提出了气、血、火、食、湿、痰六郁之说，创立了六郁汤、越鞠丸等方，丰富了郁证的内容。

明代以后，逐渐把情志所引起的郁，作为郁证的主要内容，论述更为具体。叶天士在前人的基础上，认为"郁则气滞，气滞久则必化热，热郁则津清耗而不流，升降之机失度，初伤气分，久延血分，延及郁劳沉疴，故先生用药大旨，每以苦辛凉润宣通，不投燥热敛涩呆补。此其治疗之大法也"（华岫云按语）。兹将叶氏治郁经验总结于下。

证治规律

一、肝脾不和

肝郁不舒：气郁不舒，木不条达，症见嗳气则脘腹宽舒，或怒则腹痛逆气上冲、乳房刺痛、经阻半年、脉弦右大，治宜疏肝扶脾，用逍遥散去白术，加香附或郁金，或逍遥散去白芍，加人参、丹皮；病久不愈，可用逍遥散（柴胡、当归、白芍、白术、茯苓、甘草、煨姜、薄荷），兼服补中益气丸。情怀生郁气结，症见心下渐大、按之坚硬、膈脘嗳气、颇觉秽浊，治宜苦辛泄降，从气结治，用小陷胸汤加味（川连、干姜、半夏、姜汁、茯苓、全瓜蒌），或去干姜，加枳实、桔梗、橘红。

肝郁化热：症见隐情曲意不伸、郁热、脘痛、吞酸，治宜温胆汤（竹茹、枳实、半夏、陈皮、茯苓、甘草）加山栀、丹皮、郁金、姜汁炒黄连，或用石斛山栀方（金石斛、黑山栀、丹皮、半夏曲、橘红、枇杷叶），或用丹溪越鞠丸加减（香附、川芎、川连、茯苓、半夏、橘红、山楂肉、神曲浆丸）。如情志郁勃，肝胆相火上循清窍，上焦清阳欲结，叶氏又常采用治肺以展气化法。症见脘中窄隘不舒、胀及背部，治宜降肺利气，用杷叶杏仁方（枇杷叶、杏仁、瓜蒌皮、郁金、半夏、茯苓、姜汁、竹沥）。

如症见颈项结瘿、咽喉肿阻痹、水谷难下、脉弦涩数，治宜降肺清咽，用杷叶射干方（杷叶、射干、牛蒡、苏子、杏仁、降香）。

如症见妇人经阻瘕带诸疾，治宜先清上焦，用山栀川贝方（山栀、川贝、杷叶、瓜蒌皮、杏仁、郁金、橘红）。如功名未遂，情志郁勃，木火侮金，症见咯血，治宜清降气火，用丹皮苏子方（丹皮、钩藤、金斛、白芍、米仁、苏子、藕汁、真降香）。

肝郁阳升：操持过动，肝胆阳升，胃气日减，症见郁伤脘痛、脉左搏甚，治宜平肝潜阳，清热和胃，用丹皮钩藤方（钩藤、香附、丹皮、桑叶、神曲、白芍、茯苓、广皮）；如筋张可加薄荷、郁金、白蒺藜；如郁热甚可加黑山栀、薄荷、青蒿梗；如外寒内热、齿痛舌干、不寐、脉弦涩，可加郁金、夏枯草、薄荷。如悲忧哭泣致病，症见不饥欲呕、有结瘕气，治宜条达肝胃，苦降辛开，有半夏茯苓方（半夏、茯苓、丹皮、神曲、吴萸、夏枯、黑山栀、川连）。如年长未嫁，情志郁勃，郁热上灼，症见喉痹，用川贝夏枯方（川贝、夏枯、连翘、钩藤、神曲、茯苓）。

郁勃风引：情怀郁勃，化火生风，肝风上引，症见左边麻木、舌强、筋吊脑后痛、痰阻咽喉，治宜平肝息风，用羚角生地方（羚角、连翘心、鲜生地、玄参、石菖蒲、郁金汁）。如症见头目如蒙、背俞䐜胀、脉左大弦数，治宜平肝清热，用羚角夏枯方（羚角、夏枯、青菊叶、瓜蒌皮、杏仁、香附、连翘、山栀）。如郁勃日久，五志气火上升，肝阳内动，阳气变化火风，症见抑郁悲泣、脘闷不饥、眩晕咽痹、自觉冷者，属气痹不通之象，非六气外来，治宜柔缓濡肝，用生地阿胶方（生地、阿胶、玄参、丹参、川斛、黑料豆皮，或生地、天冬、阿胶、茯神、川斛、牡蛎、小麦、人中白，熬膏）。

二、心脾气结

心脾气郁：症见神志不清，治宜舒郁利窍，用五磨饮子加减（人参、桔梗、乌药、木香各1g磨汁），或白金丸（白矾、郁金）化痰开郁，再以人参龙骨方（人参、石菖蒲、龙骨、枣仁、远志、茯神）益气安神善后。

心脾营热：情志不适，郁则少火变壮火，心脾营损，木火劫烁精华，症见知饥、脘中不爽、口舌糜腐、肌肉日消，治宜养阴降热，用石斛连翘方（石斛、连翘、丹皮、桑叶、川贝、茯苓），接服养心脾之营，少佐苦降法，用人参黄连方（人参、川连、炒丹皮、白芍、小麦、茯神）。

郁损心气：因母丧悲泣，症见奄奄不食、面黄唇淡、情志不适，治宜开益心气，用人参甘麦方（人参、茯苓、炙草、淮小麦、益智仁、菖蒲）。如症见寤不成寐、面黄脉涩，治宜益心解郁，用归脾汤加丹皮、山栀（人参、白术、茯神、枣仁、龙眼肉、黄芪、当归、远志、木香、炙草、生姜、大枣、丹皮、山栀），或用妙香散（麝香、木香、山药、茯苓、茯神、黄芪、远志、人参、桔梗、炙甘草、朱砂）。如悲惊不乐，心阳虚损，阴气乘之，症见多惨戚。治宜宣温通阳，用大建中汤加减（桂枝、人参、蜀椒、附子、饴糖）。

痰热阻气：气血内郁少展。支脉有痰饮气阻，症见心胸右胁下舒，治宜宣通流畅脉络。用天竺黄郁金方（天竺黄、茯神、郁金、橘红、远志、石菖蒲、丹参、琥珀、竹沥泛丸）。如神呆舌白脉数，治宜清心化痰，用犀角羚角方（犀角、羚角、郁金、远志、石菖蒲、丹皮、山栀、茯神）。

三、气血郁痹

血络痹痛：症见右胁板痛、呼吸不利、卧着不安、口鼻中气触腥秽、脉左涩右弦，治宜宣通脉络，用金铃子散加味（金铃子、延胡、桃仁、归须、郁金、降香）。如症见抑郁动肝，久延脾胃，中伤不纳、不知味、气横为痛为胀，便秘忽泻、形瘦液枯，防其格拒中满，治宜辛润少佐和阳，用柏子仁归须方（柏子仁、归须、桃仁、白芍、川连、川楝）。如症见劳怒伤阳，气逆血郁致痛、痞胀便溏，风木侮土，治宜通补阳明厥阴，用大半夏汤（人参、半夏、白蜜）加桃仁、柏仁、当归、姜、枣。

气血瘀郁：久郁气血不行，升降皆钝，症见外凉内热、骨节沉痛、肌肿腹膨、肤腠无汗，治宜宣通郁痹，用越鞠丸加减（香附、白蒺藜、钩藤、丹皮、山栀、川芎、泽兰、姜黄、神曲）。如忿怒动血，血沸气滞，症见血沸匝月、屡屡反复、肛有漏疡，治宜条达宣扬，祛瘀生新，用旋覆花汤加减（旋覆花、新绛、青葱管、桃仁、柏子仁）。如怀抱不舒，肝胆郁遏，升降失度，症见失血之后、胸中隐隐不畅、遗泄，治宜降气和血，用钩藤降香方（钩藤、降香、米仁、郁金、茯苓、苏子、丹皮、桃仁）。

四、阴虚液枯

肺肿胃阴虚；因频遭家难，郁伤，症见心中空洞、痰多咽痛、呛逆不已，治宜养胃阴法，用麦门冬汤（麦冬、半夏、人参、甘草、粳米、大枣）。

肝肾郁热：情志郁勃，阴虚内热，症见心动悸、饥不加餐、舌绛糜干燥，治宜咸补苦泄，有黄连阿胶汤加减（鸡子黄、阿胶、生地、知母、川连、黄柏）。如阴虚火旺，症见火升头痛、来去无定期、咽喉垂下、心悸、二便不爽、带下不已，治宜理阴降火，用滋肾丸（黄柏、知母、肉桂）。

肝肾液伤：症见齿衄、肠血，治宜养肝阴法，用二至丸加味（生地，天冬、阿胶、女贞、旱莲草、白芍、茯神、乌骨鸡）。症见液干阳升结痹于喉舌，治宜补阴养液，用熟地女贞方（熟地、女贞、天冬、霍石斛、柏子仁、茯神）。

五、郁损成劳

瘰疬血枯：症见瘰疬、寒热盗汗、脘中痕聚、经期不来、大便溏、呛咳减食，治宜养血解郁，用香附丹皮方（香附、丹皮、归身、白芍、川贝、茯苓、牡蛎、夏枯草）。如症见头项结核、暮夜寒热、盗汗，治宜养血为主，用当归白芍方（当归、白芍、炙草、广皮、茯神、钩藤、南枣）。

气血两虚：症见因郁成劳，知饥不能食、目珠忽陷忽胀、两胁忽若刀刺、经先期、色变瘀紫，治宜补养气血，用八珍汤加减（人参、当归、白芍、炙草、肉桂、炒枸杞、茯苓、南枣）。

叶 方 选 析

一、杷叶仁方

鲜枇杷叶、杏仁、瓜蒌皮、郁金、半夏、茯苓、姜汁、竹沥。

情怀抑郁，五志热蒸，痰聚阻气，上焦清阳欲结，脘中不舒，胀及背部。

方中以枇杷叶、杏仁宣肺理气，瓜蒌皮、郁金宽胸开结，半夏、茯苓、姜汁、竹沥化痰和胃。肺主气，开肺调气以治气郁，全方有开肺降逆、理气宽胸之功。

喉痹水谷难下，加射干、牛蒡、苏子、降香。挟热，加山栀、川贝。

二、丹皮钩藤方

吴，劳倦嗔怒致伤，病在肝脾，久有脑泄，髓脂暗损，暂以解郁，继当宣补。

钩藤、生香附、丹皮、桑叶、神曲、白芍、茯苓、广皮（《临证指南医案·郁》）

操持过动，肝胆阳升，胃气日减，外寒内热，筋胀心痛，口干无痹，脉左搏。

方中以钩藤、桑叶平肝清热，白芍、丹皮敛肝清热，香附、广皮理气解郁，茯苓、神曲和胃化饮。全方有清热平肝潜阳之功。

郁热甚，加黑山栀、薄荷、白蒺藜。外寒内热，齿痛舌干，加夏枯草、薄荷。

三、羚角生地方

某　初起左边麻木，舌强，筋吊脑后痛，痰阻咽喉，此系肝风上引，必由情怀郁勃所致。

羚羊角、连翘心、鲜生地、玄参、石菖蒲、郁金汁。(《临证指南医案·郁》)

情怀郁勃，肝风上引，左边麻木，舌强，筋吊脑后痛，痰阻咽喉。

方中以羚羊角、连翘心清热凉肝息风，鲜生地、玄参养阴清热。石菖蒲、郁金理气开窍。全方有清肝息风开窍之功，对肝阳上僭、肝风内动，挟痰浊者有效。

如神呆脉数，加犀角、丹皮、茯神清心安神。如头痛、眩晕，加夏枯草、青菊叶。

四、生地阿胶方

朱，因抑郁悲泣，致肝阳内动，阳气变化火风，有形有声，贯膈冲咽，自觉冷者，非真寒也。《内经》以五志过极皆火，但非六气外来，芩、连之属不能制伏，固当柔缓以濡之，合乎肝为刚脏，济之以柔，亦和法也。

生地、天冬、阿胶、茯神、川斛、牡蛎、小麦、人中白，熬膏。(《临证指南医案·郁》)

抑郁悲泣，肝阳内动，阳化火风，贯膈冲咽，自觉寒冷。

此火为内伤之火，非外来六淫之火，故用芩、连则不能制伏，需用柔缓润肝法。方中以生地、天冬、阿胶、川斛养阴柔肝，茯神、小麦安神养心，牡蛎、人中白镇潜浮热。全方有柔肝养心潜阳之功，为阴虚阳亢法中的良方。

五、人参黄连方

老年情志不适，郁则少火变壮火，知饥，脘中不爽，口舌糜腐，心脾营损，木火劫烁精华，肌肉日消，惟怡悦开爽，内起郁热可平，但执清火苦寒，非调情志内因郁热矣。

金石斛、连翘心、炒丹皮、经霜桑叶、川贝、茯苓。

接服养心脾之营，少佐苦降法：人参、川连，炒丹皮、生白芍、小麦、茯神。(《临证指南医案·郁》)

情志不适，郁而化火，心脾营损，肌肉日消，知饥而脘中不爽，口舌糜腐。

方中人参、白芍、小麦、茯神以养心脾之气阴为主，丹皮、川连以苦降清火为佐。全方有补养心脾，兼清郁热之功，深得治郁证虚热之妙。

阴虚，加金石斛。

六、天竺黄郁金方

陆　病起忧虑上损，两年调理，几经反复。今夏心胸右胁之间，常有不舒之象，此气血内郁少展，支脉中必有痰饮气阻，是宣通流畅脉络，夏季宜进商矣。

天竺黄、茯神、郁金、橘红、远志、石菖蒲、丹参、琥珀、竹沥泛丸。(《临证指南医案·郁》)

忧虑成郁。痰饮气血郁阻，脉络不通，心胸右胁不舒。

方中以天竺黄、橘红、远志、竹沥化痰通络、石菖蒲、郁金理气宽胸。丹参、琥珀活血安神。全方有化痰理气、活血通络之功，为治郁证痰饮气血郁阻的良方。

七、柏子仁归须方

叶　抑郁动肝致病，久则延置脾胃，中伤不纳，不知味，火风变动，气横为痛为胀，疏泄失职，便秘忽泻。情志之郁，药难霍然。数年久病，而兼形瘦液枯。若再香燥劫夺，必变格拒中满，与辛润少佐和阳。

柏子仁、归须、桃仁、生白芍、小川连、川楝子。(《临证指南医案·郁》)

抑郁动肝，久延及胃，中伤不纳，不知味，气横为痛为胀，便秘忽泻，形瘦液枯。

方中以柏子仁、白芍入肝滋养阴血，归须、桃仁活血通络，川楝、川连清肝理气。全方辛润为主，少佐和阳，有养阴通络清郁之功，为治郁伤阴络的方剂。

病 例 选 析

朱　情怀抑郁，五志热蒸，痰聚阻气，脘中窄隘不舒，胀及背部，上焦清阳欲结，治肺以展气化，务宜怡悦开怀，莫令郁痹绵延。

鲜枇杷叶、杏仁、瓜蒌皮、郁金、半夏、茯苓、姜汁、竹沥。

又，脉左人弦数，头目如蒙，背俞膜胀。都是郁勃热气上升，气有余便是火，治宜清上。

羚羊角、夏枯草、青菊叶、瓜蒌皮、杏仁、香附、连翘、山栀。

又，苦辛清解郁勃，头目已清，而膈嗳气，颇觉秽浊，此肝胆厥阳，由胃系上冲所致。丹溪谓上升之气，自肝而出，是其明征矣。

川连、姜汁、半夏、枳实、桔梗、橘红、瓜蒌皮。(《临证指南医案·郁》)

按：本例前后共三诊，这三诊体现了叶氏治郁的三个方法。初诊因痰气郁阻上中两焦清阳，即先予开肺气化痰浊，因肺主一身之气，肺气通调则气郁可解。复诊肝经郁热上升为主要矛盾，乃转而清肝化痰解郁为主。三诊时头目已清，但胃脘未和，再予小陷胸汤加味清化痰热以和胃。这三个方法，先后次序有法，确实对治郁证颇有心得。

郁证，往往是许多疾病，如噎膈、积聚、虚劳、癫狂等的前期阶段。它的症状表现多端，仅据案中所述有精神症状（如神志不清、悲泣、无寐、寤不成寐、卧着不安），全身症状（如内凉外热、暮夜寒热、盗汗、骨节沉痛、筋张、麻木），头面症状（如头痛、头目如蒙、眩晕、痰阻咽喉、贯膈冲咽、头项结瘿），胸腹症状（如心悸、呼吸不利、背俞膜胀、脘中不爽、痞、胀、嗳气、腹痛逆气上冲、乳房刺痛、瘕聚），前后阴症状（如淋浊、二便不爽、经水先期、经闭、带下）。叶氏对郁证非常重视情志调养，他反复强调"怡悦开爽""移情易性"，并说"服药以草木功能，恐不能令其欢悦"这是治疗郁证的主要方面。

叶氏对郁证的病机认识在案中所见，可以归纳为；①"情怀失畅，肝脾气血多郁"；②"久郁，心脾气结"；③"气血内郁少展，支脉中必有痰饮气阻"；④"五志过极皆火，但非六气外来，芩、连之属不能制状，固当柔缓以濡之，合乎肝为刚脏，济之以柔，亦和法也"；⑤"郁损成劳"。这个认识是比较全面的。

在治疗方面，华岫云归纳叶氏"有清泄上焦郁火，或宣畅少阳，或开降肺气，通补肝胃，泄胆补脾，宣通脉络；若热郁至阴，则用咸补苦泄。"宣畅少阳，常以桑叶、丹皮、钩藤、白蒺藜、青菊叶、薄荷等苦辛泄热；开降肺气，常以杏仁、枇杷叶、郁金、瓜蒌、降香、射干等微辛轻苦；泄胆和胃，常以小陷胸汤合泻心汤、黄连温胆汤等苦辛泄降；疏肝安脾，如逍遥散等疏肝健脾；豁痰开窍，如白金丸等；宣通脉络，如旋覆花汤、金铃子散等辛润缓攻；咸补苦泄，如黄连阿胶汤等。其中，尤其是开肺理气（清金开气也有制木之功）、泄胆和胃、疏肝健脾、辛润缓攻等法，足见叶氏善于调理气机，为治气郁开辟了多种途径，值得重视。正如华岫云说："医者构思灵巧，不重在攻补，而在乎用苦泄热，而不损胃；用辛理气，而不破气；用滑润濡燥涩，而不滋腻气机；用宣通而不揠苗助长，庶几或有幸成。"

此外，张景岳治肝气郁结的柴胡疏肝汤（柴胡、枳壳、白芍、甘草、川芎、香附、陈皮）、虞抟治肝郁而胃不和的六郁汤（陈皮、半夏、苍术、川芎、茯苓、栀子、香附、砂仁、甘草）、王清任治血行瘀滞的血府逐瘀汤（桃仁、红花、当归、生地、川芎、赤芍、牛膝、桔梗、柴胡、枳壳、甘草）、费伯雄治郁火的解郁合欢汤（合欢花、郁金、沉香、当归、白芍、丹参、柏仁、山栀、柴胡、薄荷、茯神、红枣、橘饼）等对郁证也有较好疗效，可资参考。

（陈克正编著《叶天士诊治大全》）

何梦瑶

郁 证 砭 石

何梦瑶（1693~1764），字报之，号西池，清代医家

郁者，滞而不通之义。百病皆生于郁，人若气血流通，病安从作？一有怫郁，当升不升，当降不降，当化不化，或郁于气，或郁于血，病斯作矣。凡脉见沉伏结促弦涩，气色青滞，意思不舒，胸胁胀痛，呕吐酸苦者是也。治法：《经》言木郁达之，火郁发之，土郁夺之，金郁泄之，水郁折之。解者以吐训达，以汗训发，以下训夺，以解表利小便训泄，以制其衡逆训折，大概如此，不必泥定。何则？木郁者，肝气不舒也。达取通畅之义，但可以致其通畅，不特升提以上达之，发汗以外达之，甚而泻夺以下达之，无非达也，安在其泥于吐哉？余仿之。尝见有病热发汗不出者，以承气汤下之，里气一通，余邪自化汗以出，岂非火郁以夺为发之义哉。丹溪分六郁，气、血、湿、火、食、痰也。故制越鞠丸，以香附理气，抚芎行血，苍术开湿，栀子治火，神曲消食，痰郁加贝母，而大要以理气为主。盖气滞则血亦滞，而饮食不行，停积，郁而成火，气行则数者皆行，故所重在气，不易之理也。赵献可则以加味逍遥为主，逍遥之归、芍，即越鞠之川芎，逍遥之白术，即越鞠之苍术，逍遥之陈皮，即越鞠之神曲，逍遥之柴胡，即越鞠之香附，逍遥之加味，即鞠之栀子也。谓肝胆少阳木气，象草穿地而出，此时被寒风一郁，即萎软遏抑而不能上

伸，惟温风一吹即畅达。盖木喜风，风摇即舒畅，寒风则畏，温风则喜。柴胡、薄荷辛而温者，辛故能发散，温故入少阳。其郁甚而热者，加左金丸。见发热，热非寒品不除，故用黄连治火，实则泻其子也。郁非辛热不开，吴萸辛热且气燥，肝之气亦燥，同气相求，故用为反佐，引以入肝。服后木郁已舒，继用六味地黄汤见虚损加柴胡、芍药，以滋肾水。逍遥风以散之也，六味雨以润之也，木有不得其天者乎？按赵氏此论甚精，但为此方可以通治诸郁，则主张太过，举一废百，乌乎可也。六淫七情，皆足以致郁，如外伤于风寒湿三气，皆足以闭遏阳气，郁而成热，固也。暑热燥三气亦定令气郁，《准绳》谓燥金收涩，收涩则伤其分布之政，不惟生气不得升，即收气亦不得降。不升属肝郁，不降属肺郁。《经》曰：逆秋气，则太阴不收，肺气焦满。又谓诸气愤郁，皆属于肺，是燥气之致郁也。又燥为化火。《易》曰：燥万物者，莫熯于火。是燥之致郁，无非火热之气所为也。至于七情，除喜则气舒畅外，其忧思悲怒，皆能令气郁结，而痰食之遏闭，水湿之停阻，又可知也。《准绳》谓郁多在中焦，盖不论何脏腑郁结，皆关中土也。又谓用药兼升降，盖欲升之，必先降之而后得升也，欲降之必先升之而后得降也。越鞠之苍术，足阳明药也，气味雄壮辛烈，开发水谷气上升之力多。香附阴血中快气药也，下气之功多。一升一降，互用也。按上升下降，则中焦之郁开矣。气郁，胸胁痛，脉沉而涩，宜香附、苍术、抚芎。湿郁，周身走痛，或关节痛，遇阴寒则发，其脉沉细，宜苍术、川芎、白芷、茯苓。热郁，目赤，其脉沉数，宜山栀、青黛、香附、苍术、抚芎。痰郁，动则喘，寸口脉沉滑，宜海石、香附、南星、瓜蒌仁。血郁，四肢无力，能食便红，其脉芤涩，宜桃仁、红花、青黛、川芎、香附。食郁，嗳酸，腹满不能食，右寸脉紧盛，宜香附、苍术、山楂、神曲、针砂。上诸郁药，春加防风，夏加苦参，秋冬加吴茱萸。苍术、抚芎，总治诸郁。

按百病皆生于郁，与凡病皆属火，及风为百病之长，三句总只一理。盖郁未有不为火者也，火未有不由郁者也。浓酒厚味，房劳损阴，以致火炎，似无关于郁，然亦必由不能运散乃然耳。而郁而不舒，则皆肝木之病矣。故曰，知其要者，一言而终。

（《医碥》）

林珮琴

郁 证 治 裁

林珮琴（1772~1839），字云和，号羲桐，清代医家

凡病无不起于郁者，如气运之乖和也，则五郁之病生。经言木郁达之，宜吐。火郁发之，升散。土郁夺之，攻下。金郁泄之，解表利小便。水郁折之，制其冲逆。此论胜复之变。情志之怫抑也，则六郁之病作。经言怵惕思虑则伤神，忧愁不解则伤意，悲哀动中则伤魂，喜乐无极则伤魄，盛怒不止则伤志，恐惧不解则伤精。此论气血之损。又言尝贵后贱，虽不中邪，病从内生，名曰脱营。尝富后贫，名曰失精，以及病发心脾，不得隐曲，思想无穷，所愿不得，皆情志之郁也。夫六气外来之郁，多伤经腑，如寒火湿热痰食，皆可以消散解。若思忧悲惊怒恐之郁伤气血，多损脏阴，可徒以消散治乎！七情内起之郁，始而伤气，继必及血，终乃成劳，主治宜苦辛凉润宣通。苦能泄热，辛能理气，凉润能濡燥，宣通能解结，用剂必气味相投，乃可取致。以郁为燥邪，必肺气失宣，不能升降。中气日结，不能运纳，至血液日涸，肌消骨蒸，经闭失调，乳岩项疬，而郁劳之瘴成，不止血嗽气膈，狂癫失志而已。今分条列治，如思郁伤脾，气结，宜郁金、贝母、当归、柏子仁、桔梗、木香汁。思郁伤神，精滑。伤必不摄肾，故遗精淋浊，固阴煎。思郁伤肝，潮热，逍遥散。思郁伤心脾，失血。归脾汤去白术，加白芍。忧郁伤肺，气阻，杏仁、瓜蒌

皮、郁金、枳壳、枇杷叶、竹沥、姜汁、半夏。忧郁伤中食少，七福饮去熟地，加砂仁。悲忧脏躁欲泣，甘麦大枣汤。惊郁胆怯欲迷，人参、枣仁、茯神、龙骨、石菖蒲、南冬、小麦。惊郁神乱欲狂，清心温胆汤。怒郁肝伤气逆，解肝煎。怒郁火升动血，化肝煎。恐郁阳消精怯，八味丸加减，或鹿角胶酒化服。诸郁久，风阳内生，眩悸咽痛，宜阿胶、生地、石斛、茯神、牡蛎、白芍、麦冬、甘草。气郁脉沉而涩，七气汤。血郁脉涩而芤，四物化郁汤。气郁生涎心悸，温胆汤。血郁络伤胁痛，金铃子散加桃仁、归须、郁金、降真香。肺脾郁，营损肌瘦，养营汤去桂心，减熟地黄。心脾郁，怔忡崩漏，归脾汤。肝胆郁，血燥结核，加味逍遥散。若嘈杂吞酸，逍遥佐金汤。脾胃郁，气噎哕呃，金匮麦门冬汤加竹茹、丁香。三焦郁，口干不食，栀子仁姜汁浸炒黑研细，以人参、麦冬、乌梅煎汤服。若夫六气之火郁，散之。火郁汤。寒郁成热，泻之。羚羊角、山栀、生白芍、丹皮、川黄连、川石斛。湿郁除之。除湿汤、平胃散。痰郁涤之。润下丸，或二陈汤加海石、瓜蒌、贝母、竹沥。食郁消之。保和丸。通治诸郁，用越鞠丸、六郁汤加减。阴阳壅滞，气不升降。沉香降气散。妇人咽中如有炙脔，咯不出，咽不下，半夏厚朴汤。凡怀抱不舒，遭遇不遂，以及怨旷积想在心，莫能排解，种种郁悒，各推其原以治之。然以情病者，当以理遣以命安。若不能怡情放怀，至积郁成劳，草本无能为挽矣，岂可借合欢捐忿，萱草忘忧也哉！

　　丹溪立越鞠丸，以治六郁，用香附理气，川芎调血，苍术去湿，山栀泄火，神曲疗食，有痰加贝母。开郁利气为主。谓气郁则湿郁，湿郁则热郁，热郁则痰郁，痰郁则血郁，血郁则食郁，相因为病。赵养葵云：东方生木，火气附焉。木郁则土郁，土郁则金郁，金郁则水郁，五行相因之理。与以逍遥散治木郁，诸郁皆因而愈，甚者方中加左金丸。以黄连治心火，吴茱萸气燥，肝之气亦燥，同气相求，而佐金以制木，此佐金之所以得名也。继用六味丸加柴胡、白芍，以滋水生木，木火郁舒，土亦滋润，金水相生矣。

郁证脉候

郁脉多沉伏，或结促，或沉涩。郁在肝肾见于左，郁在心脾见于右。气血食积痰饮，一有留滞，脉必止涩，但须有神，有神有胃气也。郁脉虽沉伏结促，有气可散，气通则和。若牢革弦不和，正气先伤，无气可散，即调补难效，况误行耗气药乎！所以郁证得弦强脉者，多成虚损。(《医通》)

附方

〔通治〕 越鞠丸。

〔诸郁〕 六郁丸 香附二钱 橘红 苍术 抚芎 半夏各一钱 赤苓 山栀各七分 炙草 砂仁各五分 姜三片 气加木香、乌药、紫苏、砂仁。湿加薏苡、白术。热加黄芩，倍山栀。痰加南星、枳壳。血加红花、丹皮。食加山楂、神曲、麦芽。

〔食少〕 七福饮 参 地各三钱 当归 枣仁各二钱 白术钱半 炙草 远志各五分

〔悲郁〕 甘麦大枣汤 甘草 小麦 大枣

〔惊狂〕 清心温胆汤 陈 夏 苓 草 竹茹 枳实 姜 参 术 归 芍 黄连 麦冬 远志 菖蒲 香附

〔豁痰〕 七圣汤 半夏 黄连 白蔻 人参 茯苓 竹茹 生姜二片

〔血郁〕 四物化郁汤 地 芍 归 芎 桃仁 红花 香附 青黛

〔伤络〕 金铃子散 金铃子 延胡索各一两 每服三钱，酒调下。

〔吞酸〕 左金丸 黄连 吴萸

〔湿郁〕 除湿汤 茅术四钱 防风二钱 茯苓 白术 白芍各一钱 姜 枣

〔痰郁〕 润下丸 苓 连 星 草各一两 半夏二两 橘红八两

用盐五钱，水化，浸橘红煮干，焙，共研，蒸饼为丸。

［消痰］二陈汤　陈　夏　苓　草　姜

［气滞］沉香降气散　沉香二钱八分　砂仁七钱半　香附六两二钱半炙草五钱半　每服二钱，二钱　姜汤下。

［妇郁］半夏厚朴汤　即七气汤。

［治木］达郁汤　升麻　柴胡　川芎　香附　桑皮　橘叶　蒺藜

［治湿］湿郁汤　术　朴　茶　夏　芎　羌　独　草　苍术　香附　姜

［治土］夺郁汤　藿香　苍术　香附　陈皮　砂仁　草果　苏梗　省头草　姜

［治痰］痰郁汤　杏　蒌　枳　陈　苓　草　香附　浮石　苏子

［治金］泄郁汤　紫菀　贝母　桔梗　沙参　香附　砂仁　白蒺藜

［治食］食郁汤　神曲　枳壳　香附　砂仁　栀　朴　芎　陈　草

［治水］折郁汤　白术　茯苓　猪苓　泽泻　肉桂　丁香　木通　白蔻仁

郁证案

本　谋虑不遂，胆郁生火。春季目眶红晕，惊悸，口渴溺黄，见闻错妄，脉洪疾。用龙胆泻肝汤去芩、柴、通、泽，加丹皮、白芍、赤苓、生枣仁。二服已定，再用平调之剂而安。

刘　年高胸闷，气从下焦逆上，饥不思食，此必郁怒致病。右关脉浮长过本位，两尺搏大，显然气逆不降，少阳司令此，有膈噎吐沫之忧。郁金、瓜蒌皮、前胡、枳壳、苏子、青皮、降香末、郁李仁。数服效。

眭氏　食后脘痞呕酸，口燥鼻衄，经四月乃行。沉绵十载，由气分延及血分，乃肝郁不舒，致浊升血逆，有终身绝孕之累。生香附、吴萸黄连汁炒、黑山栀、茯苓、苏子、郁金、泽兰。数服痞呕渐减，去香附、吴萸，加丹皮、白芍、当归、延胡俱酒炒、椒目。数服经行。再加金橘皮、木香汁，加减前药为丸。渐平。

王氏 病久怀抱悒郁，脉细涩少神，左允甚。呕酸食胀，胃阳不舒，左耳项痛连发际。虚阳上攻，胆气横溢，木郁土衰，必至便秘经阻。用吴萸汤去姜、枣，加制半夏、橘白、茯苓、枳壳、甘菊、钩藤、嫩桑叶，三服甚适。去吴萸，如谷芽、益智、当归，又数服，诸症渐除。

谢氏 右腋气瘤碗大，经先期，至则浑身牵痛，结缡十载，从未孕育。头晕带下，食后吐酸，脉沉弦。症由郁久伤肝，肝经气逆，致生风火，动血振络，腑气失降，呕眩浊逆，营卫失调，脉隧阻痹。治用两通厥阴、阳明法。黄连、山栀供姜汁炒、香附童便制、枳壳、郁金、茯苓、当归、贝母、橘络、丝瓜络，数服症减。改用加味逍遥散去柴胡、白术，加贝母、郁金汁，合胶艾汤。数服而经渐调。

邹氏 因丧女哀悒，渐次胁痞，食入胀加，痰浊不降，呕苦便溏，脉虚迟。此悲愁郁损生阳，致气窒浊壅，治在泄肝温胃。仿吴茱萸汤，吴萸、干姜各五分、制半夏、茯苓各二钱、枳壳、砂仁壳、橘白、乌药各八分。三服呕止胀宽食进。改用通腑利湿。大腹皮洗净二钱、厚朴五分、半夏曲八分、椒目十五粒、茯苓二钱、砂仁壳八分、炮姜钱半。数服而安。

（《类证治裁》）

陆以湉

郁 证 拾 萃

陆以湉（1802~1865），字薪安，号敬安，清代医家

何西池曰：百病皆生于郁，与凡病皆属火及风为百病之长，三句总只一理。盖郁未有不病火者也，火未有不由郁者也，第郁而不舒，则皆肝木之病矣。此又可为肝病多之一证。

（《冷庐医话》）

赵养葵《医贯》，徐灵胎贬之是矣。然观其治木郁之法，先用逍遥散，继用六味地黄汤加柴胡、有药以滋肾水，俾水能生木。此实开高鼓峰滋水清肝饮之法门，六味加归身、白芍、柴胡、山栀、大枣，以治肝胃等症。血少者加味逍遥散加生地；再传而魏玉横之治胁痛用一贯煎（沙参、麦冬、生地、归身、枸杞、川楝子）。口苦燥者加酒连；叶天士之治脘痛，用石决明、阿胶、生地、枸杞子、茯苓、石斛、白粳米等以养胃汁，则又化而裁之。法当详备，学者不可忘所自来也。

（《冷庐医话》）

马培之

病本六郁论，治从肝脾求

马培之（1820~1903），名文植，晚清医家

杨右

郁之一证，共有六条：气、血、痰、火、湿、食也。脉象虚弦左细，右关浮弦滑疾。郁损心脾，肝胃不清，痰气阻滞于中，胸脘不舒，饮食入胃，则气闭神昏，牙紧肢冷，背俞作胀，吞酸作吐；脾阳不升，浊痰上蒙清窍，左目红丝，瞳神缩小，视物不明；胃浊不降，大便艰难；目眶青黑，痰滞于脾；经来腹痛，木郁不达。拟和畅肝脾，化痰舒郁。

丹参　制半夏　橘红　郁金　蒺藜　枳壳　山栀　茯苓　远志　竹茹　石菖蒲　佛手

按：方中已用山栀，应加丹皮以配之。

林右

郁损心脾，木不条畅，胸咽作梗，心悸腹鸣作痛，食不甘味，拟调畅心脾，以舒木郁。

党参　山药　远志　酸枣仁　郁金　白术　佩兰　煅龙齿　龙眼肉　当归　炙甘草　金橘叶　广木香　红枣

二诊：进养营合妙香散，养心脾以开郁，心神较安，胃亦转苏，前法进治。

党参　酸枣仁　远志　佩兰　炙甘草　陈皮　麦芽　红枣　白术　茯苓　当归　龙眼肉　广木香　煅龙齿

膏方

潞党参　沙苑　当归　佩兰　炙甘草　龙眼肉　炒白术　煅龙齿　怀山药　茯神　冰香　合欢皮　白芍　枣仁　香附　红枣

煎汁三次，冰糖收膏。

按：养心脾为主，疏肝郁为辅。

姚左　卢州府

胃之大络，名曰虚里，入于脾而布于咽。恼怒动肝，肝阳上升，虚里受病，始则会厌作梗，似有物阻，继之胸闷嗳气，食入不舒。拟抑木畅中。

蒺藜　茯苓　郁金　乌药　陈皮　法半夏　当归　丹参　枳壳　金橘叶　砂仁　佛手　苏梗

二诊：嗳气已减，会厌亦舒，胸脘又复作痛，厥气未和，治宜宣泄。

当归　蒺藜　法半夏　镑沉香　茯苓　木香　槟榔　佩兰　乌药　陈皮盐水炒　枳壳

原方去槟榔，加玫瑰花、南沙参、生姜，煎汤泛丸。

按：此即梅核气症，多由肝郁气滞痰凝，咽部痰气互结所致。《金匮》所谓"咽中如有炙脔"，吞之不下，吐之不出。常兼见胸脘痞闷，气郁不畅，呃逆恶心。治宜解郁化痰为主。

宋右

脉象沉弦细缓，肝脾郁而不达，气化为火，神明被扰，有时神志不清，语无伦次，迄今四年，胸脘不畅，痰郁气痹，虑成癫痫之契。拟解郁化痰，以清神志。

丹参　橘红　枳壳　蒺藜　云茯苓　竹茹　郁金　龙齿　佛

手　丹皮　川贝母　制半夏　合欢皮

二诊：抑郁成病，似乎风痰，神志不甚了了，乍明乍昧。脉弦细带急，气郁化火，火动痰升。仍清通神明，以舒木郁。

丹参　远志　西琥珀　郁金　蒺藜　制半夏　川贝母　龙齿　石菖蒲　麦冬　柏子仁　竹茹　合欢皮

三诊：脉象左关较平，右脉沉而涩滞，肝脏之风阳较静，心脾之郁未舒，气不畅达，神呆默默不语，耳音不聪。拟调畅心脾以开机窍。

归身　川贝　制半夏　丹参　茯神　香附　石菖蒲　远志　柏子仁　郁金　陈皮　北沙参　佛手　橘叶

按：病由抑郁而来，当以解郁为主。

汪右

上升之气由于肝，肝逆之来必犯胃腑。由胃至肺，散于分肉之间，觉脉络壅胀，仰卧则胸膺绷紧。肺主气，管摄一身，肺气不能周行，痹郁于上，拟用四磨饮加味。

槟榔磨冲　乌药磨冲　沉香磨冲　郁金磨冲　白蒺藜　石菖蒲　炙远志　法半夏　新会皮　云茯苓　姜

二诊：叠进四磨饮，胸次较舒，脉象弦急之象已减。咳嗽而痰不爽，腑气不畅，舌尖麻辣，气郁化火，湿痰因气而滞，还宜宣畅。

香附　沉香　法半夏　郁金　丹参　苏子　枳壳　陈皮　小草　乌药　川楝皮　金橘叶

按：病从气郁而来，治宜疏化为主。

（《马培之医案》）

张聿青

化痰以通神机，疏郁以健脾运

张聿青（1844~1905），名乃修，清代医家

金右 抑郁伤肝，肝强土弱，胃失通降。食入胀满，漾漾欲吐，腹中偏右聚形，月事不行，往来寒热，脉细弦而数。胆为肝之外府，木旺太过，则少阳之机杼不转。宜平肝调气，参以散郁。

柴胡五分　白芍醋炒，一钱五分　制香附酒炒，二钱　白茯苓三钱　陈香橼皮一钱　当归二钱　金铃子酒炒，一钱五分　粉丹皮二钱　延胡酒炒，一钱五分　枳壳炒，一钱　干橘叶一钱五分

二诊：两和肝胃，参以开郁，便行稍畅。而中脘气滞，胃失通降，食入胀满。开合失度，寒热往来。再和肝胃以舒木郁。

香附二钱　豆蔻花五分　炒枳壳一钱　女贞子三钱　焦麦芽酒炒，二钱　广皮一钱　佛手花六分　沉香曲一钱五分　当归炒，一钱五分　逍遥丸酒炒，分二次服，四钱

金左 先自木郁土中，中脘有形作胀。脾与胃以膜相连，胃土受侮，脾土亦虚，渐致腹笥胀大，肢肿面浮，目眦带黄，如是者已经数月。兹交立冬节令，忽然下利，擗擗不爽，脓血相杂，上则恶心呕吐，呕出亦带黑色，四肢厥逆。脉沉如伏。肝强土弱已极。肝为藏血之海，肝经之气纵横逆扰，则肝经之血，不克归藏，有发厥之虞。《金匮》厥阴篇中每以苦辛酸合方，即师其法，能否应手，非敢知也。

乌梅五分　川雅连五分，淡吴萸七粒同炒　白芍三钱　黄芩一钱五分干姜四分　甘草四分　茯苓三钱　佛手花四分　干橘叶一钱五分

再诊前用《金匮》苦辛酸法，脓血已退，便利大减，卧得安眠，胃亦略起，胀势稍得宽松。而气仍下坠，呕痰仍黑，目畏火光，小溲红赤，舌干口燥，两手稍温，两足仍厥，脉稍起而细弦无力。阴虚木旺，气火尽越于外，经谓热胜则肿也。虽见转机，尚未足恃。拟养肝柔肝，以平气火，气行火平，治肿治胀之道，寓乎其中矣。

陈阿胶二钱　炒天冬三钱　生甘草七分　当归炒黑，二钱　泽泻一钱五分　生地炭四钱　生白芍三钱　云茯苓三钱　木瓜皮二钱　车前子炒，三钱　佛手花四分

三诊：四肢转温，面肿大退，胀势亦减，上冲之气亦平，小溲渐畅，然便利仍然不止。昨日停药一天，今又脓血相杂。脉象细弦。肝强土弱，营不收摄，湿热蹈暇乘隙，更复伤营。再养血和营，兼清湿热。

当归炒黑，二钱　杭白芍三钱　甘草同炒，二分　生地炭四钱　车前子二钱　茯苓三钱　木瓜皮三钱　大腹皮二钱　淡芩一钱五分　丹皮炒黑，二钱　驻车丸三钱

酌改方　淡芩一钱五分　甘草三分　干姜二分　丹皮二钱　木瓜皮炒，一钱　白头翁炒，二钱　川连五分　白芍与甘草同炒，三钱　秦皮一钱五分　黄柏炭三钱

四诊：改方参用白头翁汤，脓血大为减少，便利较疏，胀松呕退，痰色转白，略能进谷。然利仍不止，两足肿胀尤甚，有时恶心，脉象细弦。肝强土弱，湿热伤营，虽屡见转机，而于大局终无所济，不得不预告也。再泄脾胃湿热，参以分化。

制半夏二钱　川雅连六分　淡芩一钱五分　广橘红一钱　淡干姜三分　猪苓二钱　茯苓三钱　滑石三钱　木通八分　生熟薏仁各五分　泽泻

二钱　白头翁三钱　陈胆星一钱

左　情志久郁，肝木失疏。冲脉为肝之属，冲脉起于气街，夹脐上行，至胸中而散，以致气冲脘痞咽阻。姑舒郁结而苦辛降开。

老川朴一钱　老山檀三分　川雅连磨，冲，五分　茯苓三钱　炒竹茹一钱　磨苏梗四分　郁金一钱五分　淡干姜四分　橘皮一钱

左　痛抱西河，肝气抑郁，腹中疙痛，肌热口苦舌干。急宜开展襟怀，以靖气火。

桑叶一钱五分　金铃子一钱五分　川石斛四钱　半夏曲一钱五分　炒丹皮二钱　蜜炙香附一钱五分　大麦冬二钱　山栀皮三钱　炒枇杷叶去毛，十二钱

陈右　肝气抑郁不舒，左胁下又复作痛，牵引胸膈，口鼻烙热，目涩头胀。肝气不舒，肝火内亢，肝阳上旋。平肝息肝，兼开气郁。

郁金　金铃子　制香附　炒枳壳　丹皮　木香　延胡索　干橘叶　冬桑叶　池菊

徐右　情怀郁结，胸中之阳气，郁痹不舒，胸次窒塞不开，不纳不饥，耳胀头颠烙热，大便不行，脉细弦微滑。仿胸痹例治。

光杏仁三钱　郁金一钱五分　生香附二钱　白茯苓三钱　瓜蒌皮三钱　川贝母一钱五分　山栀二钱　鲜竹茹一钱五分　炒枳壳一钱　枇杷叶去毛，一两

金右　情怀郁结，肝木失疏，以致肝阳冲侮胃土，中脘有形，不时呕吐，眩晕不寐，脉细弦，苔白质红，全是风木干土之象。拟两和肝胃法。

金铃子切，一钱五分　半夏炒，一钱五分　炒枳壳一钱　川雅连五分　白芍一钱五分　土炒制香附二钱　研延胡酒炒，一钱五分　代赭石四钱　白蒺藜去刺，炒，三钱　淡吴萸与雅连同炒旋覆花二钱，绢包，二分

转方去川连、吴萸，加茯苓、竹茹。再诊气分攻撑稍平，中脘聚

形亦化，呕吐亦减，寐亦渐安，略能安谷。但胸中有时微痛，所进水谷，顷刻作酸，眩晕带下，脉两关俱弦，肝胃欲和未和。再从厥阴阳明主治。

制半夏一钱五分　广皮一钱　青皮醋炒，四分　白芍一钱五分　土炒茯苓三钱　制香附二钱　研川楝子切，一钱五分　白蒺藜去刺，炒，三钱　干姜二分　川雅连五分　代赭石四钱　炒竹茹一钱

三诊：呕吐已定，攻撑亦平，渐能安谷，肝胃渐和之象也。但少腹仍觉有形攻撑，心悸眩晕，小溲之后，辄觉酸胀。肾气已虚，不能涵养肝木。再从肝肾主治。

制半夏一钱五分　青陈皮各一钱　当归身酒炒，一钱五分　白蒺藜三钱　煅决明四钱　金铃子一钱五分　杭白芍酒炒，一钱五分　阿胶珠一钱五分　朱茯神三钱　煅牡蛎四钱　炒枣仁一钱

四诊：呕吐已定，而少腹攻撑，似觉有形，每至溲便，气觉酸坠，眩晕汗出，肝体渐虚。再平肝息肝。

金铃子一钱五分　香附醋炒，二钱　朱茯神三钱　生牡蛎五钱　白芍二钱　甘杞子三钱　当归炭二钱　炒枣仁二钱　阿胶珠二钱　淮小麦五钱

毕左　抑郁伤肝，肝气纵横，木来克土，上吐下泻，有似痧气。如此严寒，何来痧秽，其为木土相仇，显然可见。匝月以来，腹中有形，不时攻筑，肝脏郁怒冲突之气也。此时极宜舒郁，而失于调治，以致气滞腹满，脾土不能运旋，浊痰因而难化，遂令弥漫神机，神情呆钝。脉象沉郁，重取带弦，而尺中无力。深入险地，不能言治。勉拟化痰以通神机，木旺正虚，无暇过问矣。

制半夏二钱　瓜蒌仁五钱　蜜汁炒，研　炒枳壳一钱五分　九节菖蒲五分　远志肉五分　薤白头三钱　陈胆星一钱　桔梗一钱　生姜汁三茶匙　白金丸七分

开水先送下。

改方去白金丸，加白蜜。

曹右 咳不甚盛，而咽中梗阻，痰出成粒。此气郁痰滞，所谓郁痰是也。

老川朴一钱　磨苏梗五分　制半夏一钱五分　炒姜皮三钱　茯苓四钱　光杏仁打，三钱　香豆豉一钱五分　生香附打，二钱　炒竹茹一钱　郁金一钱五分　炒枳壳一钱　枇杷叶去毛，四片

再诊：痰多咳嗽如昨。痰在胸中，气火上逼，故口碎而痛。

制半夏三钱　甜葶苈五分　云茯苓三钱　光杏仁三钱　竹茹水炒一钱　苏子炒，研，三钱　冬瓜子四钱　炒枳壳一钱　生薏仁四钱　苇茎八钱

王右 营阴不足，厥气有余。腹中有形，发则嗳噫痛胀。阳气上旋，耳鸣眩晕。经事不调。气为血帅，调血当先调气也。

全当归　朱茯神　天麻　整砂仁　上广皮　制香附　白蒺藜　枳壳　香橼皮　金铃子

张右 胆为甲木，肝为乙木，胃为戊土，脾为己土。五行之中，木本土之所胜。人身内景，胆附于肝叶之内。惊动胆木，又以年迈正虚，不能制伏，遂致肝脏之气，亦随之而动。抑而下者为气，气克己土，则撑满不和，甚至便溏欲泄。浮而上者为阳，阳犯戊土，则呕吐痰涎，甚至有气逆行至颠，为酸为胀。脉象弦滑，按之少力，苔白质腻。此皆厥阳犯脾胃致病，胃中之浊，悉行泛动。若久缠不已，恐入衰惫之途。治之之法，补则恐滞而气壅，平肝又恐迂阔而远于事情。惟有先降其胃府，和其中气，能得呕止安谷再商。正之。

制半夏二钱　煨天麻一钱五分　制香附一钱五分　白茯苓四钱　新会皮一钱　白蒺藜三钱　炒煨生姜一钱五分　白粳米一合　姜汁炒竹茹一钱五分

二味煎汤代水

陈右　肝气不和，横逆入络，腹痛牵引腰际，心悸耳鸣。再平肝泄肝。

金铃子切，一钱五分　橘红络各一钱　制香附打，二钱　厚杜仲三钱　白芍一钱五分　春砂仁后入，七分　杞子三钱　炒甘菊花一钱五分

左　心中热辣，少腹有气上冲，至胸而散则尤甚。经云：冲脉者起于气街，并少阴之经，挟脐上行，至胸中而散。龙相不潜，冲脉不和，良有以也。

金铃子　杭白芍　广皮　盐水炒竹茹　白茯苓　炒杏仁　木香　大补阴丸

姚左　禀先不足，木失涵濡，冲气逆行，上干肺脏，单声作呛，腹中有气攻冲，头颠体震。拟滋水养肝清肺。

丹皮二钱　阿胶珠二钱　生白芍二钱　青蛤散三钱　川贝母二钱　煅磁石三钱　白蒺藜三钱　炙生地四钱　女贞子酒炒，三钱　枇杷叶去毛，四片

二诊：腹中有气攻冲，则头颠体震，单声作呛。日来寒热兼作，此兼新感。先治其表，再治其本。

霜桑叶一钱五分　青蒿二钱　黛蛤散四钱　女贞子三钱　代赭石三钱　茯神三钱　丹皮二钱　川贝母二钱　炙龟甲五钱　枇杷叶去毛，四片

孙左　血虚不复，木燥生风，经络不时抽掣，腹胀带下，冲气不平，气冲至脘，则中脘胀满。宜养血息肝，参以和胃。

阿胶珠　牡蛎　金铃子　桑螵蛸　砂仁　炒白芍　佛手　潼沙苑　枇杷叶

二诊：脉症相安，然中脘不时痞满，经络抽掣，脉细关弦。营血不足，肝阳冲侮胃土。再育阴息肝，参以调气。

阿胶珠三钱　白归身二钱　香附蜜水炒，一钱五分　茯苓神各一钱五分　土炒白芍一钱五分　半夏曲二钱　炒金铃子一钱五分　炒山药三钱

潼白蒺藜盐水炒，各一钱五分

另备服方

川楝子一钱五分　广玉金一钱五分　干橘叶一钱五分　炒蒌皮三钱　延胡索一钱　制香附三钱　白蒺藜三钱　光杏仁三钱　黑山栀一钱五分　枇杷叶去毛，十四片

倪右　肝胃不和，挟痰内阻。中脘不舒，甚则呕吐痰涎。脉形弦滑，重按空虚。血虚胆火犯中，姑和中而泄胆木。

桑叶　金石斛　制半夏　海蛤粉　炒杞子　丹皮　白蒺藜　云茯苓　钩钩　水炒竹茹

二诊：和中气，泄少阳，脉象相安，舌苔薄白，底质带红，痰多中脘不舒，迷沉欲寐，甚则呕吐，其痰更觉胶腻。胃为水谷之海，胃受谷气，则化津化气，以调和于五脏，洒陈于六腑也。西河抱痛，则木郁生火，木火扰中，则脘痞不舒。水谷之气，为火所炼，则不能化津化气，而反凝浊成痰，阳明遂失其通降之常，太阴亦失其清肃之令，所以呛咳痰多，咽中干毛也。伤寒六经中惟少阴有欲寐之条，既非肾阳虚而浊阴弥漫胸中，即是肾阴虚而真阴不能上潮于心矣。所以一则主以四逆，一则主以复脉也。姑循序进之。

金石斛四钱　制半夏一钱五分　茯苓三钱　广皮一钱　桑叶一钱五分　丹皮二钱　白蒺藜三钱　磨枳实二分　钩钩三钱　远志肉五分　炒竹茹一钱五分　姜汁二匙

张左　身热已退，而咽次仍然梗阻。脉象弦滑。还是痰气交滞，再为清化。

香豆豉三钱　枳实一钱　云茯苓四钱　白檀香一钱五分　炒竹茹一钱　光杏仁三钱　川朴一钱　制半夏二钱　磨苏梗五分　冲枇杷叶四片

另附　嚼化丸　方瓜蒌二钱　黑山栀三钱　风化硝一钱五分　杏仁霜三钱　桔梗三钱　广玉金三钱

上药六味，研细末，用淡姜汁、白蜜为丸如弹子大。每服一丸，嚼化细细咽下。

（《张聿青医案》）

余听鸿

郁怒伤肝，经阻三月案及失荣案

余听鸿（1847~1907），名景和，晚清医家

郁怒伤肝，经阻三月

横泾有王姓妇　因其夫私有外遇，有儿女各一，男六岁，女三岁，夫妻反目，吵扰不休，气郁日久，左项坚硬，呕吐腹痛，经阻三月，医皆疑为妊。就余诊之，按脉坚硬而涩，面色青暗无华，断无妊娠之理。彼细述家事。余曰：气血久郁，防延变内热咳嗽，则难治矣。问其夫偕来否。曰：在寺前买物，使之先来，稍停即至也。其夫来寓。余曰：症由郁怒伤肝，非妊娠，干血劳，难治矣。察其夫面色略变，有彷徨之状，有不忍之心。余曰：若能依我三事，尚可挽回，若不能依，延他医治之。其夫问故。余曰：一要三月不出外，在家代其劳。二要顺其性，倘有加怒，不可违拗。三要殷勤服侍汤药，调理饮食寒暖。如能依此，一方可痊。其夫一一遵之。早服归脾丸三钱，晚服逍遥丸三钱，再用归芍六君汤加二陈、香附、柴胡，一月服十剂，用海蜇、紫菜等做羹食。调理三月余，项间肿硬已消，月事以时下，夫妻反好如初。后偕至余寓，拟一膏方。余见之欣喜。若七情郁证，不顺其性，十难愈一

二耳。

（《余听鸿医案》）

失荣

失荣一证，其名不可思议，大约与马刀、侠瘿类同名异也。失荣属少阳忧思郁结者多，外感风邪者少，内损症也。失荣者尝贵后贱，尝富后贫，处先顺后逆之境，失其尊荣，郁结而成，故名失荣也。鄙见是否，明家教正。《内经》曰：尝贵后贱，虽不中邪，病从内生，名曰脱营。贵时尊荣，贱时屈辱，心怀眷慕，志结忧惺，病从内生，血脉虚减，名曰脱营。尝富后贫，名曰失精，五所留连，病有所并，富而从欲，贫夺丰财，内结忧煎，外悲过物，然则心从想慕，神随往计，营卫之道闭以迟留，气血不行，积并为病。《内经》虽概言之，人处先顺后逆境，经曰思则气结，忧愁者气闭而不行，失荣等症成矣。方书所谓郁则达之，如木郁则达之也，达者通畅流利之义。不独木也，诸郁皆欲达也。其起之始，不在脏腑，不变形躯，正气尚旺，气郁则理之，血郁则行之，肿则散之，坚则消之；久则身体日减，气虚无精，顾正消坚散肿；其病日深，外耗于卫，内夺于营，滋水淋漓，坚硬不化，温通气血，补托软坚。此三者，皆郁则达之义也。不但失荣一证，凡郁证治法，俱在其中矣。若治不顾本，犯经禁病禁，气血愈损，必为败症。故辑五方，质之疡科，须究心焉。余听鸿注。

（《外证医案汇编》）

徐玉台

郁 证 举 要

徐玉台，清代医家

　　五郁者，五行之郁也。赵养葵曰：东方生木，木者，生生之气，即火气也。火附木中，木郁则火亦郁，火郁则土郁，土郁则金郁，金郁则水郁，五行相因，自然之理。余用逍遥散一方，治木郁而诸郁皆愈。古方逍遥散：柴胡、薄荷、当归、白芍、陈皮、甘草、白术、茯神。其加味者，则丹皮、山栀。余以山栀屈曲下行泄水，改用吴萸、炒连，即左金丸。黄连清心火；吴萸气燥，肝气亦燥，同气相求，以平肝木。木平则不生心火，火不刑金而金能制木，不直伐木而佐金以制木，此左金所以得名也。继用六味地黄加柴胡、白芍以滋肾水，俾能生木。逍遥散，风以散之也。地黄饮，雨以润之也。凡寒热往来，恶寒恶热，呕吐吞酸嘈杂，胸痛胁痛，少腹膨胀，头眩，盗汗，矢气，飧泄等证，皆对证之方。倘一服即愈，少顷复发，或频发而愈甚，此必下寒上热之假证，此汤不可复投，当改用温补之剂。

（《医学举要》）

王燕昌

郁在气非热不成，结在血非寒不凝

王燕昌，清代医学家

近郁易愈，远郁难愈。盖初郁为病，其抑阻闭遏处，必有显而易见之脉之症，但用宣通之药即愈矣。若日久未治，又兼他病，医人留心四诊，见为兼郁，则于方中兼用宣通之品，亦可并愈。若但治新证，未知解郁，不独久郁未除，即新病亦不应药。

观诸筋脉所系，则知肝木郁定克脾土，土受克则知先受湿。伤脾湿则阴寒聚于下，肝郁则虚热积于上。上热则周身之火上炎，诸虚热证作矣；寒则周身之水下注，诸虚寒证作矣。治虚热用寒凉固非，用温补又因上热而有妨；治虚寒用温平固谬，用峻补亦因上热而不受。盖郁未解而遽温之，必助相火；湿未渗而辄补之；定塞胸膈。相火久浮于土，则热结；凉冷久蓄于下，则寒凝。解郁、渗湿岂可缓乎？

按：解肝之郁，宜兼养真阴，以销结热；渗脾之湿，宜兼扶真阳，以化凝寒。

女子，年十五岁，忽笑怒骂，经巫婆治数日更甚。医用天麻、南星、半夏、防风、桂枝、朱砂、赤金等药，止而复发。诊得六脉沉细略数，望其目赤，唇红，问其二便有热。乃用逍遥散加山栀、丹皮同十枣汤。一剂症止，三剂痊愈。盖思有所郁兼脏燥也。

（《王氏医存》）

华岫云

叶天士郁证医疏

华岫云，清代医家

《素问·六元正纪大论》言五郁之发，乃因五运之气有太过不及，遂有胜复之变。由此观之，天地且有郁，而况于人乎。故六气着人，皆能郁而致病，如伤寒之邪，郁于卫，郁于营，或在经在腑在脏，如暑湿之蕴结于三焦，瘟疫之邪客于募原，风寒湿三气杂感而成痹证。总之，邪不解散即谓之郁，此外感六气而成者也，前人论之详矣。今所辑者，七情之郁居多，如思伤脾、怒伤肝之类是也。其原总由于心，因情志不遂，则郁而成病矣。其证心脾肝胆为多，案中治法，有清泄上焦郁火，或宣畅少阳，或开降肺气，通补肝胃，泄胆补脾，宣通脉络，若热郁至阴，则用咸补苦泄。种种治法，未能按证分析详论。今举其大纲，皆因郁则气滞，气滞久则必化热，热郁则津液耗而不流，升降之机失度，初伤气分，久延血分，延及郁劳沉疴。故先生用药大旨，每以苦辛凉润宣通，不投燥热敛涩呆补，此其治疗之大法也。此外更有当发明者，郁则气滞，其滞或在形躯，或在脏腑，必有不舒之现证。盖气本无形，郁则气聚，聚则似有形而实无质，如胸膈似阻，心下虚痞，胁胀背胀，脘闷不食，气瘕攻冲，筋脉不舒。医家不察，误认有形之滞，放胆用破气攻削，迨至愈治愈剧，转方又属呆补，此不死于病，而死于药矣。不知情志之郁，由于隐情曲意不伸，故气之升降开阖枢机不利，虽《内经》有泄、折、达、发、夺五郁之治，犹虑难获全功，故《疏五过论》有始富后贫，故贵脱势总属难治之例。盖郁证全在病者能移情易性，医者构思灵巧，不重在攻补，而在乎用苦泄热而不损胃，用辛理气而不破气，用滑润治燥涩而不滋腻气机，用宣通而不揠苗助长，庶几或有幸成耳。

（《临证指南》）

罗 美

诸 郁 博 议

罗美，字澹生，号东逸，清代新安医家

王安道曰：《内经》帝曰：郁之甚，治之奈何？岐伯曰：木郁达之，土郁夺之，金郁泄之。总十三句，通为一章，当分三节。火郁以上九句为一节，治郁之问答也。然调其气为一节，治郁之余法也。过者折之，以其畏也，所谓泻之三句为一节，调气之余法也。夫五法者，经虽为病由五运之郁所致而立，然扩而充之，则未尝不可也，且凡病之起也，多由乎郁，郁者滞而不通之义。或所乘而为郁，或不因所乘而本气自郁，皆郁也。郁既非五运之变可拘，则达之、发之、夺之、泄之、折之之法，固可扩焉而充之矣。

木郁达之，达之者，通畅之也。如肝性急，怒气逆，胠胁或胀，火时上炎，治以苦寒辛散而不愈者，则用升发之药，加以厥阴报使而从治之。又如久风入中为飧泄，及不因外风之入，而清风在下为飧泄，则以轻扬之剂举而散之。凡此之类，皆达之之法也。王氏谓吐之令其条达，以吐训达，则是凡为木郁皆当吐矣，可乎？至于东垣所谓食塞太阴，金旺克木，夫为物所伤；岂有反旺之理？若吐伸木气，则是反为木郁而施治，非为食伤而施治矣。且食塞胸中而用吐，正《内经》所谓其高者因而越之之义耳，恐不烦木郁之说以之也。

火郁发之，发者汗之也，升举之也。如腠里外闭，邪热怫郁，则解表取汗以散之。又如龙火郁甚于内，非苦寒降沉之剂可治。则用升浮之药，佐以甘温，顺其性而从治之，使势穷则止，如东垣升阳散火是也。

凡此皆发之之法也。

土郁夺之，夺者攻下也，劫而衰之也。如邪热入胃，用咸寒之剂以攻去之。又如中满腹胀，温热内甚，其人壮气实者，则攻下之。甚有势盛而不能顿除者，则劫夺其势而使之衰。又如湿热为痢者，有非力轻之剂可治者，则或攻或劫，以致其平。凡此皆夺之之法也。

金郁泄之，泄者渗泄而利小便也，疏通其气也。如肺金为肾水上源，金受火烁，其令不行，原郁而渗道闭矣，宜整肃金化，滋以利之。又如肺气满，胸凭仰息，非利肺气之剂，不足以疏通之。

凡此皆泄之之法也。王氏谓渗泄、解表、利小便，使解表二字，间于渗泄、利小便之中，是渗泄、利小便为二治矣。未当于理，宜删去。

水郁折之，折者制御也，伐而挫之也，渐杀其势也。如肿胀之病，水气淫溢，而渗道以塞。夫水之不胜者土也，今土气衰弱不能制之，故反受其侮，治当实其脾土，资其运化，俾可以制水而不敢犯，则渗道达而后愈。或病势既旺，非上法所能遏制，则用泄水之药以伐而挫之，或去菀陈莝、开鬼门、洁净府，三治备举，选用以渐平之。王氏谓抑之制其冲逆，虽俱为治水之法，乃不审病者之虚实、久近、浅深，妄施治之，其不踣者寡矣。

然邪久客，正气必损，今邪气虽去，正气岂能遽平？苟不平调正气，使各安其位，复其常，于治郁之余，犹未足以尽治法之妙，故又曰然调其气。苟调之而其气犹或过而未服，则当益其所不胜以制之。如木过者当益金，则木斯服矣。所不胜者，所畏者也，故曰过者抑之以所畏也。物顺其欲则喜，逆其欲则恶。今逆之以所恶，故曰所谓泻

83

之。王氏未尽厥旨，余故推明之。若应变之用，则又未必尽然矣。

朱丹溪曰：郁者积聚而不能发越也，当升者不得升，当降者不得降，当变化者不得变化也。其郁有六，气、湿、痰、热、血、食。气郁者，胸胁痛，脉沉涩。湿郁者，周身走痛，或关节痛，遇阴寒则发，脉沉细。痰郁者，动则喘，寸口脉沉滑。热郁者，瞀闷，小便赤，脉沉数。血郁者，四肢无力，能食便红，脉沉。食郁者，嗳酸腹饱，不能食，人迎脉平和，气口紧盛。苍术、抚芎总解诸郁，随症加入药。凡郁在中焦以苍术、抚芎开提其气以升之，假如食在气上，提其气则食自降矣。又方，气郁香附、苍术、抚芎，湿郁白芷、苍术、抚芎、茯苓，痰郁海石、香附、南星、瓜蒌，热郁山栀、青黛、香附、苍术、抚芎，血郁桃仁、红花、青黛、香附、川芎，食郁苍术、香附、山楂、神曲、针砂醋炒七次，并越鞠丸解诸郁。

王节斋曰：丹溪先生治病不出乎血、气、痰三者，故用药之要有三：气用四君，血用四物，痰用二陈。

又云久病属郁，立治郁之方，曰越鞠丸。盖气、血、痰三病，多有兼郁者，或郁久而生病，或病久而生郁，或误药杂乱而成郁，故予每用此三方治病时，以郁法参之。故四法治病，用药之大要也。

（《古今名医汇粹》）

程文囿

诸郁篡述

程文囿（1761~1833）字观泉，号杏轩，清代医家

经义

诸气郁，皆属于肺。

木郁达之，火郁发之，土郁夺之，金郁泄之，水郁折之。然调其气，过者折之，以其畏也，所谓泻之。（《素问》）

哲言

流水不腐，户枢不蠹，动也。形气亦然，形不动，则精不流，精不流，则气郁矣。（《吕氏》）

郁者，结聚而不得发越，当升者不得升，当降者不得降，当变化者不得变化，所以传化失常，而病作矣。（滑伯仁）

气血冲和，百病不生，一有怫郁，百病生焉。其因有六：曰气，曰湿，曰热，曰痰，曰血，曰食。气郁则生湿，湿郁则成热，热郁则成痰，痰郁则血不行，血郁则食不化，六者相因为病也。

气郁者，胸胁疼痛，其脉沉涩。湿郁者，关节疼痛，天阴则发，其脉沉细。热郁者，瞀闷烦心，小便赤涩，其脉沉数。痰郁者，动则喘急，脉沉而滑。血郁者，四肢无力，能食便血，脉沉而芤。

食郁者，嗳酸腹满，不能饮食，右脉紧盛。或七情之抑郁，或寒热之交侵，或雨湿之浸淫，或酒浆之积聚，而成郁疾；又如热郁而成

痰，痰郁而成癖，血郁而成瘕，食郁而成痞满，此必然之理也。（朱丹溪）

有本气自郁而生病者：心郁则昏昧健忘；肝郁则胁胀嗳气；脾郁则中满不食；肺郁则干咳无痰；肾郁则腰胀淋浊，不能久立，胆郁则口苦晡热，怔忡不定。（《证治汇补》）

七情不快，郁久成病：或为虚怯，或为噎膈，或为痞满，或为腹胀，或为胁痛；女子则经闭堕胎，带下崩中。可见百病兼郁如此。（何伯斋）

补编

木郁达之，谓吐之令其条达也。火郁发之，谓汗之令其疏散也。土郁夺之，谓下之令无壅滞也。金郁泄之，谓渗泄解表，利小便也。水郁折之，谓抑之制其冲逆也。（王太仆）

郁者，郁塞不通也。一有所郁，通之而已。《经》有五法，皆所以通之，特其所以通之之法不一也。如条达者，木之性也。木性受郁，则不能条达矣。枝叶过密，而虫转生，因而枯瘁，非芟之、剔之，不顺其性也，故《经》言达之。达之者，伐肝即所以补肝也。炎上者，火之性也，火性受郁，则不能炎上矣。如鸣灰堆然，则火气不升而将息矣，非拨之、吹之，不顺其性也，故《经》言发之。发之者，升散无取乎逆折也。至于土郁，如径之塞，如山之崩，而碍往来，非畚插除之不可也，故《经》言夺之。若夫金郁，如铸钟及鸣钲然，失于过浓者，则无声，必须刮磨，然后应律，故《经》言泄之。或开肺窍，或通汗孔，或利水道，皆所以泄之也。水性流行，本当无郁，或堤防阻焉，污秽塞焉，虑其横决，多其曲折以缓之，言分消也。汗、下、利酌而用之，不拘一法也。（《医参》）

《内经》"木郁达之"五句，治郁之法也；"然调其气"一句，治郁之余法也；"过者折之"三句，调气之余法也。夫五法者，《经》虽为病由五运之郁所致而立，然扩而充之，则未尝不可也。且凡病之起，多由乎郁；郁者，滞而不通之义。或因所乘而为郁，或不因所乘，而本气自郁，皆郁也，岂惟五运之变，能使然哉！木郁达之；达者，通畅之也。如肝性急，怒气逆，胁或胀，火时上炎，治以苦寒辛散而不愈者，则用升发之药，加以厥阴报使而从治之。又如久风入中为飧泄，及不因外风之入，而清气在下为飧泄者，则以轻扬之剂，举而散之。此皆达之之法也。王氏谓吐之令其条达，为木郁达之。东垣谓食塞胸中，食为坤土，胸为金位，金主杀伐，与坤土俱在于上而旺于天，金能克木，故肝木生发之气，伏于地下，非木郁而何？吐去上焦阴土之物，木得舒畅，则郁结去矣，此木郁达之也。窃意王氏以吐训达，不能使人无疑。以为肺金盛而抑制肝木欤？则泻肺气举肝气可矣，不必吐也。以为脾胃浊气下流，而少阳清气不升欤？

则益胃升阳可矣，不必吐也。虽然木郁固有吐之之理，今以"吐"字总该"达"字，则凡木郁皆当用吐矣，其可乎哉？至于东垣所谓食塞肺分，为金与土旺于上而克木，又不能使人无疑。夫金之克木，五行之常道，固不待夫物伤而后能也。且既为物所伤，岂有反旺之理？若曰吐去其物，以伸木气，乃是反为木郁而施治，非为食伤而施治矣。夫食塞胸中而用吐，正《内经》所谓其高者因而越之之义耳，恐不劳引木郁之说以之也。火郁发之；发者，汗之也，升举之也。如腠理外闭，邪热怫郁，则解表取汗以散之。又如龙火郁甚于内，非苦寒沉降可治，则用升浮之药，佐以甘温，顺其性而从治之，如升阳散火汤是也。此皆发之之法也。土郁夺之；夺者，攻下也，劫而衰之也。如邪热入胃，用咸寒之剂，以攻去之。又如中满腹胀，湿热内甚，其人壮气实者，则攻下之。其或势盛而不能顿除者，则劫夺其势而使之衰。又如湿热为痢，有非轻剂可治者，则或攻或劫，以致其平。此皆夺之之法也。金郁泄之；泄者，渗泄而利小便也，疏通其气也。如肺金为肾水上源，金受火烁，其令不行，源郁而渗道闭矣，宜整肃金化滋以利之。

又如肺气膹郁，胸满仰息，非利肺气不足以疏通之。此皆泄之之法也。王氏谓渗泄解表利小便，为金郁泄之。

夫渗泄利小便，固为泄金郁矣，其"解表"二字，莫晓其意，得非以人之皮毛属肺，其受邪为金郁，而解表为泄之乎？窃谓如此，则凡筋病便是木郁，肉病便是土郁耶？且解表间于渗泄、利小便之中，是渗泄、利小便为二治矣。若以渗泄为滋肺生水，以利小便为直治膀胱，既责不在肺，何为金郁乎？是亦不通。故予易之曰：渗泄而利小便也。水郁折之；折者，制御也，伐而挫之，渐杀其势也。如肿胀之病，水气淫溢，而渗道以塞。夫水之所不胜者土也，今土气衰弱，不能制之，故反受其侮，治当实其脾土，资其运化。俾土可以制水而不敢犯，则渗道达而后愈也。或病势既旺，非上法所能遽制，则用渗水之药，以伐而挫之；或去菀陈莝、开鬼门、洁净府，三治备举迭用，以渐平之。王氏所谓抑之，制其冲逆，正欲折挫其泛滥之势也。夫实土者守也，泄水者攻也，兼三治者，广略而决胜也，虽俱为治水之法，然不审病之虚实、久近、浅深，杂焉而妄施之，其不倾踣者寡矣。且夫五郁之病，固有法以治之矣，然邪气久客，正气必损；今邪气虽去，正气岂能遽平？苟不平调正气，使各安其位，复其常于治郁之余，则犹未足以尽其妙。故又曰：然调其气，苟调之而其气犹或过而未服，则当益其所不胜以制之。如木过者，当益金，金能制木，则木斯服矣。所不胜者，所畏者也。故曰：过者折之，以其畏也。夫制物者，物之所欲也；制于物者，物之所不欲也；顺其欲则喜，逆其欲则恶。今逆之以所恶，故曰，所谓泻之。王氏以咸泻肾、酸泻肝之类为说，未尽厥旨。（王安道）

《经》云：木郁达之。释者以达为宣吐；又云，用柴胡、川芎条达之。愚谓此不过随文训释，而于达之之意，犹有未尽。夫木郁即肝郁也。《素问》云：治病必求其本。郁证之起，必有所因，求其所因而治之，则郁自解；郁解，而达自在其中矣。矧木郁之证，妇人居多，其情性偏执；肝病变幻多端，总宜从其性，适其宜，而致中和，即为达也。彼若吐若升，止可以言实，未可以言虚。今人柔脆者恒多，岂可概施升吐哉？若火土金水四郁，古人注释，虽于经义未悖，然亦止可以言实、言外因，未可以言虚、言内因也。盖因郁致疾，不特外感六淫，而于情志为更多，治当求其所因，则郁自解；郁解，则发、夺、泄、折，俱在其中矣。因者，病之本；本之为言，根也，源也。（《吴医汇讲》）

木郁宜达。若气陷不举者，发即达也；气壅不开者，夺即达也；气秘不行者，泄亦达也；气乱不调者，折亦达也。火郁当发。若元阳被抑，则达非发乎？脏腑留结，则夺非发乎？肤窍闭塞，则泄非发乎？津液不化，则折非发乎？且夺者，挽回之谓，大实，非大攻不足以荡邪；大虚，非大补不足以夺命，是皆所谓夺也。折者，折中之谓，火实则阳亢阴虚，火虚则气不化水，制作随宜，是皆所谓折也。

凡五气之郁，则诸病皆有，此因病而郁也。至若情志之郁，则总由乎心，此因郁而病也。第自古言郁者，但知解郁顺气，通作实邪论治，兹予辨其三证，庶可无误。盖一曰怒郁，二曰思郁，三曰忧郁。如怒郁者，方其大怒气逆之时，则实邪在肝，多见气满腹胀，所当平也。及其怒后而逆气已去，惟中气受伤矣，既无胀满疼痛等证，而或为倦怠，或为少食，此以木邪克土，损在脾矣。是可不知培养而仍加消伐，则所伐者其谁乎？此怒郁之有先后，亦有虚实，所当辨治者如此。

又若思郁者，则惟旷女嫠妇，及灯窗困厄，积疑任怨者皆有之。思则气结，结于心而伤于脾也。及其既甚，则上连肺胃，而为咳喘，为失血，为膈噎，为呕吐；下连肝肾，则为带浊，为崩淋，为不月，为劳损。

若初病而气结为滞者，宜顺宜开；久病而损及中气者，宜修宜补。然以情病者，非情不解，其在女子，必得顺遂而后可释；或以怒胜思，亦可暂解。其在男子，使非有能屈能伸，达观上智者，终不易却也。

又若忧郁者，多以衣食之累，利害之牵，及悲忧惊恐而致者。盖悲则气消，忧则气沉，必伤脾肺；惊则气乱，恐则气下，必伤肝肾。此其戚戚悠悠，精气但有消索，神志不振，心脾日以耗伤，凡此皆阳消之证，尚何实邪？而再加解散，其与鹭鸶脚上割股者，何异也！（张景岳）

东方生木，木者生生之气，木郁则火亦郁矣。火郁则土郁，土郁则金郁，金郁则水郁，此五行相因，自然之理。予以一方治其木郁，而诸郁皆愈。一方者何？逍遥散是也。方中柴胡、薄荷二味最妙，盖木喜风，风摇则舒畅。甚者加黄连以治心火；吴萸气燥，肝之气亦燥，同气相求，而佐金以制木，此左金之所以得名也。然犹未也。一服之后，继用六味地黄汤，加柴胡、芍药以滋肾水，俾水能生木。逍遥散，风以散之也；地黄汤，雨以润之也。木火之郁既舒，木不克土，土亦滋润，无燥熇之病，金水自相生矣。予谓一法可通五法者如此，岂惟是哉！推之大之，其益无穷。凡寒热往来，似疟非疟，吐酸嘈杂，胸痛胁痛，小腹胀闷，黄疸瘟疫，疝气飧泄等证，皆对证之方也。推而至于伤风、伤寒、伤湿，除直中外，凡外感者，俱作郁看，以逍遥散加减出入，无不获效。如小柴胡汤、四逆散、羌活汤，大同小异，然不若此方之附应也。神而明之，变而通之，存乎人耳！（《赵氏医贯》）

《内经》论"木郁达之"五句，治郁之法最详。所谓郁者，清气不升，浊气不降也。然清浊升降，皆出于肺，使太阴失治节之令，不惟生气不升，收气亦不降，上下不交，而郁成矣。故《经》云：太阴不收，肺气焦满。又云：诸气膹郁，皆属于肺。然肺气之布必由胃气之输，胃气之运必本三焦之化，甚至为痛、为呕、为胀、为利，莫非胃气不宣，三焦失职所致。故五郁之中，金木尤甚。前人用逍遥散调肝之郁，兼清火滋阴；用泻白散清肺之郁，兼润燥降逆。要以木郁上冲即为火，金郁敛涩即为燥也。（季楚重）

郁之为病，非止一端：有郁久而生病者，有病久而生郁者，有误药而成郁者。故凡病属郁，古人立越鞠丸以治之。王节斋云：气虚者，兼用四君；血虚者，兼用四物；挟痰者，兼用二陈，得其要矣。（罗赤诚）

郁证，多缘于志虑不伸，气先受病，故越鞠、四七，始而立也。郁之既久，火邪耗血，岂苍术、香附辈能久服乎？是逍遥、归脾继而设也。然郁证多患于妇人，《经》谓二阳之病发心脾，及思想无穷，所愿不得，皆能致病。为证不一：或发热头痛者有之，喘嗽气乏者有之，经闭不调者有之，狂癫失志者有之，火炎失血者有之，骨蒸劳瘵者有之，疳生虫者有之。治法总不离乎逍遥、归脾、左金、越鞠、四七等方，参究新久虚实选用。（张路玉）

归脾汤，治脾而开郁；逍遥散，治肝而疏郁，二方为治郁妙剂，他药恐消耗元气，宜慎用之。（《折肱漫录》）

郁证主于开郁，开郁不过行气，行气则用香燥。然有香燥过多，因而窍不润泽，气终不行，郁终不开者，宜用养血药以润其窍，利其经，香附、川芎不足恃也。（吴篁池）

治郁之法，多以调中为要者，盖脾胃居中，心肺在上，肾肝处下，四脏所受之邪过于中者，中先受之。况饮食不节，寒暑不调，停痰积饮，而脾胃亦先受伤，所以中焦致郁恒多也。治宜开发运动，鼓

舞中州，则三阴、三阳之郁，不攻自解矣。(《证治汇补》)

《经》言五郁之发，乃因五运之气太过不及，遂有胜复之变。由此观之，天地且有郁，况于人乎！故六气着人，皆能郁而致病。如伤寒之邪郁于营卫，暑湿之蕴于三焦，疫邪之客于膜原，风、寒、湿三气，杂感而成痹证。总之，邪不解散即谓之郁，此外感六气而成者也。七情之郁，如思伤脾、怒伤肝之类，其原总由于心，情志不遂，则郁而成病，其证心脾肝胆为多。治有清泄上焦郁火，或宣畅少阳，或开降肺气，及通补肝胃、泄胆补脾、宣通脉络诸法。若热郁至阴，则用咸补苦泄。

夫郁则气滞，久必化热，热郁则津液耗而不流，升降之机失其常度，初伤气分，久延血分，而为郁劳沉疴。用药以苦辛凉润宣通，不投燥热敛涩呆补，此治疗之大法也。且郁则气滞，其滞或在形躯，或在脏腑，必有不舒之证。盖气本无形，郁则气聚，似有形而实无质，如胸膈似阻，心下虚痞，胁胀背胀，脘闷不食，气瘕攻冲，筋脉不舒等候。医家误认有形之滞，破气攻削，迫至愈治愈剧，转方又属呆补，此不死于病，而死于药矣。不知情志之郁，由于隐曲不伸，故气之升降开阖，枢机不利，虽《内经》有泄、折、达、发、夺五郁之治，犹虑难全。故《疏五过论》有尝富后贫，故贵脱势，总属难治之例。盖郁证全在病者能移情易性，医者构思灵巧，不重在攻补，而在乎用苦泄热而不损胃，用辛理气而不破气，用滑润濡燥涩而不滋腻气机，用宣通而不揠苗助长，庶几幸成。若必欲求十全之治，则惟道家有言，欲要长生，先学短死，此乃治郁之金丹也。(《临证指南》)

诸病久则气滞血凝而成郁结，治之各因其证，兼以解郁，郁滞一开，则气血通畅，而诸病自愈矣。今医治久病，每用本病之药而不效者，皆郁之故也。医不悟此，妄变他方，愈变愈讹，而病剧矣。此郁之治，当熟知也。(徐春甫)

脉候

郁火脉，极难看，大抵多弦涩凝滞，缘火不透发，则经脉俱为所遏，故多沉伏不出耳。(《己任编》)

凡沉细脉，人皆以为寒，或见其体弱，又误认为虚，不知郁脉沉细，前人已言之矣。(方星岩)

古人皆以结、促为郁脉，使必待此而后为郁，则郁证不多见矣。凡诊郁证，但见气血不顺，而脉不平和者，皆郁也。(张景岳)

郁脉，虽多沉伏结促，不为患也，所虑在牢革弦强不和耳。

盖沉、伏、结、促，有气可散，气通则和。若牢革弦强，则正气先伤，无气可散，即从事调补，尚难克效，况复误行耗气之药乎！所以郁证得弦强脉者，往往多成虚损也。(张路玉)

凡抑郁之病，用开郁药，而脉反洪大者，可不必虑，此病气已开也。(罗赤诚)

选案

予壮年因忧郁致疾，状如劳瘵，遍服补养诸方，其病愈重。后遇一名医，视之曰：尔乃郁疾，非虚损也。用越鞠丸治愈。(《东阳文集》)

一妇无子致郁，经不行者三月，病患腹痛恶心，医云有孕，安胎行气止痛，服药不效。凡未申时即发寒热，腹中有块如弹子大者二三十枚，翻腾作痛，行动水声漉漉，痛极呕吐酸水，吐尽则块平，而寒热除，痛亦不作，明日依然。又作疟治转剧。予诊左弦尺涩，右濡弱，尺同左。谓曰：此郁病也，岂有涩脉成孕之理。方以二陈、香附、山栀、抚芎、延胡、当归、红花，药进痛止，药止痛发，调治一月，不能除根。因令就黄古潭先生诊视，曰：此郁火病也，其原起于肝胆，肝主谋虑，胆主决断，谋虑不决则郁生，郁生则木盛，木盛则凌脾，脾伤则不能运化精微而生气血，故月水不来；金失母养，降令不行，木寡于畏，侮所不胜，故直犯清道而作吐，吐后诸证皆减者，木升而火息也。方用黄芪五钱，柴胡三钱，白芍二钱，甘草一钱，陈皮、贝母、枳实各五分，姜三片，一服而寒热除，再服而痛减吐止，水声亦绝。其夫喜曰：何神速也？复请命于先生，曰：寒热者，少阳胆也；吐酸者，厥阴肝也；痛而腹块翻腾者，火盛激动其水，如锅中汤泡沸腾也。吐多则肺金愈伤，故用黄芪补肺金为君，使得以制肝木；柴胡泻肝为臣，升发其胆火。《经》曰：木郁达之。夫木性上升者也，郁则不升，故用柴胡升发肝胆之清气，使冲开其郁结；过者折之，以其畏也，所谓泻之；补肺制肝，正谓此也。损其肝者缓其中，甘草缓中为佐；木位之主，其泻以酸，白芍于土中泻木为佐。病久生郁，郁久生涎，贝母、陈皮、枳实，开郁逐涎为使。然后金得其正，木得其平，土得其安，由是病去而愈速。前方用山栀降下之药，火势正炽，岂区区寒凉所能抑哉？轻者正治，重则从其性而升之，治病要识此意。（孙一奎）

一人久抱忧郁，如痴如呆，忽笑忽哭，口中喃喃，不思饮食，家人偶持炭过，大喜夺食，后遂为常，每日必食斤许，医用化痰清心之剂无功。予谓郁伤肝木，木火自焚，渐成焦腐，炭为木烬，同类相求。病可治者，喜在食则胃气犹存，但补心肝之气血，而去其痰涎自愈。（程仲华）

（《医述》）

颜芝馨

审证立法从郁字着手，处方用药以和缓见长

颜芝馨，近代医家

颜师认为：百病之生，皆因郁塞痞滞、凝结不通所致。故朱丹溪曰："气血冲和，万病不生；一有怫郁，诸病生焉。"人生诸病，多生于郁，六淫所感，郁从外入；七情过极，郁从内起。华岫云曰："《素问·六元正纪大论》言五郁之发，乃因五运之气，有太过、不及，遂有胜复之变……故六气着人，皆能郁而致病，如伤寒之邪，郁于卫，郁于营，或在经、在腑、在脏；如暑湿之蕴结在三焦；瘟疫之邪客于募原；风寒湿三气杂感而成痹证。总之邪不解散，即为之郁，此外感六气而成者也。"七情之郁，"如思伤脾，怒伤肝之类是也。其原总由于心，因情志不遂，则郁而成病矣。其症心、脾、肝、胆为多。"郁则气滞，其滞或在形躯，或在脏腑，必有不舒之现症。盖气本无形，郁则气聚，聚则似有形而实无质，如胸膈似阻，心下虚痞，胁胀，背胀，胸闷不食，气瘕攻冲，筋脉不舒。情志之郁，由于隐情曲意不伸，故气之升降、开阖枢机不利。盖郁则结聚，而不得发越也，当升者不得升，当降者不得降，当变化者不得变化，内不得通，外不得入，法当根据《内经》泄、折、达、发、夺五郁之治，使升降出入之气机复其常，而病自愈。故先师治病，常以开郁为先。

在用药方面，先师认为：除重病急救，用药宜纯，药味宜少，药

量宜重，使药力专一，方有卓效外，一般多以轻灵平淡拨动气机为主。尝引陆九芝所说："病有本不是一剂药可愈者，用药亦不必重；病有必赖一剂药建功者，用药则不可轻，轻则药不及病，而反滋惑。"并认为"古代医家名和名缓，乃太史公之寓意，指示医者用药须以和缓为准绳。盖和者，无太过不及之谓；缓与急反，乃从容之义，免猛浪误事也。凡人有病则内脏不和，用药宜从容和缓，以调其内脏之偏胜，使阴平阳秘，气血调和，除急性疫疠及伤寒、温热大证，须遵古人'治外感如将'，需用峻剂速战速决；即或内伤之体，亦当寓攻于补。其余一般外感病后或劳损杂病，皆当从古人所称'治内伤如相，用和缓之法治之，切勿以峻猛取快一时，急切图功，虽当时获效，而元气暗伤，祸患潜伏。'先师这一论点，契合费伯雄在《医醇賸义》自序中所说夫疾病虽多，不越内伤、外感，不足者补之以复其正，有余者去之以归于平，是即和法也、缓治也。毒药治病去其五，良药治病去其七，亦即和法也、缓治也。天下无神奇之法，只有平淡之法，平淡之极，乃为神奇；否则眩异标新，用违其度，欲求近效，反速危亡，不和不缓故也。"

治病处方，先师认为须量体裁衣，必需详究患者之老少、劳逸、性情、嗜好，及体质之强弱、寒热燥湿、受病时间之久暂、气候之寒暑、居处之高卑，做出不同的处理。用成方须适当化裁，以切合病体为原则。既要明了某药之适合某症，又要知所禁忌，取其利须防其害。用发汗之剂须防亡阳，用攻下之剂须防亡阴，利水须防伤液，消导须防伤胃，养阴方忌纯用甘寒黏腻之品以碍胃，寒凉药退热须少佐活血行瘀，以免贻留后患。

（魏长春《仁仁斋医学笔记》）

朱莘农

耗心脾而动肝火，解郁火以靖风阳

朱莘农（1894~1962），江苏名医

《经》旨以肝系之根发于肾系，前连胸膛，后着背脊，上通心包络，二经俱有相火，故同称厥阴焉。今溯是气由腰俞而上，胸中隐隐作痛，胸背板窒不舒，显系肝经厥逆之气火，由情志郁勃而猖獗者也。盖郁极必伸，化火发风，心阴被耗，是以有不寐心烦等症。然有火必有痰，痰从火起，气由痰结，结则成痹，痹则升降失常，故咽喉哽噎不舒，而有炙脔之象。顷诊脉来弦郁不畅，舌苔光滑尖红，此即气火挟痰之明证也。兹拟平肝镇逆，降火化痰，相须为用。

旋覆花　川郁金　牡蛎　全瓜蒌　刺蒺藜　半夏曲　白茯苓神　苏罗子　橘红络　牡丹皮　川贝母　生香附　竹茹

肝逆之气，上冲胃口，受其侵侮，故脐左之旁一条直梗，胃脘之中一团痞结，按之均跃跃欲动，烦躁则漾漾欲呕，呕无他物，尽是浊腻酸水，头汗淋漓如雨，肝经郁勃之火时升，风阳随其飞越。诊脉左手弦搏，右手促数亦弦，是其明证。询其大便不通已有廿余日，风火郁于胃土之中，胃气不得下行为顺，此必是风秘之象，而与胃实便结者，有天渊之判矣。倘再肆其猖狂，未免厥逆立至，果然烦躁不定，可知呃逆必增。证情危笃，何敢稳许无碍。立法当平厥气，去胃浊，解郁火，息风阳，相须为用。未识能得松机否？

旋覆花　顶沉水片　雅毛连_{吴茱萸煎汁炒}　大白芍药　煅石决明　半夏　煅牡蛎　瓜蒌子_{勿杵}　橘红　郁李仁　黑山栀　降香

另；大当归荟丸（三钱）白汤送下。再用公丁香（二钱）、葱白（七根）、食盐（一两）、小茴香（三钱）、吴茱萸（二钱）、元明粉（二钱）共研末，葱盐捣和，贴痛处，或以麸皮炒热，熨之亦可。

病从忧思悲郁而得者，无不先耗心脾而动肝木。脾为心君，储精待用之府，赡运散微而又为胃行津液，其部位在广明之下，与心紧切相承，火土相生；而所纳水谷，脾能运而水能化，湿浊所以无蕴蓄之机，心营所以有资生之始，又何忧消耗之患哉。《内经》以脾胃在中，心当居正，高年心血就衰。思虑过度，抑郁不舒，《内经》又有思虑伤脾，郁怒伤肝之旨。刻下纳谷痞胀，即脾伤之验也；右胁撑逆，亦肝伤之据也。盖脾性本湿，脾伤则湿燥耗阴，阴气不得敷布，是以舌红口渴也。肝性本刚暴动阳，虚阳时觉上升，是以颧红光亮也。询知两颧红盛之时，暮夜寐醒之际，即便心中悸动，躁扰不安。偶因感触家政，而颧目顿红，烦闷愈甚，寤多寐少，非《内经》所谓五志过极，皆从火化之旨欤？顷诊脉象弦滑，细按时形歇止，良由火盛生痰，痰郁气结，结则成痹，而两手脉象，亦必皆见痹结也。前拟之方，主以化痰湿，静风阳，兼清心定志和胃运脾之法，服后虽有效灵，现觉形神困倦，声音亦低，胃气不能振立，微见老景就衰之象矣。原法固宜宗，今当重佐开结通痹之品，毋得因虚而遽用滋补也。

西毛珀_{研末调服}　猪胆汁制香附　川广郁金_各　胆汁制半夏　橘红络_各　炒秫米　乌药　煅牡蛎　朱茯苓神　降香　川楝子　大白芍药　沉香曲_{煎汁炒}　煅龙齿　珍珠母

《朱莘农医案》

徐恕甫

疏肝有法，效方达药

徐恕甫（1884~1964），字道忠，安徽省中医研究院研究员

气怒发病，劳也发病

炯炀河 妇，56岁。

身体素弱，当心气痛，诸药罔效。痛甚非手重按之不可，每于气怒则发，发则昏晕跌仆。近遇劳则发，心悸怔忡，诊见脉象虚散。多思善虑，劳伤心脾，发为虚痛。宜舒怀抱，并投归脾汤加味服之。连服4剂，嘱其每月加服2剂，不必更方。后病未见再发。加味归脾汤：

野於术二钱 高丽参一钱 大黄芪一钱五分 辰砂拌茯神二钱 九节京菖蒲一钱二分 远志肉一钱五分 广木香一钱五分 烧焦红枣三枚 桂圆三个 生姜三片

郁之为病，初起多实，久病则虚。气怒则发，发则昏晕跌仆，经云所谓"大怒则形气绝，血菀于上，使人薄厥也"。遇劳痛作，心惊怔忡，乃思虑伤脾，心营耗散之机。用归脾加郁金、菖蒲之类，总以补气健脾为法，取其阳生则阴长，补气以生血，即能养心之意，进而神安郁开，虚痛遂除。本案应为病久失治误治，由实转虚之列。

香贝养荣汤，投治梅核气

东路村妇 64 岁。

情志不遂，郁郁寡欢，自觉喉中有物，吐之不出，咽之不下，闭闷不适，甚则不能进食已有年矣。此七情内伤，忧思积虑所致，投以香贝养荣汤与之。归家连服 6 剂，自感舒畅多多。但度之，恐难病痊。香贝养荣汤：

象贝二钱　贡於术二钱　茯神二钱　陈皮一钱五分　木香一钱五分　潞党参一钱五分　远志一钱五分　桔梗一钱五分　川芎一钱五分　当归一钱五分　杭白芍一钱五分　甘草一钱　生姜三片　烧焦红枣三个　枇杷叶二钱

按：郁者，结聚而不得发越也，当升者不升，当降者不降。本案正所谓"梅核气"，证发于痰气郁结于胸膈之上，病属难治。香贝养荣乃人参养荣去芪、桂、熟地、五味，加象贝、木香、桔梗、杷叶、川芎组成。方中二陈，参、枣健脾补肺，芎、归、白芍所以养肝，贝、桔、杷所以化痰利咽，木香、陈皮所以理气，远志所以能使心气开通，豁痰利转，宁志安神也。

方中白酒为使，迎麝香入焉

姥山妇 39 岁。

终日操劳，抑郁不舒，少腹胀痛，二便不调，此肝气郁滞使然。今用元寸半分置脐中，以膏药盖之，冀宣通其气，又拟方内服调肝，2 剂而安。

全当归一钱五分　川楝子二钱　广木香一钱二分　细木通一钱五分　炒白芍一钱五分　醋炒青皮一钱五分　炒枳壳一钱五分　四制香附一钱五分　白酒冲，1 小杯肝气乘脾犯胃，脾升胃降失司为患。用元寸走窜之性，由外入内，开关夺路；用调和之剂，由内向外，疏达肝木，里应外合，曷不心豁。方中白酒为使，迎麝香入焉。

女以肝为先天，肝脉弦急，疏泄在肝，治亦在肝

九家疃妇 39岁。

少腹闷胀不舒，不思饮食，口渴溺赤，大便干结，诊得肝脉弦急。少腹者，厥阴肝之界也，疏泄在肝，故治亦在肝。

川楝子二钱　粉丹皮一钱五分　冬白术二钱　炒枳壳一钱五分　杭白芍一钱五分　建泽泻一钱五分　细木通一钱五分　广木香一钱三分　车前子二钱　姜炒川连一钱五分　备急丸分两次服，十粒　生麦芽二钱　白酒冲，一杯

二诊：服方两剂，利红黑便两次，少腹宽舒，口渴止，又进和肝药，两剂而愈。

当归一钱五分　杭白芍一钱五分　川楝子二钱　冬白术二钱　丹皮一钱二分　全当归一钱五分　乌梅炭二钱　厚朴一钱五分　甘草一钱　茯苓三钱　青皮一钱五分　延胡索一钱五分　柴胡梗一钱二分　烧焦红枣三枚　灶心土若干和水煎

按：女子以肝为先天，善怒则多火，又厥阴冲犯太阴阳明，故见脉弦，不食，便干，口渴，溺赤。治郁以柔克刚，调胃以通为补，肝平脾健，则火息郁解矣。

寡居多郁，宿病在肝

吴右 孀居。

素怀抑郁，肝气不适，右胁下有痞多年，近则其气上攻，呕吐酸

苦水，左脉弦数，右沉细。明明木旺土虚之证，宜温中降逆，疏达木郁调治：

吴萸珠一钱二分　野於术二钱　白云苓二钱　姜炒川连八分　杭白芍一钱五分　炒潞党一钱五分　川楝子二钱　法半夏二钱　广陈皮一钱五分　醋淬赭石三钱　烧焦红枣三个　姜汁冲，半杯

二诊：左手脉象已平，口不苦，时泛清水，治宜偏重脾阳，兼调肝木。又五剂诸证霍然。

野於术二钱　炒潞党一钱五分　广陈皮一钱五分　白云苓二钱　老蔻仁一钱二分　炒杭芍一钱五分　广木香一钱　藿香梗一钱二分　甘草一钱　生姜三片　红枣三枚　荷叶边一张

寡居多郁，宿病在肝，故左胁有痞；肝病必以犯胃，其气上攻，则泛水时作；左脉弦数，右来沉细，正应木旺土虚，先生议病已明。以六君补土、左金、芍、夏、赭石、川楝疏达肝木，兼以和胃降逆，用药亦是。再诊但见右脉沉细，清水泛溢，故去赭、楝之寒，用蔻仁、藿香、木香之属温中止呕，化湿行气，治重在中土，改方尤是。

陈道隆

开郁需柔养，勿忘扶脾肾

陈道隆（1903~1973），上海华东医院名中医，临床家

陈秀英　女，51 岁，1960 年 7 月 1 日就诊。

年轻备受封建压迫，悒郁于怀。三十余载至年已大衍，宿积陡发，发则头晕耳鸣，胸次懊侬，欲哭无泪，烦躁不安，心悸不宁，幻梦纷集，神志恍惚。七情为病，由来已深。脉来弦细。当从调肝安神为要。尚须善自排遣，勿日戚戚于病为虑也。

珍珠母先煎，一两　灵磁石先煎，一两　合欢皮四钱　夜交藤三钱　浮小麦六钱　清炙草八分　黄郁金二钱　杭白芍二钱　泡远志一钱五分　炒枣仁研，四钱　娑罗子三钱　白蔻衣八分　血琥珀吞服，六分　橘红络各一钱五分

1960 年 7 月 6 日二诊：二阳之病发心脾，有不得隐曲，悒郁于怀，心神骛驰，肝脾不调，头晕耳鸣，胸次懊侬，心悸烦躁，幻梦纷集，欲哭无泪，神志恍惚。七情为病，其来也渐，其去也非一蹴可就。脉弦细。当以调肝安神，悦脾怡志为要。

珍珠母先煎，一两　清炙草八分　夜交藤三钱　朱茯苓四钱　灵磁石先煎，一两　合欢皮四钱　泡远志一钱五分　广郁金生打，二钱　浮小麦六钱　金针菜五钱　炒枣仁研，四钱　白蔻衣八分　玉蝴蝶四分　杭白芍二钱　娑罗子三钱

1960年7月15日三诊：二阳之病发心脾，有不得隐曲，悒郁于怀，肝脾不调，心神不敛，头晕耳鸣，懊侬烦躁，心悸梦多，寐不兴酣，哭笑无常，神志恍惚。七情为病，病属不内外因，药饵之外，须怡情适志为要。

珍珠母先煎，一两　灵磁石先煎，八钱　清炙草八分　破麦冬四钱　浮小麦六钱　合欢皮四钱　金针菜五钱　夜交藤三钱　泡远志一钱五分　炒枣仁研，四钱　朱茯苓四钱　广郁金生打，一钱五分　杭白芍二钱　白蔻壳八分　娑罗子二钱

冯家珍　女，51岁，1963年2月24号就诊。

诸气奔郁，皆属于肝，诸逆上冲，皆属于火。抑郁已久，肝不伸达，郁必生火，火必炎上，炎必气冲，冲必乘隙而僭逆。风池、风府都是太阳经行之地，癸水已虚，火又耗灼，则无以滋木，木又内寄风火，二重火灼，上扰清灵，头为昏眩，而风池、风府筋攀项胀，所以外出乘车，震动络俞。投其所好，而从其之所喜，木喜条达，畅茂舒展之理也。或悲哭恸号，亦觉胸旷意适，亦木郁之显征，云卷霭开之象也。肝既不宁，胆失温和，则筋惕恐怖，惶惶悚悚，疑虑丛生，烦惋不堪。神不守舍，魂不安窟，寤不安寐，寐多幻梦。脉弦劲而不流利。七情为病，当以理气开达为主要，温胆合逍遥散意，镇逆和络，用旋覆代赭汤协调治之。尚冀怡情开怀为要。

仙半夏二钱　朱茯苓四钱　小枳实一钱五分　炒竹茹一钱五分　橘皮一钱五分　北柴胡八分　当归一钱五分　杭白芍二钱　薄荷五分　代赭石先煎，五钱　粉丹皮一钱五分　焦山栀一钱五分　广郁金打，二钱　旋覆花包，三钱

1963年5月16日二诊：年逾大衍，经汛尚行，来而仍多，血虚络空，肝风乘窍，上扰清空，头颈牵攀，牵引两肩，心悸不宁，惊恐异常。脉弦细。当以柔养为要。

真珠母_{先煎，一两}　左牡蛎_{先煎，五钱}　大生地五钱　杭白芍二钱 蛤粉炒阿胶四钱　泡远志一钱五分　炒枣仁_{研，四钱}　柏子仁_{研，四钱} 女贞子杭甘菊三钱拌，三钱　旱莲草三钱　霜桑叶三钱　双钩藤_{后下，四 钱}　白蒺藜三钱。

1963年6月1日三诊：木郁达之，古有明训，摒弃思虑，则项筋 牵攀已瘥，筋惕肉瞤已减，头晕懊闷亦减，胸脘较舒，否则诸恙俱举。 脉弦较缓。再当温胆合逍遥旋覆代赭之法。

全当归一钱五分　杭白芍二钱　焦山栀三钱　粉丹皮二钱　北柴胡 八分　薄荷_{次下，六分}　广郁金_{打，二钱}　朱茯苓四钱　制半夏二钱　橘 皮一钱五分　小枳实一钱　炒竹茹二钱　旋覆花_{包，三钱}　代赭石_{先煎，五 钱}　粉甘草六分

1963年6月6日四诊：肝郁已渐疏展，肝阳尚未靖驯，头脑昏眩， 项筋尚攀，寐能安寐，肉瞤已减，嗳气频仍，经汛适行。脉来小弦。 再拟柔和为治。

真珠母_{先煎，一两}　霜桑叶三钱　白蒺藜三钱　黑芝麻三钱　双钩藤 _{后下，四钱}　杭甘菊三钱　荷叶边四钱　朱茯苓四钱　杭白芍二钱　桑寄 生四钱　广郁金_{打，三钱}　泡远志一钱五分　炒枣仁_{研，四钱}　橘皮一钱五分

谢桂贞　女，59岁，1963年2月6日就诊。

阴分积亏，水少火多，肝失濡养，木火上亢，扰及心阴，阳浮 神驰，魂失安窟而肺胃热灼津耗，上循咽喉之道，红丝满布，蒂丁偏 肿，头脑晕晕沉沉，两目涩涩，耳鸣嗡嗡作响，心悸悬悬若磬，寐不 成寐，幻梦纷纭，睡觉之后，理应舒泰，而反懈怠，平常喜悲善郁， 乃是肝病，木性曲直，而喜条达，郁则气结，结则血少附丽，失其循 环流畅之机，无端为之烦恼，无端为之愤怒，惶悚不堪，忧虑过甚， 阻于清旷，胸脘痞闷，滞于中郭，腹笥鸣胀。脉来三部嫌失流利，左 寸关小弦，重按不起。症属情志，为病较重，因郁而耗血伤气，累及

心肝，伤及脾志，治法取乎养血理气，顺其肝性，敛其心神，悦其脾意之法，庶几近焉，尚冀怡情适志，澄烦涤虑为要，方取归脾汤合温胆法，但疏郁之间，加以生地少逗微阴。

当归一钱五分　杭白芍二钱　孩儿参三钱　大生地砂仁六分拌，四钱　泡远志一钱五分　炒枣仁研，三钱　仙半夏二钱　炒竹茹二钱　小枳实一钱　青陈皮各一钱五分　广木香八分　朱茯苓四钱　清炙草六分　桂圆肉一钱五分　移山参另煎，冲，一钱

邱立棠　男，55岁，1963年2月13日就诊。

脉濡缓、中按稍弱、重按鼓指愈虚。舌苔本质黄腻，论其舌，阳虚中之阴霾浊邪蒙蔽于上，追其根源，胥由脾肾阳虚，鼓舞无能，蒸腾无权，饮食于胃，水谷濡滞，酿成湿浊，阻遏清空，蒙蔽中阳，致肝气横逆，心气不振，木旺侮土，离照翳空，所明一点真阳，被浊阴窃踞，而内有一团相火，陨越上扰，发为头晕，空痛，烘热上升，耳鸣漶漶。自汗溱泄，毛孔疏豁，藩篱不固，虚邪贼风，从此而入，心神骜驰，舒缩不匀，惊悸少寐，左胁疼痛，胸次苦痞。肺卫不肃，易致咳呛，脾土卑监，阳微不举，肠鸣辘辘，大便溏薄。又肾主二阴，肾为胃关，饮水甫停，即欲小便，并其畏寒腰酸，阳虚肾亏之证。脉舌征象，琐琐并列，拙意脾肾为前提，心肝为次要。治法不外乎此。

潞党参四钱　清炙黄芪六钱　煅牡蛎八钱　煨益智三钱　浮小麦一两　菟丝子四钱　陈皮一钱五分　泡远志二钱　炒研枣仁，六钱　生熟谷芽各五钱　炒扁豆四钱　缩泉丸分吞，三钱　清炙桑螵蛸四钱　炒香荷叶蒂五个　土炒於术二钱　米炒防风一钱五分　茯苓五钱　米炒怀山药四钱　清炙草八分

（丁学屏　陈梦月主编《陈道隆学术经验集》）

许玉山

肝郁抑脾，耗伤心血案

许玉山（1914~1985），山西名医

郁证，类如神经衰弱症，朱丹溪有"六郁"之说。初起总关乎情伤气郁，郁久则病变丛生，迁延失治，由气及血而影响他脏。如气逆上冲，扰动心神则营血亏损，发为脏躁之证；气逆于肺，肺阴受损，发为肺痿、百合之病；气逆于脾且痰气郁结，发为梅核气者有之；气郁血滞则发为癥瘕。故宜早期治疗，疏通气机为主，以防病情发展。

痰气两郁，疏肝化痰

患者刘某 女，16岁，学生。

因考学未中，羞于见人，终日精神抑郁，闷闷不乐，善长太息以自解，性情活泼而忽然低沉。家人多方开导，仍神情呆痴，饮食不下，咽中若有物梗阻，懒与人言，喜静坐少动，夜不能眠。舌淡，苔白滑，脉弦滑。证属肝气抑郁，痰气交阻，心血不足。治以疏肝理气，化痰开窍，养心安神。

白芍 12g　广木香 5g　当归 12g　半夏 9g　橘红 12g　胆星 5g　茯苓 10g　炒枣仁 12g　龙齿 12g　远志 12g　石菖蒲 12g

白芍、当归养血疏肝；半夏、橘红、胆星、茯苓、广木香化痰理气，健脾开胃；炒枣仁、龙齿、远志、石菖蒲养心安神，开窍解郁。

二诊：服药 5 剂，夜能安眠，神志好转，饮食增多。仍宗上方加珍珠母 12g、竹叶 8g 以增强安神之力，继服 4 剂调理治之，配合开导思想，病速愈矣。

王安道云："凡病之起，多由于郁，郁者，滞而不通之义。"朱丹溪将本病分为六郁：曰气，曰血，曰痰，曰湿，曰食，曰火。本例病者，因志愿不遂，肝郁抑脾，耗伤心血，致成此病。《灵枢·口问》云："悲哀愁忧则心动，心动则五脏六腑皆摇。"肝气郁滞，则神情默默而善太息；郁久伤脾，故见饮食减少；心血耗伤，故夜不能寐；肝郁乘脾，脾运失健，生痰聚湿，痰气交阻，故咽中如梗；舌苔、脉象均为肝郁脾湿之象。其病痰气两郁兼而有之，故其治法，则以化痰开窍、理气疏肝为主，更兼以养心安神之品。前人有治病不失人情论，余亦以为然也。盖此病之发，虽由外界刺激而来，而病家曲意不伸，悱恻难解，则全在自处耳。病家、医家均当知之，庶能见病知源，治无不效也。

《中国百年百名中医临床家丛书·许玉山》

黄星楼

情志之郁证治发微

黄星楼（1901~1984），临床家

郁者，滞而不通之义，如《黄帝内经》谓："诸气膹郁。""木郁达之"。仲景书中虽未见郁证专名，但从《金匮要略》"咽中如有炙脔"的半夏厚朴汤证，"喜悲伤欲哭，像如神灵所作，数欠伸"的甘麦大枣汤证以及厥阴风木郁滞的四逆散证来看，实已论及本证的部分证候。迨至元代朱丹溪以气郁为先，湿、痰、热、血、食六者相应为病，称之为"六郁"，郁证始被列为专题讨论。明清医籍则按致郁因素的不同，分为"五气之郁"与"情志之郁"，如张景岳谓："凡五气之郁，则诸病皆有，因病而郁也；至若情志之郁，则总由乎心，此因郁而病也。""五气之郁"是泛指气运乖和，风、寒、燥、湿、火外来之邪感人，导致脏腑之气抑郁的一类病证，如湿郁、火郁等；"情志之郁"是指情志不舒、气机郁结的一类病证，如《景岳全书》之怒郁、思郁、忧郁。

本篇所论，主要是指情志之郁，至于"五气之郁"以及因情志因素所致的其他病证，不作讨论。

郁证总的病机是气机郁滞。大凡精神刺激、寒热偏胜、饮食劳倦等因素均可导致"气行失序"而郁滞。因精神刺激所致者，主要关乎心、肝、脾三脏。心主神明，"以灵应万机"，五志为心所使，如忧思不解则志凝神聚，耗伤心神；肝主谋虑，能调达情志，为心主之辅弼，所谋不遂或郁怒不解，则有伤肝气，肝伤则抑郁不乐或喜怒无常；脾为"谏议之官""仓廪之本"，又为意之舍宅，若忧愁不解则伤意，意伤则闷乱不思饮食，或"非食疑食"，甚则谷入而不能消，留滞于中。临床上，郁证单独出现脾病者较少，通常多心脾或肝脾同病。

张景岳谓"思则气结，结于心而伤于脾"。精神抑郁日久，心病及脾，脾气既伤，则纳少运迟，营血衰少，不能濡养心主，植荣肝木，以致心气日虚，肝气横逆，进而导致脏腑阴阳失调，生克承制之机紊乱，五脏相因为病。其表现如《古今医统》所说："既郁之久，变病多端。男子得之，或变为虚怯，或变膈噎、气满、腹胀等证。妇女得之，或为不月，或为堕胎、崩带、虚劳等证。"可见郁证病人之由实转虚者，中焦脾胃之气居于重要地位，脾胃虚则脏腑经络皆无所受气而俱病矣。

郁证的临床表现，常因气郁的部位不同，而各具特点。如气滞于上、中二焦则胸闷脘胀，抑郁寡欢；气滞于肝络则两胁胀痛；木郁制脾则腹胀不思食。当降不降，逆于肺则咳嗽上气；逆于胃则呕、哕、噫、嗳，甚或冲气上冲；当升不升则肠鸣矢气或腹痛便泄。郁于经络则躯体痹痛；痰气互结于咽嗌则"咽中如有炙脔"。如迁延日久，导致脏腑功能紊乱，则变化多端。诚如华岫云所说："郁则气滞，其滞或在形躯，或在脏腑，必有不舒之现症。"

由于本证主要为情志因素所致，其病在气，多无器质性病变，故诊法当以问、望二诊为主。问诊主要询问现病史及既往病史，望诊重在观察病人的情志状态。

1. 病史

病史中常有明显的精神刺激或较长时间的精神紧张等，往往由这些因素而诱发或加剧。主诉多复杂而零乱，常无突出的主症；或自觉症状很重，但客观检查结果多微不足道。

2. 神态观察

患者常表现惶惶不安，心情沉重，焦虑情绪突出；或喋喋不休地向医生和他人倾诉病情，以索求同情，而一旦欢乐得意之时，则百病俱失。

3. 郁证之脉，变幻无定

有时"人病而脉不病"，表现为常脉。诚如张景岳所说："凡郁之脉，在古人皆以结促止节为郁脉，使必待结促止节而后为郁，则郁证不多见矣……唯情志之郁，则如弦紧沉涩迟细短数之类，皆能为之。"临床上，结、促、代脉，常见于心律失常患者，若郁证见到结、促、代脉，应予重视，查询有无心脏病史，以及近期内曾否患过与心律失常有关的疾病和服药情况等。同时进行心脏物理检查，包括心电图等，以寻找原因，为辨病提供证据。

4. 本证迁延日久

导致脏腑气血功能紊乱者，则病情变幻多端，往往与某些器质性疾病不易鉴别。为了避免误诊，初步提出诊断本证的两个必要条件，以供参考：不管证情属虚属实，或在形躯，或在脏腑，必有情志抑郁不舒之见症；经过详细的检查，并无相应器质性疾病的体征。

辨 证 提 要

肝气郁结证：精神抑郁，胸闷胁痛，善太息，呕恶，嗳气，不思饮食或饮食乏味，腹胀或痛，大便失调。心情舒畅时则诸症减轻，反之则加剧。舌苔薄白，脉弦。夹痰者可兼见咳喘阵作，痰多，胸宇痞闷，脉沉滑或弦；化火者可兼见头痛、目赤，口干而苦，胁胀，嘈杂吞酸，心烦易躁，大便秘结。舌质红，苔薄黄，脉象弦滑或弦数。犯脾者可兼见食少运迟，脘腹胀痛，呕吐，大便溏薄，周身走窜疼痛或痹重不适，脉沉而涩。夹食滞者兼见嗳腐吞酸，恶闻食臭，脘腹胀满。舌苔微黄而厚，脉沉实有力。

痰气郁结证：咽中梗阻不适，如有"炙脔"，咯之不出，咽之不下；或胸中窒塞，气阻似喘，甚或频频呕恶，噫气。舌苔薄，脉弦滑。

忧郁伤神证：精神恍惚，悲忧善哭，时时欠伸，常反复发作。舌苔薄，脉弦细。

肾虚肝旺证：胸宇抑郁不畅，心烦易怒，头眩，心悸，失眠多梦，腰膝酸软，或有梦遗，或月经不调。舌质红，脉弦细而数。

心脾两虚证：健忘不寐，心悸怔忡，倦怠食少，时有胸闷不舒，面色少华。舌质淡苔薄，脉细。

癫狂：癫狂的早期或轻症病人，一般均有郁证的表现。但癫狂病人对疾病并不关切，常自诉"无病"，而不肯就医，并有思维障碍、情感失调、神情举止异常，以及妄见、妄闻等幻觉。通过详询病史及仔细观察，不难鉴别。

郁证的诊断，主要掌握"气本无形，郁则气聚，聚则似有形而实无质"（《临证指南医案》）之要点。临床尚有一些病人，因患慢性疾患久治不愈，或已被诊断为"不治之症"，而悲观失望、精神忧郁者，亦多兼见郁证。且往往因精神忧郁，导致病情恶化，临证必须注意。

"七情内起之郁，始而伤气，继必及血，终乃成劳"（《类证治裁》）。林氏在"因郁致病"说的基础上，进一步强调精神因素，特别是情绪的焦虑和紧张，对于某些内科疾病的发生、发展起着一定的作用。西医学把一些与精神因素特别有关的躯体疾病，称为"精神生理疾患"或"身心疾患"，包括冠心病、原发性高血压、消化性溃疡、支气管哮喘、过敏性结肠炎以及一些慢性疼痛等。

妇女在经前或更年期出现的郁证，虽然在辨证上可以参考本篇内容，但其临床表现及病机，均与月经周期等有密切关系，与一般郁证有所不同。故诊治妇人时，尚应注意其生理特点，询及月经史等，以为辨证论治时参考。

张景岳"以情病者，非情不解"的论点，是治疗本证的总诀。情志治疗，包括主动热情地关心其疾苦，耐心细致地解释病情；针对其发病原因，恰当地做思想工作；鼓励患者配合治疗，树立战胜疾病的信心等。

针灸疗法能疏通血气，调节脏腑功能，对本证有很好的疗效。一般以心、心包络经的原穴为主，结合辨证取穴。

药物治疗，原则上以疏肝理气，调养心脾为主。初病气结为滞者，宜顺宜开；久病损及心脾者，宜调宜补。

理气开郁法：适用于肝气郁结之证。以胸闷胁痛为主症者，方用柴胡疏肝散，条达肝木之郁滞；脘腹胀痛、食少或泄利后重者，取四逆散法，调和肝脾之枢机。如见胸膈痞闷不通，甚至"气厥"者，可先用四磨饮子以顺气降逆，然后调理肝脾。如气郁兼有湿痰者，以越鞠丸加减；湿郁者加白芷、茯苓、藿梗；有痰者加半夏、南星、竹茹、蒌皮之类。

清气泻火法：适用于郁证日久化火之证。常用方如丹栀逍遥散、清肝达郁汤，能清疏肝经之郁火。如气火上燔，症见口苦、目赤、耳鸣、头晕、胁痛者，用龙胆泻肝汤以凉泻肝火，兼有便秘者，可加更衣丸通便泻火，引导气火以下行。

利气化痰法：适用于痰气互结之证。如痰气互结于上、"咽中如有炙脔"者，用半夏厚朴汤或加味甘桔汤以利气散结化痰；如痰气互结胸膈、状如胸痹者，用蒌薤绛覆汤以宽胸理气豁痰。兼见痰火扰胃，症见呕酸、嘈杂、食即饱胀、心烦者，可用芩连二陈汤以清肝和胃。

安神宁心法：因忧郁伤神而悲忧善哭、烦躁不寐者，用甘麦大枣汤加茯神、合欢花、绿萼梅，养心安神而缓脏躁；惊悸不安、虚烦失寐者，可用酸枣仁汤或琥珀养心丹，养血益阴以安心神。兼有心经蕴热、口干、舌红者，可于上方中加入黄连、麦门冬二味，清心火而安中宫。

滋养肝肾法：适用于肝肾阴虚、肝郁不达之胸宇抑郁、心烦善怒、内热口干、腰酸遗泄者。方用一贯煎以滋水涵木，亦可加入绿萼梅、陈佛手之类，以助理气开郁。如郁证日久，损及阴血，兼见月经不调者，可用滋水清肝饮或龟柏地黄汤，清肝益肾，调理冲任。

补益心脾法：适用于郁证日久，损及心脾，怔忡、健忘、不寐、倦怠等。常用方如归脾汤、补心丹，培育气血生化之源，气血冲和则"郁劳"自除。

历代医家治郁大法各有千秋，或侧重于调理中焦气机，如朱丹溪制越鞠丸以治六郁；或侧重于柔补肝阴，寓疏于补，如魏柳州拟一贯煎以疗肝郁。叶天士、王孟英则综合前人经验，治法以轻灵见长，重视疏调气机，不独治在肝脾，尤重视理肺。认为肺主诸气，肺气清肃则诸气皆顺，主张"以苦辛凉润宣通，不投燥烈敛涩呆滞"。常用枇杷叶、蒌皮、郁金、苏子、石菖蒲、川贝母、旋覆花等微辛微香之品，流畅气机而无燥烈耗气伤阴之弊。若病久入络者，则应宣通脉络，气血同治。以上诸法，临床可随证而施。

气道贵于顺，或气滞液聚，或郁火灼津，皆可成痰，故郁证每易夹痰火为患。王孟英常以小陷胸、温胆、雪羹诸方，取法辛苦甘寒，治疗气、火、痰互郁之证，疏有形而调无形，其义在于灵活升降之枢机，使气行有序。

　　郁者治以疏散，是其常法。然而，因虚生郁者，临证并不少见。尤其是大病、久病之后，常因气血不足，虚则无力运行，每易成郁。此时若套用疏利，则愈疏而愈虚，愈虚而气愈郁，故必用调补之剂，气血充足则枢机轻利而气自流畅。

（《黄星楼内科临证识见》）

胡建华

情志疾病心肝求，甘麦大枣奇功收

胡建华（1924~　），上海中医药大学附属龙华医院教授

甘麦大枣汤出自张仲景《金匮要略》，由甘草、淮小麦和大枣组成，主治"妇人脏躁"。胡建华教授在总结前人经验的基础上，结合自己四十余年的临床经验，在此方中加用丹参、菖蒲、远志3味，组成加味甘麦大枣汤为基础方，治疗神经精神系统疾病，临床效果甚好，今介绍如下。

自主神经功能紊乱

自主神经功能紊乱表现为没有器质性改变的多种精神和躯体症状，主诉繁杂多变，可归属于中医学之"不寐""郁证""心悸"等范畴。《灵枢·口问》曰："悲哀愁忧则心动，心动则五脏六腑皆摇。"胡建华先生指出本病多由情志不舒或思虑过度，劳伤心脾，心血亏耗，心神失养；或情志怫郁，肝气横逆，上犯于心。病久则聚湿生痰，痰湿交阻而病程缠绵。因心主神明，张介宾在《类经》中说："心为脏腑之主，而总统魂魄，并赅意志，故忧动于心则肺应，思动于心则脾应，怒动于心则肝应，恐动于心则肾应，此所以五志唯心所使也。故治疗应以养心安神为主。"临证常用甘麦大枣汤养心安神，甘以缓急，合菖蒲、

远志、丹参解郁化痰、活血养血，柴胡、郁金、枳壳（实）疏肝理气。若以不寐为主者，加用炒枣仁、夜交藤；以烦躁为主者，加用知母、百合。如治一女性患者，39 岁。九年前因姑嫂龃龉，引起情绪不安，紧张恐惧，焦虑多疑，性情忧郁，夜间不寐，惊惕肉瞤，惊悸时作，精神困惫，经由多种中西药物治疗，症情无改善。舌质紫暗，苔薄腻，脉细。

症属长期情志怫郁，痰瘀互结，耗伤心血，神明不安。治宜养心安神，化痰解郁。方用：

炙甘草 9g 淮小麦 30g 大枣 9g 丹参 30g 菖蒲 9g 炙远志 4.5g 炒枣仁 12g 生铁落 60g 柴胡 12g 郁金 12g 生南星 20g

服药 7 剂，情绪明显稳定，恐惧紧张感减轻，筋惕肉瞤现象消失，唯睡眠欠佳，再守原方 7 剂，诸症皆平，后用药 2 周巩固疗效，随访一年半，未再反复。又如治一神经性呕吐病人，女，26 岁。5 岁时即患呕吐，平均每周发作 1 次，呕吐清水样物，滴水不进，咽喉部痰黏，持续 1 天即自行缓解如常人，每次发作均需静脉滴注补液以维持水、电解质平衡，发作前常有性情烦躁、胆怯、夜寐不宁、右胁不舒等症，面色㿠白，精神萎靡，胃镜、胃肠钡剂造影、肝肾功能、腹部 B 超等检查均无异常。苔薄腻，舌质淡，脉濡。此属肝郁气滞，横逆犯胃，胃失和降，神失所主。治拟疏肝理气，和胃降逆，养心安神。方用：

炙甘草 9g 淮小麦 30g 大枣 9g 菖蒲 9g 炙远志 4.5g 丹参 30g 柴胡 12g 郁金 12g 陈皮 9g 代赭石 先煎，30g 旋覆花 包煎，12g 生南星 15g 生半夏 15g

服上药后呕吐未发作，夜寐正常，连服半月，后去生半夏再服 1 月，诸症俱安。因病患日久，气血俱虚，后改用补气养血中药调理，随访 1.5 年，呕吐未再发作。

杨某 女，32 岁。

初诊（1997年9月4日）：夜寐不安加剧2个月。原有失眠史4~5年，经常服用阿普唑仑片，近2个月夜寐不安，多梦易醒，入睡缓慢，情绪不畅，烦躁易怒，偶有胸闷、心悸及头痛，服阿普唑仑片无效。既往有"神经官能症"病史。苔薄腻，质红，脉弦细。西医诊断神经官能症。嘱避免过于操心，忌刺激性食物。

证属肝郁气滞，神明不安。治宜疏肝解郁，养心安神。证型不寐（肝郁气滞）。

柴胡 12g　郁金 12g　枳实 12g　竹茹 9g　炙甘草 9g　淮小麦 30g　大枣 9g　丹参 30g　知母 15g　百合 15g　炒枣仁 12g　夜交藤 30g

7剂。

二诊（1997年9月11日）：药后睡眠稍有进步，偶觉头痛，无胸闷心悸，舌红，苔薄腻，脉弦细。

柴胡 12g　郁金 12g　枳实 12g　竹茹 9g　炙甘草 9g　淮小麦 30g　大枣 9g　丹参 30g　知母 15g　百合 15g　炒枣仁 2g　夜交藤 30g　川芎 9g　白芷 9g

14剂。

三诊（1997年9月25日）：睡眠明显进步，入寐较快，夜醒减少，情绪渐畅，无头痛，无胸闷心悸，纳可，便干，日行一次，苔薄腻，脉弦细。原方14剂。

陈某　男，18岁。

初诊（1997年10月10日）：心烦不乐1个月。近1个多月以来，情绪不畅，心情烦躁，头晕耳鸣，神疲乏力，记忆力差，学习成绩下降，胃纳呆滞，时觉肢麻，夜寐安稳，大便正常。苔黄厚腻、脉弦细。西医诊断为神经官能症。宜适当活动，避免情绪紧张。

证属学习压力较重，以致情绪抑郁，神明不安。治宜疏肝解郁，养心安神。证型为郁证（肝气郁结）。

柴胡 12g　郁金 12g　枳壳 12g　竹茹 6g　炙甘草 9g　淮小麦 30g　大枣 9g　丹参 30g　菖蒲 9g　炙远志 4.5g　陈皮 9g　佛手 9g

7剂。

二诊（1997年10月25日）：药后自觉好转，肢麻消失，胃纳增加，仍有头晕耳鸣，苔薄黄腻，脉弦细。

柴胡 12g　郁金 12g　枳壳 12g　竹茹 6g　炙甘草 9g　淮小麦 30g　大枣 9g　丹参 20g　菖蒲 9g　炙远志 4.5g　陈皮 9g　枸杞子、菊花各 12g

7剂。

三诊（1997年11月1日）：精神较前好转，耳鸣减轻，偶有头晕，疲乏，两手拍时麻，胃纳欠佳，苔薄白腻，脉弦细。原方加佛手 9g，14剂。

四诊（1997年11月15日）：精神较振，情绪尚安，头晕耳鸣续减，容易疲乏，纳可寐安，苔薄白，脉细。

炙甘草 9g　淮小麦 30g　大枣 9g　丹参 20g　菖蒲 9g　炙远志 4.5g　柴胡 12g　郁金 12g　陈皮 9g　佛手 9g　枸杞子 15g　党参 15g

14剂。

五诊（1997年11月29日）：情绪稳定，诸症续减，苔薄白，脉细。原方14剂。

徐某　男，45岁。

初诊：1998年10月7日。心烦失眠，焦虑不安4天。近年来由于工作及晋升屡遭不顺，心情怫郁，十天前赴外地参加校庆活动，同学欢聚畅叙，心情异常兴奋。4天前回沪，情绪逐渐反常，心烦，失眠，焦虑不安，多思多疑，甚则急躁发怒狂暴不休，曾破窗欲坠，被拦未遂，服用氯丙嗪等药至今无效。舌红苔黄腻，脉滑数（114次/分）。西医诊断为精神分裂症。嘱排忧迎乐。

证属心肝之火亢盛，痰浊之邪内蒙，神明为之不安。治宜清心泻火，化痰宣窍，安神定志。证型为癫狂（痰热内蒙）。

生地 15g　百合 15g　知母 15g　龙胆草 9g　菖蒲 9g　炙远志 4.5g　枳实 12g　竹茹 6g　炙甘草 9g　淮小麦 30g　大枣 9g　炒枣仁 15g　天竺黄 12g　煅龙骨 30g　黄连 4.5g　生南星 30g

7 剂。

二诊（1998 年 10 月 13 日）：药后情绪较前平衡，心烦焦虑减轻，睡眠改善，已停服氯丙嗪，舌红苔薄腻，脉滑（96 次 / 分），治拟原方加减。原方减炒枣仁、天竺黄、煅龙骨，14 剂。

三诊（1998 年 10 月 22 日）：情绪日趋稳定，精神亦振，已能入眠，纳可便调，舌红苔薄腻，脉滑数（92 次 / 分），再守原意。

炙甘草 9g　淮小麦 30g　大枣 9g　菖蒲 9g　炙远志 4.5g　百合 12g　知母 15g　枳实 12g　竹茹 6g　天竺黄 12g　炒枣仁 12g　夜交藤 30g　制南星 12g

14 剂。

夏某　男，27 岁。

初诊（1998 年 3 月 10 日）：胃脘胀痛 1 个月。患者有慢性胃痛史 3 年，曾先后 3 次合并"上消化道出血"，近 1 个月来胃脘胀痛不适，隐隐作痛，伴嗳气，泛酸，嘈杂，2 周前胃镜示"十二指肠球溃疡、中度慢性萎缩性胃炎，伴黏膜出血，轻度肠化，HP（-）"。舌红苔薄腻，脉细弦。西医诊断为十二指肠球部溃疡和慢性萎缩性胃炎。嘱畅情志，慎起居，节饮食。

证属为肝胃不和，气滞血瘀。治宜疏肝和胃，理气化瘀。证型为胃痛（肝气犯胃）。

柴胡 12g　郁金 12g　枳壳 12g　苏梗 12g　旋覆梗 12g　莪术 15g　煅瓦楞 30g　白芍 30g　蒲公英 15g　生米仁 30g　白及 12g　仙鹤草 15g

14 剂。

二诊（1998 年 3 月 24 日）：药后胃脘胀痛好转，嗳气、泛酸减少，纳可便调，舌苔薄腻，脉细弦，治守原法。原方加芙蓉叶 12g，14 剂。

三诊（1998 年 4 月 7 日）：胃痛缓解，嗳气泛酸不显，嘈杂减少，纳可便软，夜寐安稳，苔薄腻，脉细。原方加怀山药 12g，14 剂。

沈某 女，37 岁。

初诊（1996 年 5 月 23 日）：恐惧、焦虑、多疑、不寐 1 年。近 1 年来时常恐惧、焦虑、多疑、入夜不寐，情绪急躁，胃纳不佳，月经提前，乳房作胀，大便日行 4 次，常服安眠西药，原有"乳房小叶增生"史。舌苔薄腻，脉细弦。西医诊断为神经官能症。

证属肝郁气滞，冲任失调，神明不安。治宜疏肝理气，调和冲任，养心安神。证型为郁证（肝郁气滞）。

柴胡 12g　郁金 12g　枳壳 12g　苁蓉 12g　焦山楂　焦六曲各 12g　炙甘草 9g　淮小麦 30g　大枣 9g　丹参 30g　铁落 60g　百合 15g　知母 15g

14 剂。

二诊（1996 年 6 月 13 日）：药后情绪好转，睡眠进步，胃纳增加，大便日行 2 次，时有眼痛，苔薄腻，脉细弦，治守原法加清肝明目之品。原方加白菊花 12g，14 剂。

三诊（1996 年 7 月 4 日）：睡眠正常，不用服安眠西药，胃纳甚佳，大便日行 1 次，恐惧焦虑，多疑均消失，舌苔薄白，脉细弦，再守原法。原方 14 剂。

四诊（1997 年 3 月 20 日）：已停服中药多时，恐惧、焦虑、多疑、均已消失，未再复发，唯近日夜寐欠安，头晕舌麻，纳可，便调，苔薄腻，脉细，治拟养血安神，活血平肝。

炙甘草 9g　淮小麦 30g　大枣 9g　丹参 30g　菖蒲 9g　炙远志 4.5g　天麻 9g　钩藤 15g　木瓜 9g　枸杞子　菊花各 12g

14剂。

五诊（1997年4月10日）：药后睡眠转安，头晕缓解，舌麻不显，纳可便调，苔薄白，脉细，治守原法。原方14剂。

何某 女，36岁。

初诊（1997年4月3日）：夜寐不安6年。经常失眠已6年，近1个月来彻夜不寐，每晚服氯硝西泮片1~2片仍无效，头痛头胀，烦躁易怒，口干多饮，胃嘈多纳，月经量多，胸部隐痛，乳房作胀。舌红苔薄腻，脉细带数（90次/分）。西医诊断神经衰弱。

证属心阴亏损，神明不安。治宜滋阴养心安神。证型为不寐（心阴不足）。

生地15g　百合15g　知母15g　炒枣仁15g　夜交藤20g　炙甘草9g　淮小麦30g　大枣9g　菖蒲9g　炙远志4.5g　生蒲黄15g　苁蓉15g　生南星15g　煅瓦楞30g

7剂。

二诊（1997年4月10日）：自服中药起即停西药，睡眠仍差，胃嘈似饥好转，舌红苔薄，脉弦细，治守原意。原方14剂。

三诊（1997年4月24日）：睡眠进步，每晚可睡3~4小时，头胀口干减轻，胃嘈止，月经量明显减少，无乳胀，唯下肢酸楚，乏力，舌苔薄腻，脉弦细。原方减生地，加川芎9g、桑寄生12g，14剂。

四诊（1997年5月8日）：睡眠基本正常，可连续睡5小时以上，夜醒后尚能再寐，酸痛缓解，余症亦除，纳可便调，舌苔薄腻，脉弦细。

生地15g　百合15g　知母15g　炒枣仁15g　夜交藤30g　炙甘草9g　淮小麦30g　大枣9g　生蒲黄15g　川芎9g　生南星15g

14剂。

（《胡建华医案》）

周仲瑛

疑 病 多 郁

周仲瑛（1928~　），南京中医药大学教授，国医大师

疑病多郁是指在患者所诉症状繁杂多端，疑似难辨之际，当着重从郁入手。郁有气郁、血郁、痰郁、火郁、湿郁、食郁之分，但在疑难杂症中以气郁最为常见。因"六郁"以气郁为基础，"气血冲和，百病不生。一有怫郁，诸病生焉"。气无形而血有质，目前中医界对"有形"的瘀血倾心研究者多，对"无形"的气留心重视者少。殊不知中医的理论核心是"气"，中医很重视人体的"气机""气化"功能，张景岳有"行医不识气，治病从何据"之说，甚至认为："凡有余之病，由气之实；不足之病，因气之虚。如风寒、积滞、痰饮、瘀血之属，气不行则邪不除，此气之实也；虚劳、遗漏、亡阳、失血之属，气不固则元不复，此气之虚也。虽曰泻火，实所以降气也；虽曰补阴，实所以生气也。气聚则生，气散则死。"

从临床上看，这类疾病与精神、心理因素密切相关，患者往往自觉痛苦很多，症状繁杂多变，有多系统表现，但大多查无实质性病变，或虽疑为实质性病变，而又不能定性、定位，明确诊断。临床上常以心身疾病、功能性疾病及亚健康状态者为主，多"无形"可辨，但部分患者失治误治、年深日久可发展为形质性损害。

病位常以肝为主，涉及心、脾。因五脏中惟肝性喜条达，不受遏

郁，易动而难静。肝病最易延及他脏，故曰："肝为五脏之贼。"肝气一郁，即乘脾土，腹痛腹胀，甚则作泻；或克犯于胃，气逆作呕，两胁痛胀；化火上冲于心则心烦悸动，反侮于肺则呛咳不已，下夺于肾则耳鸣视糊。风依于木，气郁易于化火，肝阳还易化风，为眩、为晕、为麻、为痉、为颤、为类中，皆肝风震动所致。另外，情志郁结，气滞久则络瘀；气不布津，还可液聚为痰。痰随气上下，无处不到，既可内及脏腑，亦可外流骨节经络，又可表现出不同的脏腑经络见症，从而使疑似症状百出，复杂难辨。故有"诸病多自肝来"之说。以其易犯脾胃中土，刚性难驯；乘风火之威，上犯颠顶；夹风痰而流窜周身，无处不到。故疑难杂症在疑似难辨之际，应着重从肝入手，首辨气郁，注意其化火、生风及夹痰、夹瘀的情况，从而在疑难杂症辨治中起到执简驭繁的作用，特别是对女性患者。

对郁证的治疗，当以疏肝理气解郁为大法。选方方面，肝脾不和者主以四逆散，肝郁脾虚者调以逍遥散，肝郁气滞者选用柴胡疏肝散，六郁杂陈者施以越鞠丸，肝气郁结者投以五磨饮子。至于气郁化火则主以丹栀逍遥散，化风则主以羚羊钩藤汤、天麻钩藤饮、镇肝息风汤，夹痰者主以半夏厚朴汤、半夏白术天麻汤，夹瘀者主以血府逐瘀汤。用药方面，柴胡、芍药疏肝解郁，升阳敛阴，调和表里，肝郁不畅，表里不和者可用；香附、苏梗气血双调，理气解郁，恶心呕吐，脘腹胀满者可选；白蔻、砂仁辛散温通，芳香化浊，湿浊内蕴，脾胃气滞寒凝者可投；瓜蒌、枳实破气消积，宽胸散结，润燥通便，胃脘痞满，大便不畅者可调；木香、槟榔行气止痛、消积导滞，胃肠积滞，脘腹胀痛者可解。如此等等，皆为临床所常用。至于青皮疏肝，香附散郁，枳壳利膈，木香舒脾，厚朴散满，沉香降逆，旋覆下痰降气，柴胡解郁升清，川芎、苏叶能散邪气从汗而解；槟榔、大腹皮能使浊气下行而去后重；莱菔子、苏子、杏仁下气润燥，肺气滞于大肠者堪投，皆可随证灵活加减化裁。

在应用疏肝理气解郁之剂时，还应注意慎防伤阴。一则因本病气郁极易化火而伤阴，二则因理气之品多偏辛香燥热，久用必致耗伤阴血，尤其对久病兼有阴血不足之体，更当慎重，最好选用药性平和之花类理气药，如玫瑰花、绿萼梅、白残花、代代花、佛手花、厚朴花等。另外，肝体阴而用阳，有时疏肝解郁疗效不好，反而要注意加用敛肝、柔肝之品，如白芍、乌梅、木瓜、枸杞子等。另外，气为血帅，血能载气，气血相互滋生为用，亦每多影响为病。对气机郁滞的治疗，还当注意气血互调，在行气解郁的同时，可适当参入川芎、赤芍、丹参等活血之品，血行畅则气机达，气血调则郁滞消。

赵绍琴

火郁湿郁临证见解

赵绍琴（1918~2001），北京中医药大学教授

郁病之说，古人论之甚详，《内经》有五郁之论，丹溪有六郁之说。赵氏之论郁在前人所论基础上又有所发明。《内经》所论五郁"木郁达之，火郁发之，土郁夺之，金郁泄之，水郁折之"。原本特定于运气范畴，而作为治则却普遍地适用。对此五郁之治作何理解，唐代王冰注又多为后人所宗，其云："达谓吐之，令其条达也；发谓汗之，令其疏散也；夺谓下之，令无壅碍也；泄谓渗泄之，解表利小便也；折谓制其冲逆也。"此说有对有不对，木郁达之，非独吐之以达，木主升发，其性条达，凡能遂其升发之性，解其抑郁，令其条达者，皆可谓达之。用药宜选禀春阳升发之气者如柴胡、防风之类，是谓达。火郁发之，解为汗之则否，令其疏散则是，火郁即阳气之郁，不得宣散而为病者，治宜宣阳疏散，微辛微苦，则热达于表而散矣，不必专意发汗，反致伤津助热。土郁夺之，即下其有形实邪，令无壅碍于中，此说甚是，然中焦乃气机升降之枢，欲将降之，必先升之，故不可一味降泄，仍须稍佐升发之品，则气机调，三焦通，实邪去而功能复常矣。金郁泄之，以解表利小便解之甚是，然何以得使表解小便利？曰宣肺调气而已。肺主气，其合皮毛，下通水道，唯肺气宣布，则营卫和，腠理通，水道畅。如苏叶、杏仁、前胡、枇杷叶之属。水郁折

之，谓折其冲逆，此说模糊不清，令人不得要领，水郁者，阴盛阳微，气化不行，寒水泛滥，逆冲上泛，为肿为喘为厥逆为尿闭，治之当通阳化气，泻浊利水。气化行则水道通，二便利而浊邪去。综观五郁之治，虽各不同，然皆当调气机为要。故《内经》论五郁之治，用"然调其气"一语概括之，是寓深意的。能于此领悟，则五郁之治必可得其要领矣。

元代著名医学家朱丹溪论郁曰："气血冲和，百病不生，一有怫郁，诸病生焉，故人生诸病，多生于郁。"认为郁是百病的共同病机。在具体病证的辨析上又有六郁之说，即气郁，血郁，湿郁，痰郁，热郁，食郁。并创立了越鞠丸统治诸郁，开创了一条行气活血，除湿化痰，消食清热，杂合而治的路子，亦颇切近临床实际，故为后世医家所常用。郁的病机，丹溪弟子戴原礼论述颇详："郁者，结聚而不得发越也，当升者不得升，当降者不得降，当变化者不得变化，此为传化失常，六郁之病生矣。"说明郁病是气机升降失常的一种病理变化。故六郁之中互为因果而气郁为先，常由气郁而导致其他诸郁。气郁是无形的变化，功能的失调，其他诸郁如血、痰、湿、食则均为有形之壅滞，有形之郁又可窒息气机，加重气郁，从而也加重了自身的郁结程度。故历来治郁，无不以调气机为主。赵氏认为，气郁的产生，有因于情志失调引起者，此为情志之郁，必得宽心悦志，不可徒赖药物也。又有非情志因素引起的气郁，即有形之邪阻滞气机所致者，当解除其实邪壅塞，自然气机通畅，湿困者化其湿，痰阻者豁其痰，食滞者消其食，血瘀者化其瘀，邪去则气自舒展矣。

六郁之中，血郁乃瘀证之先导，痰郁乃痰病之前奏，治宜互参，兹不赘述。食郁颇为多见，饮食不节则食停于中，小儿及运化不及者多见，视其所伤之物，投以消导之品，以助运化之力。而嘱其节饮食，谨口味尤不可少也。凡久病须啜药不断者，皆当顾其胃气而防食郁，预用药于症未发之先，未渴掘井之意也。

诸郁不解，日久必成热郁，又称火郁。热郁者乃阳气内郁不得宣散，故症见阵阵烦急，夜寐梦多，或见低热不退。其原因多因有形之邪阻滞，气机不畅，三焦不通，营卫不和，腠理不开，故热蓄积于内无从宣泄，愈郁愈热，或因误服凉药及滋腻之剂，或暴饮冷物，恣食肥甘，皆可阻闭气机，致成火郁。治宜用宣透之品，宣阳解郁，透邪外出，使三焦通畅，营卫调和，自可微微汗出而愈。

湿郁之证为病最多。凡人不谨口味，恣食厚味肥甘，或暴饮冷物，皆可致湿邪中阻，蒙闭气机。湿邪重浊黏腻，其来也渐，其去也缓，非用宣肺化气，分消走泄之品，渐渐化之，芳香以化之，风药以胜之，淡渗以利之，若湿郁特重，兼寒凝之象，则非温不开，宜暂用辛温苦热之品，急开其闭，闭开再转方依法治之。凡治湿，当忌口，甜腻寒凉冷饮皆忌，否则用药虽当，亦难取效也。（彭建中　整理）

火郁证治发微

火郁之证，无论在外感疾患或内伤杂病中均可见到，是属临床常见证之一。其证虽属"火"邪为患，然因其火邪"郁"而未发，故临床见证多错综复杂，参差不一，有时反而见到寒象。若不详诊细参，推究病本，往往容易误诊误治，甚至南辕北辙，轻者耽延时日，重则贻误人命，故临证不可不辨。

人的生命活动处于不停的运动状态之中，而升降出入又是人体生命运动的基本形式。在正常生理状态下，人体无时无刻不在进行升降出入运动，不断从自然界摄入所需物质，排出代谢的废物，清气上升，浊气下降，吐故纳新，维持气血循行不息，才能使脏腑功能健旺，生机蓬勃。若一旦升降出入失常，气机滞塞，清气不升，浊气不降，则百病由生，甚则危及生命。正如《素问·六微旨大论》所云："成败倚伏生乎动，动而不已，则变作矣。""非出入，则无以生、长、壮、老、已；非升降，则无以生、长、化、收、藏。是以升降出入，无器不有"，"出入废，则神机化灭，升降息，则气立孤危"。而火郁的形成，正是由于邪气阻滞气机，升降出入失常所致。

"火郁"一词，首见于《素问·六元正纪大论》。火之与热，表现虽有所不同，但并无本质上的区别，因而后世医家亦每有称"火郁"为"热郁"者。其致病原因颇多，外感六淫邪气；内滞气、血、痰、饮、湿、食均可罹患。究其病机，皆因邪气阻滞气机，引起人体气血循行障碍，内郁不宣，邪气不得泄越，蕴蓄于里，遂成火郁之证。其郁愈甚则火愈炽，火愈炽则郁愈甚。正如刘完素所云："郁，怫郁也，结滞壅塞而气不通畅。所谓热甚则腠理闭密而郁结也。如火炼物，热极相合而不能相离，故热郁则闭塞而不通畅也。"（《素问玄机原病式·六气为病》）

火郁与火热虽同属阳热之证，但二者临床表现却大相径庭。火热证是热炽于里而张扬于外，通身表里皆见一派热象，如：身热恶热，心烦躁扰，面目红赤，口渴饮冷，舌苔黄厚，脉洪数有力……此种热象，一望可知。而火郁则是热郁于里不得张扬，虽有里热，但并不形于外，表里不一，症状参互，很难一目了然。因此，必须抓住关键，掌握要领，方能诊断准确，不致有误。

一般来说，可从如下几个方面辨识：

舌象因火郁于内，津耗液亏，舌体失于濡泽，因而多见舌形瘦薄而舌面少津，甚则扪之干燥或舌面干裂。若因湿阻气机而致火郁者，多见舌红苔白腻。

脉象因火热内郁，气机阻滞，气血循行不畅，故脉象多见沉涩或沉弦而数。若郁闭特甚，气血内壅，亦偶有脉来沉弦迟缓者，切宜详诊细参，勿以寒证论之。

临床见证可有心烦急躁，自觉心中愦愦然，烦杂无奈，莫名所苦；若火灼阴伤，亦可致不寐或恶梦纷纭，梦中时有惊呼；若郁火上扰清窍，则头目眩晕；温病火热内郁者，甚至可见神昏谵妄；其面色多见滞暗无华，甚或黧黑；或见但头汗出，而身无汗；四肢不温，甚或厥冷，其郁愈甚，则其厥愈深；小溲短赤，大便秘结，在温病中，每可见大便数日不通，或见热结旁流，亦有郁火内逼而作火泄者；或斑疹发而不透，或出而复回，或色暗枯滞，或稠密紧束。以上见证，皆因火热内郁不能外达，其证之复杂可知矣。

火郁之证，气机闭塞，泄越无门。若纯用寒凉之品，则易凝滞气机，使邪无出路，反成凉遏之势，是欲清而反滞，愈清愈郁，不惟病无愈期，反恐招致它患。

《素问·六元正纪大论》提出"火郁发之"，开治火郁之门径，实为治疗火郁证之根本法则。所谓"发之"，即宣发、发泄之意。临床见火郁之证，必先用解郁、疏利、宣泄、轻扬等方法，开散郁结，宣通其滞，条畅气血，使营卫通达，郁火方有泄越之机。火郁之病因虽多，苟能审证求因，祛其致郁之由，则可使郁开气达而火泄，不用寒凉而其火自消。如：因六淫而致火郁者，祛其外邪，则火郁可发；因于气滞者，疏利气机，则火郁能宣；因于血瘀者，行其瘀滞，则火郁自解；因于痰湿者，化其痰湿，则气机条畅而郁火有泄越之路；因于食滞者，消导化滞，则火郁不存……如此种种，总以条畅气机为其要义。

清代医家杨栗山制"升降散"一方，其方虽为温病而立，然用治外感及杂病诸多火郁之证，亦颇为效验。本人治火郁证每多师其法而加减化裁用之，得心应手，疗效甚佳。

其方剂组成为：白僵蚕（酒炒）二钱，全蝉蜕一钱，广姜黄（去皮）

三钱，生大黄四钱（原方为散剂，以黄酒、蜂蜜送服）。

杨氏分析方中药物云：僵蚕为君，蝉蜕为臣，姜黄为佐，大黄为使。僵蚕味辛苦，气薄，轻浮而升，故能胜风除湿，清热解郁……散逆浊结滞之痰也，能辟一切怫郁之邪气。蝉蜕气寒无毒味咸且甘，能祛风而胜湿，涤热而解毒也。姜黄行气散郁，建功辟疫。大黄味苦大寒，上下通行，盖亢甚之阳非此莫抑，苦能泻火，苦能补虚，一举而两得之。

升降散方中药仅四味，然其配伍精当，确为"火郁发之"楷模之剂。四药相伍，寒温并用，升降相因，宣通三焦，条达气血，使周身气血流畅，则火郁之邪可得宣泄疏发矣。

余临床每用此方治火郁之证，多针对其火郁之因，灵活加减，如：因外邪袭表而致火郁不发者，加银花、连翘、薄荷、牛蒡子、防风、苏叶之类；因气滞而致火郁者，加柴胡、川楝子、旋覆花、陈皮、香附之类；因血瘀而致火郁者，加丹皮、赤芍、茜草、紫草、白头翁之类；因痰湿而致火郁者，加半夏、瓜蒌皮、菖蒲、茯苓、冬瓜皮、炒防风之类；因食滞而致火郁者，加鸡内金、焦山楂、焦神曲、焦麦芽、莱菔子之类；若火郁特甚者，可于方中加黄连、黄芩、栀子等苦寒清泄之品；若郁火灼津而见津亏液耗之象者，加芦根、茅根、沙参、麦冬等味。

个人体会，治火郁又需酌加风药，如：防风、芥穗、苏叶等，以风药行气开郁，调畅气机，通达腠理而发其郁火也。

一、气滞火郁

孙某 男，47岁。1974年5月21日就诊。

情志不遂，胁肋胀痛，胸闷不舒，阵阵憎寒，四肢逆冷，心烦梦多，大便干结，小溲赤热，舌红口干，两脉沉弦略数，病已两月有余。证属木郁化火，治当调气机而开其郁，畅三焦以泄其火。

蝉蜕 6g　僵蚕 10g　柴胡 6g　香附 10g　姜黄 6g　豆豉 10g　山栀 6g

2 剂后诸症悉减，再 2 剂而愈。

分析：病因情志不遂而起，其胁肋胀痛，胸闷不舒，皆属肝郁气滞之象。病已两月，郁久化火内扰心神，故心烦梦多。热灼津伤，则便干溲赤，舌红口干。火郁气滞，营卫失调，卫外失司，故阵阵憎寒，阳气不达四末，乃致四肢逆冷。两脉沉弦主气机阻滞，数乃郁火内逼之征。综观其证，虽寒热错杂，然皆由气郁而起，故治从调畅三焦气机入手，郁解气行，则其火自泄。处方乃升降散去大黄加味组成。以蝉蜕、僵蚕、姜黄调畅气机，宣泄郁火。加柴胡、香附以增强疏肝解郁，条达气机之功。又加栀子豉汤，以豆豉宣郁热而展气机，山栀利三焦而泄火。诸药相合，使气达火泄，邪有出路，故四剂而愈。

二、温病火郁，疹出不畅

徐某某　男，7 岁。1978 年 3 月 10 日往诊。

感温 3 日，高热不退，外发红疹，疹出 2 日，遍体隐约，出而不畅，胸闷喘咳，咽肿且痛，心烦不寐，躁扰不宁，大便四日未下，舌干绛起刺，脉弦细而数。此热郁营分，阴液已伤，疹出不透，当以凉营育阴，宣郁透疹为法。

蝉蜕 3g　僵蚕 6g　银花 15g　连翘 15g　钩藤 15g　生地 30g　紫草 10g
玄参 30g　芦茅根各 20g　生大黄粉冲，3g　安宫牛黄散分 2 次冲，0.5g

1 剂疹透热减神清，原方去安宫牛黄散，加北沙参 15g，焦山楂、焦神曲、焦麦芽各 10g，3 剂而愈。

分析：患者感受温热邪气，热入营分，迫血外行，郁于肤表血络而发疹。因火热内郁不得外泄，故高热而疹出不畅，虽已出两日，仍见隐隐约约,不能完全透出。郁火内迫于肺,则肺气不宣而见胸闷喘咳。郁火上攻咽喉,故咽肿且痛。郁火扰心,乃致心烦不寐,躁扰不宁,若郁火不得泄越,恐有热陷心包之虞。火郁津伤,故舌干绛起刺。大肠液亏,燥屎内结,乃致大便四日不下。脉弦细而数,亦是火郁阴伤之证。火热内郁,灼伤营阴,治非凉营育阴,宣畅气机不可。方中生地、玄参、茅根、紫草能凉营育阴而行血。蝉蜕、僵蚕、银花、连翘、钩藤轻清宣透,畅达气机,有透热转气之功,能使营分郁火外达。生大黄凉血行滞,攻下通肠,使燥屎下而气机畅,则火郁可发。芦根清热生津。更加安宫牛黄散清热开窍醒神。诸药共享,内清外透,使郁火宣泄有径,故 1 剂即疹透热减。因其躁扰已除,乃去安宫牛黄散,再服 3 剂,以祛余邪,复津液。加北沙参甘寒生津,加焦山楂、焦神曲、焦麦芽以焦香醒胃,促其脾胃功能恢复,前后 4 剂,邪退正安。

三、温病误治,火郁神昏

黄某某 男,43 岁。1976 年 3 月 18 日会诊。

感温六七日,持续高热,曾注射青、链霉素,并投服大剂寒凉药物,如:生石膏、黄连、广犀角、紫雪散、安宫牛黄丸之类,连投无效,病反日深,遂请会诊。

症见:高热不退,头微汗出,遍体无汗,四肢厥逆,胸腹灼热,神昏谵语,小溲短赤,大便 3 日未行,舌红苔黄糙厚,脉沉数有力。其证温邪本在气分,过用寒凉之品,阳气被遏,升降无权,火郁不发,邪热反被逼入营,最畏痉厥之变。急当透气分畅气机以调升降,通腑实宣郁火以醒神志。

蝉蜕 6g　僵蚕 6g　姜黄 6g　生大黄粉冲, 3g　薄荷 3g　杏仁 6g　银花 20g　连翘 15g　芦根 30g　九节菖蒲 10g

2 剂遍体小汗，热退身凉，脉静神清，告愈。

分析此患者温邪初在气分，本宜辛寒清气，达热出表。而误用黄连、广犀角、紫雪散、安宫牛黄丸之类药物，反成凉遏之势，邪热外达无路，乃被逼入营。火郁于里，故高热不退，胸腹灼热。郁火上窜，熏蒸头面，则但头汗出。气机闭塞，阳气不达四末，而致四肢厥逆，热深厥深是也。热闭心包，乃见神昏谵语。郁火灼津，因而小溲短赤，大便不行。舌红苔黄糙厚，脉沉数有力，均为气分火郁之象。虽有神昏谵语，不可从营分治疗，若仍误投安宫牛黄丸之类，则愈凉愈遏，郁火外泄无期，反致病深不解，势必动风痉厥。急当宣其气分，发其火郁，则营热自除。

方中蝉蜕、僵蚕、薄荷、银花、连翘皆轻宣之品，轻清宣透，导邪外出。更加杏仁以开肺气，姜黄以行气血，大黄以通腑气，菖蒲辛香醒神，芦根清热生津。诸药相合，宣畅气机而使郁火外达，故 2 剂则遍体小汗，热退身凉，脉静神清，化险为夷，其病霍然而愈。

（刘景源，中医杂志 1980 年第 10 期）

湿郁证治

湿郁证，是指湿阻，而影响气机的升降出入。日久虽郁，但郁热甚轻，以湿为主。

此多见于体丰痰盛，及脾胃较弱、长期在潮湿地方工作和生活的人。

湿证既有内外之别，又有痰饮之分。外湿来自大自然界的湿邪侵入人体，内湿皆因脾之不运。所谓脾之不运，包括脾气虚弱，运化功能失健和湿滞困阻，脾气壅滞亦可使湿浊内生。王孟英谓："脾伤湿聚。曷云有余？盖太饱则脾困，过逸则脾滞，脾气因滞而少健运，则湿饮停聚矣。较之饥伤而脾馁，劳伤脾乏者，则彼尤不足，而此尚有余也。"则明确指出饥、饱、劳、逸皆可导致太阴内伤，脾运失健，湿饮停聚。脾胃虚弱，固然能使水谷精微及水湿不得运化、布散，内停而为湿，近几年来，由于人们饮食成分的改变，多食肥甘厚味，壅滞于中，使脾气壅滞，湿浊内停，成为湿自内生的重要原因。湿既可阻于中焦，发为腹胀、呕恶、大便不爽，又可阻于上焦而发为眩晕昏厥之变，或阻于下焦而乱二便；或阻于经络而成麻木不用之疾。

症见：头眩晕、胸闷、一身沉重无力，腹胀大便不爽，小便不利或尿闭，肢体麻水，妇女则带下绵绵，舌苔白腻或黄腻，脉象濡滑或弦滑有力。

治之以化湿（化痰通络）为主，兼以宣畅三焦。根据湿阻部位的不同，可分别以芳香宣化、辛开苦降，淡渗利湿、导滞行气，化痰通络诸法。

湿（痰）阻气机，应以化湿为主，但必须宣畅三焦，令湿有去路，气化湿散。万勿寒凉滋腻，以防闭塞气机，湿浊不去，日久湿蕴生热，成湿阻热郁之证。

湿重者，在治疗中应注意饮食禁忌。忌寒凉生冷食物，即使开水也不能凉饮，以防湿邪不化，减低药物疗效，并应忌甜、油腻不易消化的食物，以断阻滞于胃肠，使湿自内生。

一、慢性肾炎尿毒症肾功能衰竭（湿蔽心包）

殷某 女，44岁。1983年10月17日诊。

家属代述：近1年来，劳累后见下肢浮肿，休息睡眠后消退，有时发现眼睑浮肿，腰酸，周身乏力，不能胜任一般体力活动。于1983年10月12日以慢性肾衰收入院。

检查：体温37℃，呼吸28次/分，心率80次/分，血压130/90mmHg，神清，呈慢性病容，精神软弱，表情淡漠，反应迟钝，全身皮肤粗糙，弹性差，皮肤及巩膜无黄染，两侧腮腺肿大，两眼睑苍白，球结膜无充血及水肿，两鼻孔充血，口唇无紫绀、咽充血，扁桃体不大，两肺叩音清晰，心尖搏动不明显，心浊音界不扩大，律齐，未闻杂音，腹软，肝脾未触及，腹水征阴性，下肿无浮肿。

化验检查，尿素氮：72.5mg%，血钾：6.6mmol/L，血钠：141mmol/L，氯化物：100mmol/L，肌酐：5.6mg%，二氧化碳结合力：20.4Vol%，肝功能：正常，血红蛋白 40g/L，白细胞总数：8.4×10^9/L。

尿比重：1.010，蛋白（＋），白细胞（＋＋），红细胞（＋）。

入院诊断：慢性肾功能不全，尿毒症期。湿疹?

入院后给纠正酸中毒及抗生素治疗，但病情未见好转，大小便不通，全身浮肿，10月15日陷入昏迷，时神识不清，胸闷，舌不能伸出。遂即发出病危通知。

于 1983 年 10 月 17 日夜 9 时许，前来邀为往诊。

时见：神识昏糊，呼之有时能睁眼，但无表情，不识人，胸闷烦躁，二便不通，一身悉肿，靠输液、供氧、导尿维持。舌苔白腻而厚，脉象按之弦滑。

辨证：湿浊蒙蔽心包、阻滞三焦气机。

治法：涤痰开窍，以苏醒神志，化湿宣畅气机，以利三焦。

菖蒲 10g　郁金 6g　豆豉 10g　炒山栀 10g　竹茹 6g　佩兰 10g　苏藿梗各 10g　半夏 10g　陈皮 6g　杏仁 10g　茅芦根各 30g　草蔻 3g　丹皮 10g　防风 6g　菊花 10g　冬瓜皮 20g　焦三仙各 10g

1 剂。

二诊：1983 年 10 月 20 日。

上药服后，二便得通，大便下秽浊甚多，神志转清，知饥索食，并自己将导尿管拔去，舌谈苔黄干裂向上翻，大便溏而黏滞，口渴喜热饮。湿郁渐开，三焦渐通，湿尤未尽，阴液大伤，宜涤痰开窍，育阴并用之法。

前方加西洋参 3g、桂枝 10g，并送服苏合香丸，每服半克，日 2 次。2 剂。

三诊：1983 年 10 月 24 日。

二便通畅，神志清醒，仍觉胸闷腹胀，口渴欲饮，舌尖红苔干黄，脉沉弦细数。湿郁已开，阴液重伤，改用甘寒育阴，苦泄折热方法，以泄余邪。方用：

西洋参 3g　天花粉 10g　麦冬 10g　前胡 5g　杏仁 10g　草蔻 3g　旋覆花 10g　荆芥炭 10g　防风 6g　半夏 10g　白茅根 30g　炒地榆 10g

3 剂。

1983 年 10 月 27 日查尿素氮 30mg%，二氧化碳结合力 42.5Vol%，精神较前好转，能正确回答问题，胃管已拔，能吃东西，后经月余调治，肾功能改善，病情稳定，尿素氮已接近正常值，于 1983 年 12 月 24 日出院。

第二次昏迷

1984 年 10 月 16 日，又以双下肢浮肿，胸闷，喘憋 3 天入院。体温 36℃，血压 120/80mmHg，双肺（－）。心率 100 次 / 分，心尖可闻及摩擦音，肝大，肋下 3cm 可触及。

诊断：慢性肾小球肾炎；慢性肾功能不良，氮质血症期。合并代谢性酸中毒。

按常规治疗，不效。1984 年 10 月 20 日晨 7 时突然抽搐，双手呈爪状，两眼上翻，小便失禁，神志不清，口吐白沫，心率 80 次 / 分，可闻第二心音分裂，呼吸音粗。查：尿素氮 38mg%，二氧化碳结合力 51.5Vol%，晚九时邀为诊见。

舌红尖部起刺，脉象弦滑，神志不清，两手抽搐有力，烦躁，不断呼叫。郁热动风，内扰心神。宜宣郁清热，凉肝息风。

豆豉 10g　炒山栀 10g　钩藤 10g　蒺藜 10g　丹皮 10g　炒荆芥 10g　防风 10g　生龙牡各 30g　白茅根 30g　羚羊角粉 1 半，2g

3 剂。

此方服 1 剂，即神清抽止，连服 3 剂。于 1984 年 10 月 23 日查：尿素氮 25.7mg%，二氧化碳结合力：44.8Vol%，1984 年 11 月 10 日出院，后又以疏调气机方法，以善其后。

按：本案为尿毒症肾功能衰竭之昏迷，病情危重，但两次昏迷病机不同，治疗方法也随之而异。第一次昏迷，神识昏蒙呼之能睁眼，其昏迷尚浅，舌苔白腻而厚，与湿热蒙蔽心包证相似。因之用涤痰开窍方法，湿化窍开则神志转清。三焦通畅，可增强祛湿之力，所以用菖蒲郁金汤送苏合香丸而取效。湿开三焦通畅，邪去阴伤，加西洋参以补气阴，但恐湿闭，不可过用。第二次昏迷，时隔 1 年，同为尿毒症肾功能衰竭。其大声呼叫，抽搐有力，可见其心中郁烦，其为郁热淫及于肝，引动肝风，故用宣郁清热凉肝息风方法而获效。其病机与温病中气热动风相似。2 次昏迷病机不同，用药相隔甚远，但都起到苏醒神志、改善肾功能的作用。

二、胸壁结核手术后低热不退

马某　女，28 岁，1984 年 2 月 26 日诊。

主诉：1981 年 11 月，因结核性胸膜炎，胸积水，粘连，在北京某医院手术，40 余日后出院。术后感染，经治疗于 1982 年 5 月愈合并继续服用抗结核药物，始终疲乏无力。1983 年 1 月发现低热，每早体温 36.8℃，下午为 37.4℃，改请中医治疗。医据病史，按阴虚发热，曾先后服用养阴清肺丸、养阴清肺膏、六味地黄丸、青蒿鳖甲汤，并加青霉素针剂，但低热始终不退。诊时见舌红起刺，苔白腻而厚，上罩薄黄之苔，脉浮取濡软，按之弦滑有力。胸闷腹胀，时有呕恶，头重如裹，一身无力，带下绵绵，午后身热，壮若阴虚。湿阻中焦，气机不畅。辛开苦降，畅中化湿。

苏藿梗各 10g　佩兰叶 10g　杏仁 10g　豆豉 10g　炒山栀 10g　草蔻 3g　半夏 10g　陈皮 5g　厚朴 10g　生苡米 20g　冬瓜皮 20g

5 剂。

另：加味保和丸 5 袋，每服半袋，与上药同用。

经访上药连服 7 剂。低热已退。

按：本案因患有胸壁结核病史，其低热容易误认为阴虚发热，但其胸闷腹胀、一身无力眩晕头重如裹，带下绵绵，皆内湿阻滞气机之象。屡用甘寒滋腻，有"润之则病深不解"之虞。腹胀、呕恶，湿阻中焦之征。湿温病常以中焦为中心而湿热弥漫上下。因之仿中焦湿温畅中兼以宣通三焦。使湿去热清。1 年余之低热服药 7 剂霍然而愈。

三、肝囊肿

赵某　男，40 岁，1987 年 1 月 1 日诊。

主诉：去年 12 月 11 日因肝区疼痛，经北京医科大学附属人民医院检查：GPT73（正常值 35），超声波检查：肝厚：11.0cm，光点分布均匀，其间可见两个无声区，约为 2.0cm×1.4cm，脾厚 2.4cm。印象：肝囊肿。诊时见舌红根部苔黄腻，脉弦滑，胁下隐隐作痛，恶心呕吐，头晕腹胀，大便溏滞不爽。湿滞困阻中焦。化湿导滞方法，以畅中焦。

半夏 10g　枳实 10g　白术 10g　木香 10g　苏子梗各 10g　生山楂 20g　皂角子 6g　白芥子 6g　莱菔子 10g　晚蚕沙 10g

5 剂。

二诊：1987 年 1 月 4 日。

上药服后，肝区疼痛已减，头晕，腹胀皆轻，但大便仍溏滞不爽、恶心，舌苔仍厚腻，脉弦滑。证属痰湿中阻，仍用化湿畅中方法：

晚蚕沙 10g　皂角子 6g　苏子梗各 10g　白芥子 10g　莱菔子 10g　半夏 10g　木香 10g　生赭石 30g　竹茹 6g

5 剂。

三诊：1987 年 1 月 11 日。

药后诸证悉减，大便已正常，呕吐亦止。舌红根部苔略腻，脉象弦细而滑。湿滞未尽，仍用化湿方法，兼以活血化瘀。

苏子梗各 10g　白芥子 10g　莱菔子 10g　防风 10g　荆芥炭 10g　豆豉 10g　炒山栀 10g　木香 10g　半夏 10g　丹皮 10g　白茅根 30g　生山楂 30g

6 剂。

四诊：1987 年 1 月 18 日。

药后诸证均轻，身觉有力，但舌根舌苔仍厚腻，脉弦细而滑，湿滞未尽，仍用化湿导滞活血化瘀方法。

晚蚕沙 10g　皂角子 6g　苏子梗各 10g　白芥子 10g　莱菔子 10g　竹叶茹各 6g　半夏 10g　木香 10g　赤芍 10g　丹皮 10g　白茅根 30g　生山楂 30g

6 剂。

药后舌苔已净，无任何不适，后又去北京医科大学附属人民医院复查，经超声波检查发现原囊肿已消失。

按：患者素来多食肥甘厚味，体丰痰盛，痰湿蕴郁日久，胃肠积滞内停，气机壅滞，中焦不畅。用畅中导滞、化痰通络方法，兼以活血化癖，湿滞去，气机宣通，气血调达，肝囊肿得以消散。可见其为痰湿壅滞所致。

四、湿阻热郁证

湿阻热郁，是温与热并见之证。湿多流连气分，阻滞三焦，热则内迫深入营血。

此多见于体丰痰盛、脾胃积滞内停、阴分不足之人及小儿。

体丰痰盛之人（或多食肥甘厚味食物者），痰湿内停，阻滞气机，日久生热，热为湿阻最易内迫深入营血。

脾胃虚弱或积滞内停，湿滞蕴郁，化热内迫入营入血。

小儿因偏食、暴食，内伤脾胃。温滞中阻最易化热。

湿阻与食滞经常并见。

湿阻热郁临证以湿阻与郁热并见。湿阻有上、中、下焦之别，郁热有在气与在营血之分，注意分辨。

治疗应化温宣郁清热。兼畅三焦。使气机宣展，三焦通畅，则湿开热透。

湿阻上焦，热郁营血者，以上焦湿热与郁热证并见。治以辛微温芳香宣化上焦为主，酌加凉血透热之品。化湿用：苏叶、苏梗、藿香、佩兰、杏仁、前胡、枇杷叶、白芷、大豆卷等（可参考湿温邪在上焦治法）。凉血清热用：赤芍、丹皮、白茅根等。

湿阻中焦热郁营血者、以类似中焦湿温与郁热证并见，治以辛开苦降，消积化滞，畅中凉血透热之品并进。化湿消滞用：半夏、陈皮、木香、厚朴、大腹皮、莱菔子、槟榔、焦三仙、鸡内金、保和丸，凉血透热之品同上。

湿阻肠道而郁热内迫者，可见苔腻垢厚，脉象弦滑，大便溏滞不爽，并兼有郁热见证。治则导滞化湿与凉血透热之品并用。导湿滞用：茯苓、皂角子、槟榔、冬瓜子、鸡内金、水红花子、枳实等。凉血之品同上。

湿阻膀胱而郁热内迫者，可见小便失常及郁热见证，应以渗下宣畅三焦与凉血透热之品并用。渗下用：茯苓、泽泻、茅根、芦根、冬瓜皮等，但必须同时注意宣畅三焦气机。

五、长期便血

董某 女，60岁。1986年2月2日诊。

主诉：1981年12月5日，因吃饭不适，发现便血，曾先后多次在北京医科大学第三附属医院、首钢医院住院治疗，曾作消化道镜及一切可能检查，均未见异常，以酚磺乙胺、云南白药等止血后出院。

1982年11月10日入院检查：（间断便血2年），体温37.2℃，血压140/70mmHg，心率90次/分，律整，主动脉瓣区，肺动脉瓣区可闻到收缩期杂音为Ⅱ~Ⅲ级，心界大，肝脾不大。血红蛋白：4g，红细胞：1.82×10^{12}/L，白细胞总数：3.7×10^9/L，血小板15.1×10^9/L，血清铁：40μmol/L，大便潜血（++++），纤维镜检查印象：乙状结肠息肉。

全消化道钡餐造影，未见异常改变。据上检查，认为出血原因肠息肉可能性大。

经用肾上腺色腙片、酚磺乙胺、维生素K、右旋糖酐等药物治疗，症状基本缓解，于1982年12月3日出院。

后每月便血发作1次，均按上述方法治疗，但始终不能根治。近半年来，每半月便血1次，病人痛不欲生。诊时见：

舌红尖部起刺，苔白腻，脉象浮取濡软，按之弦滑。面色萎黄，腹胀，全身无力，心烦急躁，便血不止。湿阻气机，郁热内迫入营血，热迫血行。宣郁化湿，凉血透热。

荆芥炭10g　防风6g　豆豉10g　炒山栀10g　半夏10g　木香10g

木瓜 10g　炒地榆 10g　炒槐米 10g　白茅根 30g　焦三仙各 10g

6 剂。

二诊：1986 年 3 月 5 日。

药后便血已止，腹胀减轻，但大便溏而不爽，眩晕，舌红苔白腻，脉象弦滑。证属痰热积滞互阻于胃肠，郁热不清。用化湿导滞方法，兼以清热凉血。

蝉蜕 6g　苏子 10g　晚蚕沙 10g　皂角子 6g　白芥子 6g　莱菔子 10g　僵蚕 10g　片姜黄 6g　半夏 10g　厚朴 10g　炒地榆 10g　白茅根 30g

6 剂。

此方加减进退。服药 2 个月余，中间曾便血 1 次，但症状较前大为减轻。经访至 1988 年 3 月未再出现便血。

按：老人脾胃虚弱，痰热积滞互阻于胃肠，郁热内迫入血，而致长期便血不止。虽多方用止血药物，但湿滞未去，郁热不清，终不能获效。

此出血颇类温病中热迫血行之血分证，腹胀、大便不爽，又似湿温病中湿热积滞互阻于胃肠。因之辨为湿阻热郁之证，而用化湿导滞畅中方法，以开郁热外达之路，又以凉血清热之味，使郁开湿化热透，长期反复便血渐得治愈。

六、慢性胃肠炎

满某　男，40 岁。1985 年 4 月 4 日诊。

主诉：自 1977 年以来，脘腹胀痛、大便不畅，发热等经常反复发作，西医诊断为：肠炎、胃炎、痢疾等，先后用呋喃唑酮、青霉素、颠茄及中药胃气止痛，人参健脾丸等，均不见效。

舌红苔腻，根部略厚，脉按之弦滑有力，心烦急躁，夜寐梦多，一身酸沉无力，恶心、呕逆，脘腹胀痛，大便溏滞不爽，发热。湿热积滞互阻于肠胃，郁热内扰心神。化湿宣郁导滞，清透郁热。

苏藿梗各 10g 半夏 10g 陈皮 6g 厚朴 6g 大腹皮 10g 枳壳 6g
豆豉 10g 生山栀 10g 晚蚕沙 10g 水红花子 10g 皂角子 6g

3 剂。

二诊：1986 年 4 月 8 日。

上药服后，身热渐减，恶心、呕逆悉除。但仍心烦、急躁，夜寐梦多，一身沉重无力，腹胀、大便诸滞不爽，舌红苔腻，脉象按之弦滑且数。湿滞互阻，郁热未清，仍用化湿导滞方法，兼凉血清热。

前方去陈皮加白头翁 10g、槟榔 10g，6 剂。

三诊：1986 年 4 月 15 日。

药后症皆减轻，腹痛已除，仍觉烦躁梦多、湿滞未尽，郁热未净，仍宗上法，原方加减再进：

晚蚕沙 10g 皂角子 6g 豆豉 10g 生山栀 10g 竹叶 3g 丹皮 10g
黄连粉冲，2g 白头翁 10g 炒槐米 10g 木香 6g

6 剂。

服后已愈，1 年后经访，再未发作。

按：饮食不节，胃肠湿热积滞互结，湿滞黏腻，去之很难。湿滞不去，郁热内迫，轻可扰神，重则动血。必须化湿导滞，开郁以畅气机令郁热外达，才是图本之法。否则病无愈期。

七、前列腺肥大尿闭

许某 男，63 岁。1988 年 2 月 9 日诊。

主诉：1987 年 12 月 20 日，因突然大便下血住进某医院，经内科作全面检查，未见异常，后因注射阿托品，引起大小便不通，复用导尿管而致发热。热退后于 1988 年 2 月 4 日以"前列腺肥大"转入泌尿科，因病人体质差。暂不能手术，2 月 8 日出院。出院后，小便点滴不通，每夜里反复转侧不眠，病情急重，邀为诊视，舌红苔薄腻，脉象濡软，按之弦滑，胸闷、身肿，烦躁不眠，小便不通。湿阻热郁，三焦不畅。宣郁化湿清热，兼畅三焦。

杏仁 10g　苏叶梗各 10g　枇杷叶 12g　豆豉 10g　炒山栀 10g　佩兰 10g　半夏 10g　乌药 10g　白茅根 30g　大小蓟各 30g　防风 6g　炒荆芥 10g　冬瓜子皮各 30g

嘱服 2 剂。

二诊：1988 年 2 月 14 日。

上方服 1 剂，小便得通，夜小便量达半盆之多，周身觉轻松。继服 4 剂，小便虽通，但每夜尿次数多，尿道疼痛。经化验尿无异常，舌红根部苔腻，脉象弦，用清化痰热方法，兼以活血凉血、宣畅三焦。

第一方：杏仁 10g　前胡 10g　苏梗 10g　半夏 10g　乌药 10g　白茅根 30g　芦根 30g　苡仁米 20g　豆豉 10g　炒山栀 10g　琥珀粉 1 半，1g　羚羊角粉 1 半，0.5g　西洋参单煎兑入，2g

第二方：苏子 10g　冬瓜子 30g　皂角子 6g　山甲 10g　莱菔子 10g　白芥子 10g　赤芍 10g　僵蚕 10g　蝉蜕 8g　片姜黄 10g　丹皮 10g

上两方交叉服用，1 周后尿量正常，尿痛已愈。但仍尿频而细，又以上方加减，1 个月后经访小便正常。

按：膀胱虽为州都，但气化则水行。三焦阻滞，肺气不宣，湿阻下焦均致水道不通，虽西药利尿之品，但无济于事，取宣通水道方法，上、中、下焦同治，重用利湿之品，果然小便得通。小便通后以宣畅水道与化湿通络活血并用之法，以化湿阻，症渐缓解，此为治本之法。

何 任

论病本心肝，施治重祛瘀

何任（1920~2012），浙江中医药大学教授，国医大师

抑 郁 症

某 男，29 岁。就诊时间 2008 年 11 月 13 日。患者自初中始与其父亲关系紧张，情绪压抑，高考后离家求学，情绪方舒展。5 年前大学毕业回家参加工作，仍时常与父亲发生冲突；两年半前开始出现烦躁失眠等焦虑症状，并连渐加重，西医诊断其为"抑郁症"。近日精神疲软，走神多思，少腹作痛，故前来就治，观之舌下静脉紫暗，治拟祛瘀为先。

当归 10g　赤芍 20g　生甘草 10g　川楝子 10g　生地黄 20g　川芎 10g　枸杞子 10g　红花 6g　桔梗 9g　川牛膝 10g　焦山栀 10g　淡豆豉 10g　泽兰 15g　淮小麦 40g　红枣 30g

复诊：2008 年 11 月 27 日。患者以上方服用 14 剂后，焦虑症状明显减轻，自述仍有小便次数多等。四肢扪之发凉，原方加柴胡 10g，枳实 10g。

三诊：2008 年 12 月 25 日。患者上方服用 1 个月余，四肢转温，夜间睡眠明显改善，唯少腹仍时有胀滞及大溏薄。观之舌下静脉紫纹

转淡，拟益肾补气、安肠胃巩固治疗。

生地黄 30g　茯苓 30g　炒牡丹皮 10g　山萸肉 10g　山药 30g　泽泻 10g　太子参 30g　川厚朴 10g　白术 10g　苍术 10g　生甘草 10g　黄连 3g　桃仁 10g　砂仁 6g　大腹皮 10g　淮小麦 30g　红枣 30g

每日 1 剂，每剂 2 煎，上下午分服，服 14 剂。

嘱其放松心情，亦需与家人相互体谅。半年后随访，谓诸症皆不复发尔。

神经官能症

某　男，38 岁。初诊时间：2008 年 7 月 17 日。患者自述自高中时即畏寒，近年逐渐加重，夜寐不安并伴有盗汗，多次求医就诊皆未见效，西医诊断为"神经官能症"，就诊时正值夏令，仍穿羊毛衫。观之苔白舌质暗，舌下静脉紫暗明显，脉微涩不畅，拟以祛瘀和中为治。

当归 10g　赤芍 10g　白芍 10g　川芎 10g　生地黄 20g　桃仁 10g　红花 5g　柴胡 10g　枳壳 10g　生甘草 6g　桂枝 10g　川牛膝 10g　淮小麦 30g　红枣 30g

每日 1 剂，每剂 2 煎，上下午分服。

二诊：2008 年 7 月 21 日。患者服药 4 剂后，症状改善，夜间盗汗等症状减少，但仍有畏寒惧冷、大便溏等症状，效不更法，原方续服。

三诊：2008 年 10 月 27 日。患者上方续服 3 个月后，症状明显好转，自述现在每日熟睡 6 小时左右，无盗汗、畏寒等症状发生。诊之，苔薄脉微细，拟以益脾胃、和阴阳以治之。处方以六味地黄丸、四君子汤、甘麦大枣汤加黄芪、淫羊藿、鹿角霜、夜交藤共襄之，服 14 剂后随访，患者自述"业已康复"。

通过上述病案分析，何任教授治疗上有下列特点。

围绕心肝二脏，使用经方

心主血脉，藏神；肝主疏泄，藏血，心肝二脏在人的精神情志治疗中均具有重要的作用。故何任教授认为，《伤寒论》中治疗气郁厥证的四逆散、"虚烦不得眠、心中懊恼"的栀子豉汤，《金匮要略》中治疗百合病的百合地黄汤、"妇人脏躁"的甘麦大枣汤都是治疗精神类疾病的好方剂。何任教授对于妇女更年期出现的心烦不眠、情志不舒等轻症，用方亦用甘麦大枣汤为主，偏阳气郁滞者，配合四逆散；偏阴虚潮热者，辅以百合地黄汤。此法用药平和，既有良好的疗效，又不以峻烈之剂损伤正气，值得临床医生借鉴。

着眼病理产物，治法重在祛瘀

"百病多由痰瘀作祟"，抑郁症等精神类疾病多由气郁生痰，影响心神所致。《张氏医通》在谈到"不寐"原因时有云"有痰在胆经，神不归舍，亦令人不寐"，"久病多痰"。精神类疾病多与"主血脉之脏器"心、"藏血之脏"肝关系密切，故何任教授在治疗时非常重视理气化痰、活血祛瘀的作用。"郁证"患者和"神经官能症"患者的两方，均以桃红四物汤为基本方进行化裁，使瘀血去、痰浊清。心主神志，肝主疏泄，若二脏功能正常，则精神失常症状随之化解。同是泽兰一味，若二脏功能正常，则精神失常症状随之化解。同是泽兰一味，根据何任教授多年临床经验分析，除了祛瘀作用之外，还有行气等特别的疗效，亦值得同道探究。

分清标本缓急，注意思想引导

何任教授非常注意对疾病的"标"与"本"两方面进行治疗。比如治疗抑郁症等疾病时，起病之始以烦躁失眠为主，故治以宁心安神；待神智渐次安定，则其病之本肾虚之象方始显露，则用六味地黄丸益肝肾以收功——标本缓急，层次分明。

众所周知，精神类疾病，大多为情志刺激所致，很多病人留有心理创伤，何任教授面对这类病患时，总是鼓励为先，循循善诱，给予精神上的"安全感"和"归属感"，使病人树立良好的心态，从心理上根除疾病的影响，所谓"解铃还须系铃人，心病仍需心药医"，即是此理。

（整理　范雁沙）

颜德馨

化瘀净心醒脑，升清畅气安神

颜德馨（1920~2017），同济大学医学院教授，国医大师

尤某 女，40岁。2年前因春节劳烦过度，复受精神刺激，渐致精神失常，时而兴奋多言，时而整日嗜卧，多方求治，未见寸功，无法参加工作。诊见思维失控，时而兴奋，时而嗜睡，胸腹饱胀，嗳气频频，舌紫苔薄。此属血府有郁，治当清脑化瘀，以宁其神。

黄连 3g　石菖蒲 9g　柴胡 6g　赤芍药 9g　桃仁 9g　红花 9g　牛膝 6g　枳壳 6g　桔梗 4.5g　川芎 9g　生地黄 12g　丹参 15g　生甘草 3g

每日 1 剂，水煎服。

服药 14 剂后，思维渐复正常，精神亦振，舌紫唇暗未退，脉小数，瘀浊初化而未净，原方加生地黄（包）9g。再服药 2 周后，清脑化瘀，切中病机，神志已恢复正常，唇舌紫暗亦退，恢复工作。

活血化瘀，净心醒脑

从颜老调治此验案脉症可知，本证的病机关键是内有瘀血，心脉瘀滞，脑络瘀阻，神明不主。治宜活血化瘀、净心醒脑。故颜老在方中首先选用了赤芍、川芎、桃仁、红花、丹参、川牛膝等药物。赤芍味苦性微寒归经入肝，本品善下气、入血分，能散恶血、破癥积、行

血滞、通血脉、泄肝火、凉血热。《本草求真》:"赤芍与白芍主治略同,但白则有敛阴益营之力,赤则有散邪行血之意;白则能于土中泻木,赤则能于血中活滞。"川芎味辛性温归经肝胆,本品辛散温通,味清气雄,能开郁结、行气血、疏肝郁,且归肝入血,性最疏通,善行血中之气滞,通行十二经脉,能破瘀滞、通血脉、调经水。《本草汇言》:"川芎,上行头目,下调经水,中开郁结,血中气药……味辛性阳,气善走窜而无阴凝黏滞之弊,随入血分,又能祛一切风,调一切气。"桃仁味苦性平归经心肝,本品善入血分,能散瘀血、攻蓄血、活死血、破癥积、通心窍,净血热。红花味辛性温经心肝,本品辛散温通,善入血分,能散瘀血,活死血,通经脉、破癥积、为行血破血之要药。《开宝本草》:"性本温和,气亦辛散,凡瘀滞内积及经络不利诸症皆其专主。"丹参味苦性微寒归经心肝,本品降而行血,善入血分,能通血脉、化瘀滞、消癥积、调经水、去瘀生新,凉白宁心。《滇南本草》:"补心定志,安神宁心。治健忘,怔忡、惊悸不寐。"川牛膝味微甘微苦,性辛,归经肝肾,本品甘酸微苦,性善下行,能行血脉、消瘀血、破癥瘕、散恶血、通经脉,有引血下行之功。《本草经疏》:"走而能补,性善下行。"上述几味药物配伍,治中有养,攻中宜补,走上、畅中、调下,可活血化瘀,引血下行,净心醒脑。瘀去络通,窍清心净,神明复位,其症自愈。

升达清阳,调畅气机

从本验案脉症可知,其病机血瘀是关键,但气郁是病因。本病主要由情志所伤,肝气郁结,逐渐引起五脏气机不和所致,主要是肝、脾、心三脏受累以及气血失调而成。《丹溪心法》提出"六郁"之说,指出:"气血冲和,万病不生,一生怫郁,诸病生焉,故人生诸病，多生于郁。"元代，王安道《医经溯洄集·五郁制治》中说："凡病之起也，多由乎郁，郁者，滞而不通之义。"《证治汇补·郁证》提出："郁病虽多，皆因气不周流，法当顺气为先。"《医方论·越鞠丸》中说："凡郁病必先气病，气得流通，郁于何有？"因此，治疗不仅要祛瘀，而且要行郁。故颜老在方中又配伍了柴胡、桔梗、枳壳这三味药物。柴胡味苦辛，性微寒，归经脾、胃、肝、胆、三焦，本品体质轻清，气味俱薄，香气馥郁，性主升散，能行滞气、散结气、疏肝郁、清肝火、调胃肠、升清阳，尤善疏肝解郁。《本草正义》："约而言之，柴胡主治，止有二层：一为邪实，则外邪之在半表里者，引而出之，使还于表，而外邪自散；一为正虚，则清阳之陷于阴分者，举而升之，使返其宅，而中气自振。此外则有肝络不疏之症，在上为胁肋诸痛，在下为脐腹膜胀，实皆阳气不宣，本失调达所致，于应用药中，少入柴胡，以为佐使而做向导，奏效甚捷。"桔梗味苦辛性平归经入肺，本品辛开苦泄，宣散开提，能宣肺散邪，利气宽胸、祛瘀泄浊。《本草求真》："桔梗系开提肺气之药，可为诸药之舟楫，载之上浮，能引苦泄峻下之剂，至于至高之分成功，俾清气既得上升，则浊气自克下降，降气之说理根于是。"《重庆堂随笔》："桔梗，开肺气之结，宣心气之郁，上焦药也。肺气开则腑气通，故亦治腹痛下利，昔人谓其升中有降者是矣。"枳壳味苦辛微寒归经脾胃，本品气香味厚，性勇剽悍，走而不守，善泻胃实以开坚结，行瘀滞以调气机，能破坚结、消胀满、开痰癖、逐痰水、荡腑道、通便秘。《汤液本草》："枳实益气则佐之以人参、干姜、白术；破气则佐之以大黄、牵牛、芒硝，此本经所以言益气而复言消痞也。"《药品化义》："枳实专泄胃实，开导坚结，故主中脘以治血分，疗脐腹间实满，清痰癖祛停水，逐宿食，破结胸，通便闭，非此不能也。"三味药物如此配伍，清阳升则浊阴降，滞气开而痞满降，升降相宜，腑气通利、其症自愈。

清心泻火，醒窍安神

气机不畅，不仅可致心脉瘀阻、清窍被扰，而且久之可致痰瘀互结、痰火扰心、上蒙清窍、发为本证。故颜老在方中又配用了黄连、石菖蒲、生甘草三味药物。黄连味苦性寒归经心、肝、胆、胃、大肠，本品苦以降阳，寒以胜热，气味俱厚，清上泻下，直折火势，能清肺热，泻心火，涤血热，除湿热。《本草正义》："黄连大苦大寒，苦燥湿、寒胜热，能泄降一切有余之湿火，而心、脾、肝、肾之热，胆、胃、大小肠之火，无不治之。石菖蒲味辛性温归经心、肝、脾、胃，本品气薄清芳，味辛而温，一可开心窍、通心神、辟恶、利清阳；二可善辟秽涤痰而卫宫城，宣心思之结而通神明。"《重庆堂随笔》："石菖蒲，舒心气，畅心神，怡心情、益心志、妙药也。清解药用之，赖以祛痰秽之浊而卫宫城，滋养药用之，借以宣心思之结而通神明。"生甘草味甘性平归十二经，本品可益气补中，清热解毒，调和诸药。《药品化义》："甘草，生用凉而泻火，主散表邪，消痈肿，利咽痛，解百药毒，除胃积热，去尿茎痛，此甘凉除热之力也。"《本草正义》："甘草，味至甘，得中和之性，有调补之功，故毒药得之解其毒，刚药得之和其性，表药得之助其外，下药得之缓其速。"三药相伍，即可清心泻火，安神定志，又可化痰开窍，醒脑安神。心火得清，痰浊得除，清窍畅利，其症自愈。

综上所述，可以看出。颜老调治此证，诊察入微，辨证精心，立法严谨，用药巧妙。针对血瘀于内，扰乱心神，滞塞脑窍这一病机关键，断然用清代名医王清任血府逐瘀汤全方加石菖蒲以醒脑开窍，加黄连以清心安神。且全方辛香走窜，温和滑利，用量轻微，清灵活泼，极顺其肝木升发条达之性。因方证相符，浑然天成，故效如桴鼓，如此之沉疴痼疾，月内竟收奇功。

（整理　高尚社）

彭履祥

证审三端百合病，见微知著细论郁

彭履祥（1909~1982），成都中医药大学教授

几十年来，彭履祥教授对《金匮要略》所载各种古代病名及理法方药进行了反复的考察和临床验证，特别是对于一些后世探讨较少，易被一些医者所忽视的病种，更为重视。例如，彭老认为《金匮要略》所载"百合病"，就是临床常见的一种病证。尝谓："此病最多而人多不识耳。"实际上，西医学所称之神经官能症、癔病等，病程中的某些证型。正是属于百合病的范畴。对于此病，患者全身痛苦不可名状，医者则苦于症状捉摸不定，难于着手。彭老认为，只要掌握本病的特点，则辨认不难。经过临床观察和总结，他认为具备以下 3 点者，即可诊为百合病。

1. 症以心神涣散为主，如默默不欲言，欲卧不能卧；欲行不能行，欲食不能食，如寒无寒。如热无热，诸药不效，变幻无常。

2. 自觉症状极多，全身似病，苦恼万状，但客观体征极少，身形如和。

3. 头眩、口苦、舌红、尿黄、脉数为 5 项可凭之征。彭老还指出。切不要单凭一些变幻莫测、捉摸不定、有如神灵驱使之征，即诊为百合病。百合病的病机特点是心肺阴虚，邪少虚多，故养心肺之阴，清气分之热，为其治疗原则，一般镇心安神，和中补气或苦寒降泄之品

皆非所宜,甚至得药反剧,甚或吐利。《金匮要略》出百合地黄汤,为百合病之正治法。近十余年来,彭老诊治百合病甚多,轻者,2剂即可奏效;重者,守方10~20剂,亦可渐解而愈。

曾某 男,56岁。患者神情恍惚多年,中西医治疗不效,症见心慌不宁,劳动时情绪不定,欲动不耐动,欲行不耐行,心神涣散,情绪低落,烦躁易怒,睡眠不安,遂整日钓鱼养病。口苦口渴,小便黄,舌红赤少苔,脉弦略数。同时发生遍体瘰疹,甚似杨梅疮。询其起因,乃偶遇打渔人,吸其烟具后所致,顽固不愈。据证审因,乃心肺阴伤,里热偏盛,为百合病之典型者。方用百合、生地、知母、滑石等味,服10剂后,诸症略减,唯瘰疹如故。于原方加金银花以解毒。但1剂未已,翻胃呕吐,腹泻如水,荐次来诊。审其所由,恐系银花之寒伤其胃气,非百合病所宜。故再投初诊原方,吐利即止。守方20剂余,瘰疹隐没,诸症消失。

"郁证"的概念,源自《内经》,及至宋元,由陈无择所倡"七情说"、朱彦修强调"六郁"说之后,使郁证理论向狭义和广义两个方面各自发展。明清医学虽经不断探讨,试图统一,但始终未能取得合乎逻辑的一致认识。这种概念上的含混不清一直延续到现代,多数中医学者仍然把郁证看作仅指七情气郁。与《内经》五郁学说的病因、病机已相去甚远。至于血、痰、湿、食诸部,则往往另从血瘀、痰阻、湿滞、食积等病中各自论及。这样就把郁证与其转归混作一谈,使学者容易产生概念上的模糊,而于临床也难以把握。

彭老认为,人之一身,惟赖内外相应,五脏气机协调,气血津液流畅,升降出入不悖,是以百病不生。若由各种内外因素引起气血津液结滞不舒,迟留不畅,则可导致各类郁证的产生。彭老指出,郁证有"迟留不发""结聚而不得发越"的特点,而临床表现大多隐晦内蓄,复杂隐蔽,客观指标多非显而易见,患者自觉痛苦明显,莫可名状，医者则感到头绪纷纭，无从入手。临床所谓疑难怪病，多数指此而言。而《内经》所谓"郁极乃发"，即指一般郁证，未到"郁极"的程度，蕴蓄于内不得发越，呈现出迟留不发的征象。形容诸类郁气之结聚，有形而无质，散漫而不定，既不同于单纯表证之显现于外，又不同于里实已成之癥瘕积块。历来不少医家误认为郁证仅限于情志致郁范畴，故许多杂病出现的"郁而未发"阶段多被忽视。因循犹豫迁延日久，虽脉症怪异显现，但仍难于确诊。郁之既久，转归不一，或至极而作，明现于外，或成痨成积，形征于内，皆因郁致病，日趋沉重之转归。及至误药失治，百病丛生；虚实错杂，沉疴难起。由此可知，及早对其未发之郁，消患于未形，防患于未然，实系辨治郁证之意义所在。故而彭老尝谓："临床俗称疑难杂病，非指治疗之难，实言其辨证之难也。"

对于郁证的治疗，彭老总结了一整套系统的"开郁"措施。他认为，治疗郁证，要"必先五胜""各司其属"，辨明病位，虚实兼顾，治有分寸，适可而止。气血痰湿诸郁，往往彼此影响，既有各自侧重的区别，又有彼此相关的联系。彭老善于运用"诸郁之治，调气为先"的原则。盖气行则血行，气运则津化，痰湿血食诸郁之治，均须结合调气为法。

彭老治疗郁证，十分重视痰湿致郁的因素。他认为：郁多气结，气结则生痰湿，痰湿盛则气愈郁滞，痰与气往往相因为病，而痰湿致郁发病，在临床上的确多见，因而古人有"怪病多痰""百病皆生于痰"的说法。

段某 女，31岁。精神异常111天。症状加重并失语、小便失禁1天。1977年9月12日入院。患者素体健康，无精神异常史。病前1周，与人口角。8月28日，突觉心慌咽痛，经治2周，趋加重转来我院。经会诊，诊断为"病毒性脑炎"。入院时体温37.4度，脉搏72次/

分，血压正常，呼之有表情，但迟钝。扁桃体肿大，两乳房红肿，扪之灼热而硬，表情痛苦，臀及左踝褥疮，尿失禁，大便1日未解，瞳孔左大于右，视乳头略红，吞咽障碍。巴彬氏征右阳性，克氏征阳性可疑。电解质、肾功能、血糖皆属正常。白细胞 16×10^9/L，多核细胞 0.85，淋巴细胞 0.13。

脑脊液常规阴性。舌尖红，苔白厚腻，口气臭秽，脉滑略数。从气郁痰结论治，予以导痰汤加白附子、僵蚕、姜黄、黄连。经治7天，神志转清，能讲话、进食。上方加莱菔子，又服4剂，食量大增，乳痈及褥疮亦愈，血象正常。后以星附六君子汤加减服25剂，痊愈出院。1年后随访，情况良好。

刘惠民

癔病性木僵治验举隅

刘惠民（1900~1977），山东省名中医

刘老治疗神经精神系统疾病，虽偏滋补，但并非泥守施补；遇实证或虚实夹杂证，尤能在精确辨证、权衡虚实的基础上，果断大胆地应用大攻、先攻后补或攻补兼施等法灵活处理。

秦某 男，40岁。1956年5月16日初诊。多年来头昏脑胀，记忆力衰退。注意力涣散，睡眠时好时坏，有时劳累后心悸，偶有脉搏间歇等症状。曾于1950年先后到多处医院检查，发现有风湿性心脏病、动脉硬化症。自此，精神负担日渐加重。对自己疾病疑虑、恐惧、悲观绝望。近5年来，病情逐渐加剧，性情孤僻，偏执易怒，喜静少言，忧郁寡欢，对外界事物兴趣淡漠，有时神识恍惚，表情呆滞，反应迟钝，甚至别人不加提醒不知自己饮食。这些症状时发时止，长者可坚持数天后始逐渐恢复。1955年初，因阵发性心跳加快住医院治疗。入院后，严重失眠，甚至昼夜不能入睡，虽用大量安眠镇静剂亦只能短时入睡，醒时精神焦躁不安，不思饮食，上半身汗出，时发时止，大便秘结，数日1行，有时需借助洗肠或手挖排便，体质日渐虚弱。1956年4月中旬某日，患者突然僵卧于床，神识朦胧。两目凝视，表情忧郁，缄默不语，拒食不进，大便不行。诊为癔病性木僵，经用中西医多方治疗不见缓解。

乃邀刘老会诊。至时，病人僵卧不语已 10 天余，大便已 17 日未行。查患者消瘦，卧床不动，皮肤暗黄，枯燥乏泽，上半身有汗，似睡非睡，两眼凝视，表情淡漠，默然不语，气息低微。舌质红，舌苔黑燥无津，带芒刺，脉弦实滑数。检查不能合作。证属心肾两虚，肝郁气结，阳明实热，痰扰神明。治以清热豁痰，理气开窍，补肾养心清肝，滋阴润肠通便。

当归 12g　肉苁蓉 12g　熟地 15g　大黄 6g　胆星 6g　炒酸枣仁 36g　枸杞 12g　天竺黄 9g　石菖蒲 9g　柏子仁 9g　天冬 12g　钩藤 12g　芦荟 0.6g

水煎，温服。沉香 1.2g，羚羊角 1.2g，共研细粉，分 2 次冲服。

二诊：1956 年 5 月 17 日。服药 1 剂，神识稍清，两眼微动，已能伸舌动手，仍不能讲话，不进饮食，睡眠 4 小时。腹鸣、矢气较多，大便未通，舌苔褐燥少津，脉弦实而数，拟就原方加承气以峻下阳明热结，人参白虎清热存津。

当归 9g　熟地 18g　大黄 9g　胆星 9g　炒杏仁 9g　枳实 9g　人参 9g　生石膏 15g　炒酸枣仁 36g　枸杞 12g　天竺黄 9g　僵蚕 9g　橘络 12g　厚朴 6g　肉苁蓉 15g　芦荟 1.2g　玄明粉冲，1.5g

煎服法同前。另用清热豁痰、清心开窍、补肾、益气、平肝之品配制药粉 1 料，配合汤药服用。

犀角 4.5g　羚羊角 4.5g　猴枣 4.5g　牛黄 2g　琥珀 3.5g　全蝎 6g　马宝 6g　鹿茸 7.5g　人参 1.5g　麝香 1.2g

共研细粉，每服 2g，每日 3 次蜜调服。

三诊：1956 年 5 月 18 日。服汤药 1 剂，神识已清，恢复表情，欲言不能语，四肢已能活动，大便已通，下黑色质硬大便半盆余，臭味难当。舌苔已薄，脉弦实，数象已减。原方加补气养阴生津、宣利肺气之品。

炒酸枣仁 42g　人参 9g　石斛 12g　麦冬 15g　天竺黄 9g　瓜蒌仁 12g　橘红 12g　桔梗 9g　茯神 9g　川贝 9g　钩藤 12g　灯心 1.5g

煎服法同前。

四诊：1956 年 5 月 23 日。服药 5 剂，神识全清，四肢活动灵活，已能讲话但语声不清，能自进少许饮食，又大便 1 次，较前量少，上半身出汗较多，睡眠仍差，轻微烦躁。舌苔薄黄，脉弦，仍有数象。继以养心补肾，清热敛阴之法治之。

炒酸枣仁 48g　人参 9g　枸杞 15g　生石膏 24g　橘络 12g　覆盆子 15g　浮小麦 9g　灯心 1.5g

煎服法同前。

五诊：1956 年 5 月 28 日。药后已能睡 5~6 小时，出汗略减，表情较前丰富，四肢活动也基本自如，已能自动翻身。讲话口齿仍不太清楚，心烦，舌苔薄黄，脉弦细稍数。上方再加重养心清热之品。

炒酸枣仁 45g　柏子仁 9g　生龙齿 9g　益智仁 3g　黄连 1.2g　人参 6g　生石膏 15g　枸杞 9g　龙眼肉 9g　麦冬 30g　浮小麦 9g　覆盆子 2g　橘络 9g

煎服法同前。1956 年 10 月 16 日随访；服药 22 剂，并配服药粉。病情逐渐好转，精神已完全恢复正常，表情讲话已如常人，体力日增，已能起床轻微活动，睡眠仍稍差，食量较少，舌苔脉象正常。

本案符合"大实有羸状"的现象，故以攻实为主，补虚为辅，攻补兼施的治疗原则，先用攻结泻热存阴，再以补气生津养阴之法治之而收良效。

（《刘惠民医案》）

梁剑波

疏肝理气以开郁，补益心脾求固本

梁剑波（1920~2003），肇庆中医院主任医师

郁证的产生，总由七情所伤导致肝气郁结，心神失常，脾运失健，脏腑阴阳气血失调，五脏失养而诸症乃出。病变多涉及肝、心、脾三脏，从脏腑阴阳失衡进而演变出气、血、痰、食、湿、火"六郁"之证。

在治疗上则应当分辨脏腑虚实。实证多见于郁证早期，可出现郁而聚热化火，生湿生痰，多病在肝、心、脾、肺四脏；虚证多见于郁证后期，可出现血虚气虚，多病在心、肾两脏。此外，还有久郁致瘀的虚实夹杂证。根据前人经验和临床实践观察，郁证可按脏腑虚实进行辨治，其中，"疏肝理气，补益心脾"八字是治郁的基本法则。

早 期 实 证

1. 肝气郁结

因郁而肝气不舒，症见胸胁胀闷，甚或疼痛，头痛发胀，善太息，或不思饮食，时作呕吐，脉弦。可以遵"木郁达之"之理，用达郁汤为基础方治疗。处方：升麻、柴胡、川芎、香附、桑白皮、橘叶、白蒺藜。随症选加佛手、郁金、青皮以助解郁之功；或加白芍以

养血柔肝；或加苏叶、法半夏、旋覆花以降呕逆；或加鸡内金、山楂、神曲以消导。

2.心火上扰

因郁而心火内炽，症见口苦，心烦，不寐多梦，情绪急躁，大便秘结，小便短赤，脉细数。应仿"火郁发之"之理，用清心发郁汤治疗。丹皮、柴胡、远志、石菖蒲、淡竹叶、黄连、麦冬、郁金、葱白、甘草。

3.脾失健运

因郁所致脾失健运，常出现生湿生痰。

生湿者症见头重如裹，脘满而闷，四肢困倦，胃呆纳少；生痰者症见头目眩晕，膈上痰多，胶固难解，甚或喉间如有物梗塞，咳之不出咽之不下。脉多濡缓或弦滑。可据"土郁夺之"的原则，生湿者用理湿夺郁汤。苍术、香附、陈皮、春砂仁、绿萼梅、佩兰、枳壳、土茵陈、佛手、泽泻。生痰者用祛痰夺郁汤。处方：法半夏、陈皮、茯苓、竹茹、苏子、沉香、全瓜蒌、胆南星、桔梗、甘草。

4.肺气不宣

因郁而致肺气不宣，症见恶寒而不恶热，状如外感，即在夏天或春暖期间也多穿衣服。重裘厚被而仍有寒感，脉多紧弦。可遵"金郁泄之"之理，用宣肺泄郁汤。苏叶、黄芪、白术、防风、细辛、淡豆豉、香附、麻黄、桔梗、炙甘草。

后 期 虚 证

1.心营虚耗

因郁久而心营虚耗。症见精神恍惚不宁，悲忧不乐，自感心动过速，胸口绷紧，气短汗出，疲乏头晕，脉濡弱甚或结、代。治宜养心安神，调养气血，可用归脾汤化裁。如不寐多梦，可去当归加麦冬、五味子；心动过速，可加柏子仁、丹参、龙骨、牡蛎。如自觉五心烦热或低热，情绪变化日轻夜重，或入睡后时做恶梦，或虽能睡而早醒，醒后又复焦虑紧张，可用天王补心丹。如症状多在下午加重，甚或号哭发作，特别是女性患者，治宜补益心气，用合欢皮汤。合欢花或皮、党参、浮小麦、大枣、百合、益智仁、当归、石菖蒲、五味子、春砂仁、茯苓、甘草。

2. 肾阳不振

因郁而致肾阳不振，症见面目黧黑，四肢浮肿，小便短少，脉缓或虚弱。遵"水郁折之"之理，用温肾折郁汤。肉桂、丁香、白术、茯苓、猪苓、泽泻、木通、白蔻仁。

虚实夹杂证

气郁血瘀：久病出现气郁血瘀之证多见于妇女，症见头痛，胸胁刺痛，甚或午后潮热、心悸、月经不调，舌紫暗或有瘀点瘀斑，脉涩。偏重于气郁的治疗宜疏肝解郁，用丹栀逍遥散加青皮、香附、延胡；血瘀为主的治疗宜祛瘀通络，用旋覆花汤加味：旋覆花、新绛、生葱、当归、桃仁、丹参、郁金。使月经通畅后，病多缓解。

上述各证病情缓解之后，必须予以巩固治疗，可用养神补心丹。党参、茯苓、远志、炒枣仁、五味子、炙甘草、石菖蒲、当归、黄连、柏子仁、珍珠母、川贝母、桔梗、煅龙齿、莲子肉。众药共为极细末，炼蜜为小丸如绿豆大，朱砂为衣。每次6~10g，开水送服。

此外，对郁证的治疗，辨证要准，然后守方长服则效果自见。同时除使用药物外，还应结合精神、心理上的治疗，方臻全功。

陆某 男，48岁，1986年9月12日初诊。因借贷经营失利，债务难偿，忧恼成病。症见心烦易怒，胸胁胀满，夜寐乱梦纷纭，饮食不思，面红目赤，大便秘结，5日未行。舌红、苔黄厚而干，脉弦数有力。辨为肝胆气郁化火，兼阳明腑实。治宜疏肝泻火，通下腑实，先施龙胆泻肝汤化裁。

龙胆草15g 生地15g 山栀子12g 黄芩12g 柴胡12g 郁金12g 大黄后下，12g 枳实12g 甘草5g

每日1剂，连眼3天。药后大便已通，胸胁胀满减轻，已思饮食，但觉口苦，仍时发脾气，夜寐多梦，舌红、苔薄黄，脉弦有力。改用清心发郁汤。

丹皮12g 麦冬12g 柴胡12g 郁金15g 远志6g 石菖蒲6g 黄连10g 柏子仁10g 生甘草5g

再进5剂。精神安定，夜寐渐安，不复梦扰，胸胁已舒，食有甘味，舌红、苔白，脉左关仍弦。前方加龙齿（先煎）20g，白芍12g，服药15天。诸症悉除。1986年底随访未见再发。

王某 女，43岁，1984年7月16日初诊。

主诉：忧郁烦闷1年伴严重失眠4个月。患者为中学教师，因家庭不和渐致胸闷太息，精神恍惚，头晕气短，心悸自汗，近4个月来彻夜不寐，五心烦热，面容憔悴，悲甚欲哭，月事3个月未行，被迫缀教求医。舌红瘦、苔薄白，脉细。证属忧郁过度，心营虚耗。治宜疏肝解郁，养心安神，以合欢皮汤加减。

合欢皮15g 太子参15g 炒枣仁15g 茯神15g 郁金15g 浮小麦30g 大枣30g 珍珠母先煎，30g 百合20g 当归5g 石菖蒲5g 益智仁10g 五味子10g

每日1剂，服4天。

二诊：药后胸闷稍舒，心悸自汗减轻，他症状仍在，舌脉如前。病属重损心营，非重剂难以为功。故于上方加柏子仁 12g，丹参 15g，28 剂分 14 天服。早晚各 1 剂。

三诊：精神转佳，胸胁舒畅，谓有如释重负感，烦热已消，每晚能睡 3~4 小时。按上方再服半月，并嘱隔天以猪瘦肉或鸡肉 30g，西洋参 10g 炖服。

四诊：患者精神、饮食、睡眠、月经均已正常，前后判若两人，已返校任教，能出早操。嘱再服天王补心丹 2 瓶巩固疗效。

伍某 女，20 岁，1988 年 4 月 7 日初诊。患者平素性格内向，寡欢少言。3 个月前病起失恋，终日太息垂泪，忧思过度，渐觉胸胁胀闷，茶饭不思，家人百劝不解。就诊时神情呆滞，面色萎黄，月经逾期未至，乳房胁肋胀痛，少腹刺痛。舌淡红有瘀点，脉弦细涩。病属情怀不遂，气郁血瘀，虚实夹杂。治宜祛瘀通经为先，用旋覆花汤加味。

柴胡 12g　旋覆花包煎, 12g　赤芍 12g　生葱 10g　桃仁 6g　红花 6g　郁金 15g　全瓜蒌 15g　益母草 20g　炒穿山甲 10g　当归 10g

4 剂。

二诊：服药 3 天经血已来，初则色暗涩少，少腹阵痛，经血排出，胸胁乳房胀痛减轻，舌脉如前，嘱再服药 4 剂。

三诊：药后经行畅快，血色鲜红并已逐渐减少，胸胁痛楚也消，但仍精神萎顿不振，夜难成寐，思绪万千。瘀血一撤，郁证显露，改用丹栀逍遥散加味。

丹皮 12g　山栀子 12g　延胡 12g　柴胡 12g　柏子仁 12g　白芍 12g　甘草 5g　素馨花 10g　当归 10g　白术 10g　郁金 15g　茯苓 15g

以解郁调经兼顾，服 4 剂。

四诊：患者月经已净，夜能入睡，胃纳增多，间有头晕心悸，沉默少言，舌红、少苔，脉沉细。因病久心脾受累。故以归脾汤加郁金、延胡、白芍、炒麦芽之属，调治 2 个月告愈，随访至今未见复发。

《中国百年百名中医临床家·梁剑波》

薛　盟

治当养心调肝，方用甘麦大枣

薛盟（1917~2008），浙江省中医研究院研究员

　　甘麦大枣汤由甘草 3 两、小麦 1 升、大枣 10 枚组成，源出《金匮要略·妇人杂病脉证》，为汉代张仲景治"妇人脏躁，喜悲欲哭，象如神灵所作，数欠伸"的专用方。脏躁可能是精神系统疾患的古代病名，其症状与癫痫、癔病亦相近似，其不同之处，前者则猝然倒仆，神昏不省，醒后一如常人；后者则长期精神忧郁，或言语善恶不避亲疏，眩晕、不寐，发作无时等为其鉴别特征。仲景设此方，系本着"肝苦急，急食甘以缓之"的治则，以治妇科诸郁证。近年来，笔者以此作为基本方，改大枣为枣仁，随症加味，用于多种原因导致的痫证，疗效较好。

　　痫与痉厥是相连的，方书按其发作时突然昏仆，惊叫附声之状，分称马、牛、猪、羊、鸡"五痫"。病因有主痰、主风、主火、主虚，或由颅脑外伤后遗症所引起。凡气郁则痰迷，风胜则筋掣，火升则呕逆，血瘀气滞则昏厥，治疗均应与肝郁、肝风、肝火等相联系。痫证发病时间无一定规律，或一个月数发，或数月一发，发作前可有眩晕泛恶等预兆。苏醒后生活如常，但感神疲乏力，四肢疲软。此证与精神因素也密切相关。我用甘麦大枣汤加味，1984 年共治 37 例，大部分患者都获得长期稳定的效果，其中有 12 例一诊后即未再发。

沈某 女，21岁，工人。

素体阴血虚亏，患本证已2年，每月发作2~3次，多于夜间出现，自觉胸膺督闷。心悸怔忡，头晕，口干，手足抽搐，五心烦热，大便偏溏，饥不欲食。舌淡苔薄，脉沉细。此血虚不能涵木，肝强脾弱。拟和养中焦，疏肝镇痉。方用：

炙甘草10g 炒枣仁10g 辰茯神10g 辰麦冬10g 天麻10g 钩藤10g 淮小麦30g 丹皮9g 地骨皮9g 制胆星9g 石菖蒲9g 生黄芪20g 白益镇惊丸入煎，1粒

二诊：上方服10剂后，痫证未再出现，惟仍感眩晕，指端有时震颤，甚则四肢厥冷麻木，眠食略有好转，因去胆星、菖蒲、丹皮、地骨皮，加白芍15g、丹参15g、珍珠母18g、生龙骨18g、生牡蛎18g，坚持服药40剂余，诸症悉平。半年后，因患胆病复来就诊，询及旧疾，并未再发。

李某 女，32岁，工人。

1年前，因遭车祸，颅脑严重损伤，经杭州某医院抢救，先后手术2次，换置人造颅骨1块，在右前脑部留下瘢痕组织病灶1处。手术创口愈合后，时感剧烈头痛。伴阵发性眩晕，同时出现痫证，每月发作1次，昏厥不省人事，手足瘛疭，口泛涎沫。平日形寒肢麻，月经闭止已半年以上。

纳呆寐少，面色苍白浮肿，两眼直视无神，问诊时语言对答不清，记忆力衰退。苔黄腻，舌有齿印，脉弦迟。证属脑室痹阻，经络失荣，不仅络虚。脏气亦趋衰惫。亟宜养血息风，柔肝通络。方用：

炙甘草9g 川芎9g 蜂房9g 天麻9g 制首乌15g 石决明15g 枸杞子15g 炒枣仁15g 淮小麦30g 制全蝎5g 北细辛2g 当归20g 羚羊角粉吞服，0.6g 白益镇惊丸入煎，1粒

另配痫症镇心丸（中成药），每日晨晚各吞服1丸。

二诊：服上方 10 剂后，头痛眩晕缓解，手足抽搐消失，痫证轻度发作 1 次，2 分钟后即苏醒，本人几乎无感觉，再守原方续服 20 剂。

三诊：头痛眩晕小有反复，痫证发作周期延长，到时未发，经闭已通，气血有来复之机。此后多次处方，其配伍药物，有黄芪、沙参、芍药、菊花、牛膝、白术等，主要针对当时见症变通应用，2 个月来，本证已少发或不发。

应某 女，31 岁，职工。

患痫证已 12 年，近来发作较频，眼眶周围黧黑，面有痞瘕，左偏头痛，头晕，四肢抽搐，夜寐常有恶梦，喉间多痰，胸闷气逆，全身关节酸胀，口苦而干，舌有紫斑，脉细涩，此证为痰湿阻络，肝风化火内扰，所见痫证，乃虚痫也。宜柔肝养血，祛痰通络。方用：

炙甘草 7g　淮小麦 30g　炒枣仁 12g　秦艽 12g　炒白芍 12g　蜂房 9g　制苍术 9g　制胆星 9g　川芎 9g　制全蝎 6g　当归 15g　白蒺藜 15g　白益镇惊丸入煎, 1 粒

二诊：服药 7 剂后，痫证未作，头痛亦缓。但痰壅是恙根所在，去秦艽、全蝎、苍术、白蒺藜。加竹沥、半夏、制首乌、石决明，再服 7 剂。

三至五诊：服药如前，痫证迄无续发征兆，唯颠顶及手足时感麻木，并有腹胀便清现象，仍用甘麦大枣汤加当归、芍药、川芎、白术、木香、绿萼梅、左金丸 1 粒（入煎），连服 20 剂。

七诊后，目眶黑已消失，面痞瘕未除，因予本方合扁鹊三豆饮，协调肝肾功能。方用：

炙甘草 9g　稽豆衣 9g　绿豆衣 9g　炒枣仁 12g　淮小麦 30g　赤小豆 30g　生地 15g　熟地 15g　忍冬藤 15g　山萸肉 10g

服 15 剂后，痞瘕转淡以至消退。除肢节痹痛尚未根治外，余症全告瘥减，后停药观察，病情已臻巩固。

　　甘麦大枣汤甘平轻柔，药仅 3 味，用治诸疑难杂病，能小方见大效，似难令人置信，须知用药如用兵，仲景制方之妙，贵在以寡敌众，以精取胜。方中甘草为脾胃之药，能缓解寒热虚邪；淮小麦清心润燥，以益谷气；大枣温养中州，生津补血，但因性偏滋腻，难免助湿碍胃，故易以枣仁取养心敛肝之力专，收效尤著。笔者多年来，以奉方化裁，治疗各种类型痫证，颇感得心应手。而于其他内伤杂病，如神虚胆怯，夜寐不宁，癫狂躁扰以及老年性或妇女更年期出现的精神异常各症，用以综合治理，每获异曲同工之效。

聂惠民

气滞不通郁乃成，临证还仗柴胡方

聂惠民（1935~　），北京中医药大学教授

郁证，是由于气机郁滞不通所引起的病证。郁证的形成，《证治汇补》提出："或七情之抑遏，或寒暑之交侵，而为九气怫郁之候，或雨雪之侵淫，或酒食之积聚，而为留饮湿郁之候。"可见郁证有因外邪侵袭导致脏腑气机不通而成郁者，亦有因情志不遂、郁怒、思虑、悲哀、忧愁等七情所伤，导致阴阳气血失调而致郁者。从疾病形成的原因来看，郁证的含义有广义和狭义之分。广义之郁，如《医经溯洄集·五郁论》所说："凡病之起也，多由乎郁。郁者，滞而不通之义。"又如《丹溪心法·六郁》中指出："气血冲和，万病不生，一有怫郁，诸病生焉，故人身诸病，多生于郁。"可见从广义说，郁证是由于外在致病因素，导致了人体阴阳气血不和而产生的病变，其中以气机郁滞为先，气郁日久，由气及血，变证多端，所以病变的表现，可有气郁、血郁、痰郁、湿郁、热郁、食郁等六郁证候。狭义之郁，是专指由于情志不舒，气机郁滞所引起的病证，这类病证是内科常见病，多发病。从《伤寒杂病论》来看，致郁原因有二：一则由于外邪侵入少阳，居于半表半里，少阳属胆，与肝相表里，邪入则肝胆受病，脏腑气机不和故因病而成肝胆气郁；二则因情志所伤，肝气郁结，逐渐引起五脏气机不和而致郁证。

郁证的治疗，据《素问·六元正纪大论》指出："木郁达之。"《证治汇补·郁证》提出："郁病虽多，皆因气不周流，法当顺气为先。"因此，舒畅气机是治郁的总原则，所选之方可据证而定，其中柴胡剂可列为首选之剂。柴胡剂始见于《伤寒论》，是仲景用于治疗少阳证的主要方剂，具有解郁调达气机的功效，它包括小柴胡汤、大柴胡汤、柴胡加龙骨牡蛎汤、柴胡桂枝汤、四逆散等。本文主要讨论小柴胡汤、柴胡加龙骨牡蛎汤及四逆散治疗郁证的体会。

小柴胡汤

小柴胡汤主要用于少阳病证。《伤寒论》曰："少阳之为病，口苦，咽干，目眩也。"又曰："伤寒，脉弦细，头痛发热者，属少阳。"可见脉弦细、口苦、咽干、目眩是少阳病的主要脉症。此乃邪客少阳，病在半表半里，正邪相争，胆火郁遏，枢机不利而致，除上述证候之外，尚见往来寒热，胸胁苦满，默默不欲饮食，心烦喜呕等，合称"柴胡八证"，表现出一派胆热气郁之候。又因病常常影响三焦气机不和，故见证众多，如"或胸中烦而不呕，或渴，或腹中痛，或胁下痞硬、或心下悸、小便不利，或不渴、身有微热，或咳"等，兼证虽多，临床辨证只须抓住往来寒热，胸胁苦满，喜呕不欲食等一二个主证，即可遣方用药，故论中指明"伤寒中风，有柴胡证，但见一证便是，不必悉具"。小柴胡汤虽为和解少阳、疏利肝胆、通达表里而设，但其解郁利气，调达升降之机有良好的效果。方中柴胡善于疏肝，解少阳气郁，同时柴胡能"主心腹肠胃中结气，饮食积聚，寒热邪气，推陈致新。"更配伍黄芩苦寒清热，疏利少阳气机而起苦寒清降作用。生姜、半夏辛开散结，行滞泄满而利于解郁。人参、甘草、大枣甘补调中，益气健脾，脾土健旺，则有助于肝气条达，气机舒畅。所以诸药相辅相成，寒热并用，攻补兼施，即能疏利少阳枢机，又能条达气机升降，使内外宣通，气血运行，为解郁之佳剂。

解郁行经　妇人经闭有因七情内伤，肝气郁结不得宣达，以致气滞血郁，胞脉阻闭而致者。症见月经数月不行，精神郁闷不乐，心烦易怒，胸胁苦满，小腹胀满，脉沉弦。宜小柴胡合四物汤化裁，疏肝解郁调经。

余曾诊治一女患，30岁，因婆媳不睦，情志所伤，日久成郁，气郁及血而见月经不调，初则2个月行经1次，继则每月以黄体酮治疗，方可行经，日久病甚，乃致闭经3个月，伴有胸胁满闷，心烦易怒，夜卧难安，善太息，口苦咽干，不欲饮食，脉见弦细，舌尖红苔根部淡黄，治以疏肝解郁、和血调经。取小柴胡合四物汤加泽兰叶、桃仁治疗，服药1周，月经来潮，守方调治月余经行正常。此外本方用于治疗痛经亦获效满意。

解郁种子　情志不畅，肝气郁结，疏泄失常，以致气血不和，冲任不能资养，因而不能受精成孕。临床常表现为多年不孕，月经不调，常逾期而至，量少色暗，经前乳胀，胸闷而善太息，性情沉默，抑郁少欢，脉沉弦，治以解郁疏肝，养血益肾，宜小柴胡合四物汤化裁，余以此治疗多例不孕症，皆收满意疗效。

如女患，32岁，婚后曾孕一胎，因稍劳流产，而后断续4年，月经多四五十天方至，量少，色黑，经行腹隐痛，心烦易怒，胸胁满闷，脉沉弦细，舌尖红，薄白苔，证属肝郁不孕，治以解郁调经益肾之法，宗小柴胡合四物汤化裁。

柴胡10g　党参10g　黄芩10g　炙草6g　半夏10g　当归12g　川芎10g　白芍10g　生熟地各10g　淫羊藿10g　制香附6g

姜、枣为引，调治2个月，而受孕，足月娩一女婴，母子健康。

解郁通便　《伤寒论》曰："阳明病，胁下硬满，不大便而呕，舌上白苔者，可与小柴胡汤，上焦得通，津液得下，胃气因和，汗出而解。"本证不大便伴有胁下硬满，呕吐舌上白苔等，说明病缘于少阳枢机不利，津液不能下达而致，治疗用小柴胡汤，因为本方具有和解枢机，宣通上焦气分的作用，所以服药后，药到中病，上焦之气得通，则津液能敷布而下达全身，胃气亦能和调内外，胃气和则一身之气皆和，虽不通其大便，大便自通。据此用小柴胡汤化裁治疗便秘而收满意效果。

解郁利水　肝胆气郁，疏泄不利，则三焦不得通畅，导致决渎失职，而小便不利。症见小便短少，胸胁苦满，口苦咽干，下肢浮肿，脉沉弦等。此证以气郁为主，导致水邪停留，故治当开郁为本，疏导肝胆郁结，畅利三焦而小便得利，水湿始除，余治一妇女，时值更年期，两下肢浮肿，呈凹陷性，尿量减少，伴心烦胸满，时有胁下窜痛，性情急躁，脉沉弦细，舌苔薄白，查：尿常规无异常改变，此乃肝胆气郁，枢机不利，三焦气化不行，故以小柴胡汤加泽兰叶、茯苓等治之，服药数剂尿量增多，浮肿渐消而愈。

柴胡加龙骨牡蛎汤

本方首见于《伤寒论》，"伤寒八九日，下之，胸满烦惊，小便不利，谵语，一身尽重，不可转侧者，柴胡加龙骨牡蛎汤主之"。此为太阳表证误下，邪热内陷，三阳经均受邪，形成表里错杂，虚实互见之证。本条典型症状并不多见，临床表现常以少阳证兼烦惊等神志证为主，其中突出表现为惊恐不安，这是少阳气郁，胆火上炎，心神被郁所致。治疗以和解少阳，清肝胆郁热，而安镇烦惊。宜柴胡加龙骨牡蛎汤。

本方是小柴胡汤去甘草加桂枝、茯苓、龙牡、铅丹、大黄而成。以小柴胡汤和解少阳，疏利气机，清肝胆郁热，加桂枝、大黄、茯苓祛邪清热，利小便，使少阳气和，三焦通利；加龙骨、牡蛎皆取重镇，而龙骨偏于重镇安神，敛浮阳而止汗；牡蛎偏于益阴潜阳，软坚散结，二者相须为用，有益阴敛阳，镇静安神之功。

方中桂枝合龙牡、铅丹，能通心阳，重镇止惊，柴胡配龙牡，和解表里，镇摄而安神。去甘草之甘缓，以防留邪，庶可尽解。据《伤寒论类方》载："此方能治肝胆之惊痰，以之为治癫痫必效。"《伤寒论识》曰："此汤治痫狂，夜不得眠，喜笑不止。"可见前人早已用此方治疗郁证等神志疾病。

解郁安神 肝胆气郁，日久化热，上扰神明，而致不寐，症见失眠，恶梦纷纭，易于惊醒，并伴有胸胁满闷，心烦易怒，时时喜呕，默默不食，脉弦细数，以柴胡加龙骨牡蛎汤主治。余曾治一女患，38岁，1988年末初诊，失眠不寐，入睡困难，每晚须服安眠药物，方能入睡，病近一年，伴有心烦易怒，胸胁满闷，心情抑郁，善太息，脉弦细，舌尖红少苔，治以柴胡加龙骨牡蛎汤化裁。

柴胡 10g　黄芩 10g　胆星 6g　党参 10g　炙草 3g　生龙牡各 3g　茯苓 10g　瓜蒌 10g　香附 6g　珍珠母 3g　远志 10g　琥珀末 4g

睡前冲服，停服安眠药物。服药 6 剂，睡眠好转，守方调治月余，睡眠正常，伴随诸症消失，精神愉快。

临床观察，此类患者女性较多，用本方化裁治疗效果较好。并可酌加香附、瓜蒌、远志、珍珠母等理气安神之品，增强解郁镇静之力。又因铅丹多易中毒，故以琥珀末代之。

解郁定狂 癫狂多由七情所伤，五志过极，肝胆火旺，上扰神明，则神志失常。症见言语无序，喜怒无常，时哭时笑，甚则登高而歌，弃衣而走，脉弦有力，宜柴胡加龙骨牡蛎汤合癫狂梦醒汤化裁。目的在于增强疏利气机，清肝胆之热，解郁镇惊之力。但癫狂初期，宜去人参，恐其滋补滞邪，并以胆南星易半夏，更宜祛痰镇惊。

仇某 女，1973 年 3 月 9 日初诊。

数天前因与他人口角，遂致抽搐，抽时神志清楚，两手握拳，双腿屈曲，无尿失禁及跌伤现象，每次抽搐约一分钟，共发作 3 次。此后则现失眠难卧，甚则通宵不寐，喜怒无常，胡言乱语，疑心重重，怕别人毒死自己，食物、饮水皆需家人先尝试，而后自己方可食用。生活失去常态。某院诊为精神分裂症，治效不显，求治于余。诊见脉沉弦细，舌尖红，苔淡黄。病系肝胆气滞，郁而化热，灼津炼液成痰，痰气上壅，闭阻心窍，神明失常，发为癫。宗柴胡加龙骨牡蛎汤合癫狂梦醒汤化裁。疏方如下。

柴胡 10g　茯苓 12g　清半夏 10g　黄芩 10g　郁金 10g　生龙牡各 15g　白芍 12g　瓜蒌 12g　桃仁 10g　香附 12g　苏子 10g　木通 6g　炙草 6g

水煎取汁，朱砂 1.5g 分 2 次以药液冲服。

连进 4 剂，病始有减，惟心中烦闷，躁而不安，时时太息，夜难成寐，舌脉同前。宗前方以胆南星易半夏，另加夜交藤、远志等养心安神之品，疗月余，基本恢复正常，而后以琥珀利气丸、舒肝丸调理月余，恢复工作。追访 1 年，病未复发。

四逆散

四逆散证见于《伤寒论》："少阴病，四逆，其人或咳，或悸，或小便不利，或腹中痛，或泄利下重者，四逆散主之。"本证由于少阴枢机不利，阳气郁遏在里，不能透达于四肢，宣畅于内外而致，病机的关键在于阳郁，故临床表现以手足厥冷为主，并伴有或咳，或心下悸，或腹痛，或泄利下重等气机郁滞所引起的诸多兼症。四逆散由柴胡、芍药、枳实、炙草组成。方中柴胡和解枢机，升达郁阳，枳实行气破滞，与柴胡相伍一升一散，解郁开结；芍药甘草相合，调理肝脾，和血利阴；芍药柴胡相配，一收一散，助柴胡疏肝，且无伤阴之弊。四药合之，疏达郁阳，使气机宣畅。

解郁通阳　由于枢机不利，阳气郁遏在里，不能透达于四末而致阳郁之厥。症见手足不温或指头微寒之象，治当解郁通阳，条达气血，使阳气疏通而达于四末，其厥可解。

余治一女患，38 岁，素无病疾，唯常畏寒喜暖，手足不温，多厚衣厚被方能缓解，即使在夏天也须关闭门窗就寝，尤其感到两足恶风，常穿袜而睡，并伴有胸胁满闷，心烦而善太息等症，饮食二便尚可，脉沉弦细，舌质略红，苔薄白，根部淡黄，经多方检查未见器质性病变。服多种温阳益气药，效果不显。余宗四逆散化裁。

柴胡 10g　炒枳壳 10g　杭白芍 10g　炙草 6g　白梅花 6g　瓜蒌皮 10g　制香附 6g　黄芩 6g

上方共进 18 剂，诸症基本消失。

解郁定悸　素有"久郁心脾气结"之说。气郁日久，病及于心，导致心神失养，心悸不安。临床表现以手足厥冷，胸胁满闷，心悸心慌等症为主，治疗当以解郁为先，宣畅心脾之阳，待气机一畅，心得所养，悸动则安。常用四逆散加瓜蒌、党参、川芎、薤白等治疗，解郁定悸，疗效良好。如余治一女患，2 年前，自觉心慌心悸，短气，睡眠不佳，伴有心烦易怒。心电图提示：窦性心动过速，频发室性期前收缩，部分呈二联律，并见下肢浮肿，小便短赤，病属七情内郁，气机不畅，枢机不利而致心悸。治以调畅气机宣通阳气为主，兼以行水。取四逆散加猪茯苓、泽泻、川芎、泽兰叶、红参治疗，服药治疗三四个月，诸症消失，心电图正常，追访 2 年病未复发。

（实用中医内科杂志 1989 年第 3 卷第 4 期）

李某　女，29 岁。

主诉：精神抑郁，沉闷不舒 3 个月余，晨起烦躁不安，常悲伤欲哭，口中无味，有紧张、恐惧感。经前腹痛、腰痛，行经时有血块。舌淡红，脉沉细。曾轻生，现服用米氮平片。

柴胡 10g　黄芩 10g　法半夏 10g　太子参 15g　茯神 10g　炒枣仁 15g　郁金 10g　白梅花 10g　百合 12g　麦冬 12g　葛根 10g　天麻 3g　生龙牡各 30g　桂枝 2g

7剂，每日1剂，水煎服。

服药1周后，症情明显减轻，尤其是晨起烦躁不安之症状基本消失，本方略做调整，继服7剂，米氮平片减半。服后精神状态趋于正常。守方继服7剂，以巩固疗效。

按：情志疾患主要责之于肝，因肝主疏泄，性喜条达，人的情志活动正常，主要依赖于肝主疏泄功能的正常发挥。但心主神志，肺主治节，故心肺阴伤，亦可引起精神恍惚，行动失常，即所谓"百合病"。肝郁犯脾，脾胃失和，则口中无味；肝郁胆虚，则紧张恐惧；肝郁气滞，气血运行不畅，则经前腹痛、腰痛，行经时血块较多。本证之病机为肝郁气滞，心肺阴伤，导致精神抑郁。立法以疏肝理气、滋养心肺、佐以安神。方中柴胡、黄芩疏肝利胆、和解少阳；郁金、白梅花行气解郁、清心凉血；太子参配茯神、炒枣仁，益气养心安神，配百合、麦冬滋养心肺之阴，而百合、麦冬是治疗"百合病"的框架药。情志病的治疗从滋补心肺之气阴入手，实乃聂师受"百合病"证治的启发，并加以发挥的结果。葛根、柴胡升举清阳，使清阳上达于脑；法半夏、龙牡、天麻、桂枝降逆平冲，使浊阴下行，清阳升，浊阴降，清窍不再为浊阴所蒙，则精神恍惚、行为失常之证自可痊愈。

（整理　李献平　郭华，《中医药通报》2005年第5期）

高辉远

自主神经功能紊乱案

高辉远（1922~2002），中国人民解放军第三〇五医院中医科主任

丁某　男，52 岁。1991 年 10 月 18 日就诊。因情绪不稳定，近 5 个月来常有头晕头痛，且日渐加重，伴胸闷胁胀，脘堵纳少，惊悸烦躁，重则坐立不安，或时有心前区闷痛，少寐多梦，曾在北京某医院检查未发现异常，查心电图正常范围，血压不高。经服安定、柏子养心丸等药物，未见明显改善，特就诊于中医治疗，观舌质淡红，苔白稍厚，脉沉弦。高师四诊合参，辨析为肝郁气滞，肝阳上亢之证，治拟行气解郁，平肝潜阳之法，用越鞠丸加味。

苍术 10g　川芎 8g　香附 10g　栀子 8g　建曲 10g　菊花 10g　白蒺藜 10g　天麻 10g　白薇 10g　豆豉 10g

每日 1 剂水煎分服。连服 12 剂药后，头晕头痛，胸闷胁胀，脘闷纳少，惊悸烦躁等症减轻，但心前区闷痛，少寐多梦无著变，且又见脉律不整。再予上方去白薇，豆豉，加菖蒲 10g、远志 10g、夜交藤 15g，又进 12 剂，上述症状基本消失。1 年后随访，患者心绪稳定，精神爽利，身体健康。

（选自《高辉远临证验案精选》）

余无言

百合病临证偶识

余无言（1900~1963），北京中医药大学教授

劳动工人，重病之后，身体惫极，正元难复。其症状，一如《金匮》百合病条文所云：百脉一宗，悉致其病也。意欲食而不能食，常默然，欲卧不能卧，欲行不能行，饮食或有美时，或有不欲闻食臭时，如寒无寒，如热无热，口苦小便赤，诸药不能治，得药则剧吐利，如有神灵者，身形如和，其脉微数。且多一症状，音哑不能出声。经用百合地黄汤加味主之。四阅月始痊。

患者詹某，高邮人，为某厂之劳动工友，住中山北路建民村。于1954年春季，患生伤寒。其后病虽去，而身体惫极，正元久久难复。即有百合病之后遗症，此即西医所谓续发性神经衰弱症也。经医治疗，均无效果。后经厂医检验，云系钩虫为患，致体弱难复。即用杀钩虫之药及下药与之内服，孰意一下之后，不但体力愈不能支，且立增音哑，不能发声。詹君懊恼不已，深惧死期之将至。

时已至六月，詹之戚杨星候君，介就余诊。余细询病前之经过，更细察现在之症状，全盘与《金匮》中百合病之征象相同。惟多一音哑，为《金匮》所未有。且知为用下钩虫药而有此证。于此时也，不得不慎重考虑矣。盖病久体虚，不能速效。设病者信心不坚，或不能宽假时日，则必至中道更医，功亏一篑，所谓行百里者半九十也。乃

先以精神疗法，坚其信心。次告以必须半年之久，方可完全获效。并将《金匮》原文及诸家注解，以及余之《金匮要略新义》示之，期其必愈，坚其信医之念。

因遵仲景法，为之处方如后。计四易其方，均以仲景百合地黄汤为主，以加味之品为辅。连服两个月，较有进步，而喉音渐响。此时已至八月，新百合已下市。因令之再食新百合，每晨、夕各煮一碗，加白糖食之，以代点心。药则每连服三帖，停药二日。如此四阅月，遂完全告痊。

厂中见其病已痊愈，促其早日上工，病者犹有惧心，询之于余。余令其再休养一二月，厂方疑其狡猾，复令就厂医诊之，为之证明，乃为有效。讵厂医检验，仍谓其有钩虫，再度令服杀钩虫及泻下之药，病者勉从之。不料一服之后，泻下四次，而前症复作，全盘如旧，音亦复哑。厂中令改就上海市第十一人民医院诊之，医谓有梅毒之疑，病者力白其无，遂忿而出院。

复求余诊。余觉再度反复，不同前证。在无可奈何中，仍用前精神疗法，使病者去其惧心。再为之处方，依前加减，令其安心服之。迨服之既久，亦即缓缓收效。又凡三易其方，而渐痊愈。直至1955年6月，身体及声音乃全复常态。

此病之难治，若不依仲景经方，变而通之，其不濒于危殆者几希矣。盖此病之治，如战争后之破屋残垣焉，主在抚辑流亡，助其缓缓修补及建筑，不在于攻敌。盖此破屋残垣中，已无疾病之大敌也。今将诸方全案，列之于后，以破吾书之例焉。

1954年6月6日初诊劳工苦力伤气，加以病后失调，正元难复。消化则影响胃肠，喘息则累及肺脏，久久未愈。其间时轻时重，洵至神经衰弱，心绪不宁，坐卧失序。一如《金匮》百合病篇之所述，且经误下失音，此大虚之证也。拟方缓以图之，摒去思虑，知命乐天，乃有可为。

蒸百合四钱　生地黄五钱　带皮芪蜜炙，三钱　怀山药四钱　云茯苓朱衣，三钱　大麦冬三钱　红枣十枚　陈小麦先煎，一两

二诊：1954年6月27日前进百合地黄汤加味之方，渐有向愈之机。饮食较多，声音微响，面色亦较佳，惟大便干燥，此津液未复之故，不足为虑。拟方再求进步，佐以食疗。俟食复津回而便爽，则诸症可悉去矣。

蒸百合四钱　生地黄四钱　带皮芪三钱　柏子仁三钱　怀山药三钱　南沙参三钱　大麦冬三钱　陈小麦先煎，一两

三诊：1954年7月23日进剂渐见好转，面色较华，步履亦较健，惟声音尚未全复。近日来舌苔稍厚，中夹浊滞，大便仍觉不爽，拟方再求进步。

南沙参三钱　带皮苓三钱　肥知母三钱　怀山药三钱　带皮芪蜜炙，二钱　火麻仁三钱　土炒白术三钱　大麦冬三钱　杏仁泥三钱

按：此时新百合已上市，即令其日以百合煮烂，加糖食之，早晚各一次，故方中未用蒸百合。

四诊：1954年8月7日原为久病神经衰弱，经治之大见进步。惟近数日来，天气炎热，新秋尚有暑热之邪，胸中烦热痞闷，治当舍本治标。

香薷二钱　制夏二钱五分　槟榔三钱　神曲三钱　藿香三钱　蔻仁一钱五分　蒌皮三钱　苏梗三钱　花粉三钱　生姜两片　竹叶四十片

按：此方连服三帖，新感邪去。仍接服第三方，至十月初，而病愈音复。

1955年2月14日初诊客年重笃之百合病，即神经衰弱症，久病不愈。经用百合地黄汤加味方，渐见好转，约四阅月而愈。惟久病体弱，正元尚未十分恢复。近以他医谓有钩虫，用杀虫药及下药，病

又反复如初，又变失音。拟方再求合辙，惟一再药误，恐较前为难治耳。

蒸百合四钱　生地黄四钱　大麦冬三钱　远志肉二钱五分　朱茯苓三钱 带皮芪蜜炙，三钱　酸枣仁三钱　陈小麦先煎，一两

二诊：1955 年 2 月 28 日。进剂幸渐转平，夜眠亦较佳，饮食亦较多。惟两腿尚觉无力，大便软溏，喉音未复。拟方再求进步。仍宜摒去思虑，事事乐天，则更易见功。

蒸百合四钱　生地黄四钱　南沙参三钱　远志肉二钱五分　补骨脂三钱　淡玉竹三钱　酸枣仁三钱　朱茯苓三钱　带皮芪蜜炙，三钱　陈小麦先煎，一两

按：此方连服至四月底，体渐复元，喉音渐响。至五月中旬，音亦完全复旧。

气郁食滞哕证

少年气盛心愚，事非其罪，而被责打，午餐未毕，忍忿就睡。因之食滞中脘，气逆胸膈，发生呃逆，此《伤寒》《金匮》中之哕证也。五日不愈，询之大便未解。与以调胃承气汤加味方，一服而便利哕止。再剂而膈快胸宽，药未三剂，霍然而瘥。

丹徒人王炳臣者，住沪南大木桥之瓦平房中。此房地产乃其戚金君所有。王君儿女众多，贫不能自存，来沪相依。金君即令其住于平民村中，为之代收租金，以度其清贫之生活。时在抗战前一年之某日，王以收来之房租数元，置之案上屉中。至午饭完毕，再取时，已不翼而飞。问其妻彭氏及诸儿，皆云不知。王以长子大槐，已 18 岁，有窃取嫌疑，指为伊取。而大槐不承其罪，云：父事太烦，或别处遗忘。时其子午餐尚未毕，王在盛怒之下，饱以老拳，其子因气忿而睡

卧不起。迨至傍晚，即发生呃逆。初则时断时继，继则终日不停，非至夜间疲极睡去，则呃逆不能稍止。然间一二小时，又因忽发呃逆而醒。中经医疗，均未获效。病者苦之，而其父亦转怒为愁矣。

嗣乃延余诊治。既至病家，由王妻彭氏告余以详情，知由气郁为患。因察其舌，则尖虽白而根已燥黄。询其大便，则病五日，即五日未解。诊其脉，则微弦数。扪其肤，则微有热，按其腹，则痛而微满，他无所苦也。再索阅前医之方，则甲医用丁香、柿蒂，乙医用代赭、旋覆，然而均不愈也。因告王君曰："前方之所以不效者，非病邪为之，乃气郁为之，乃郁气夹停食为之，故其用理气降逆之药不效也。盖食后被责，肝郁而逆脾，脾虚滞于运化，脾气不输助于胃，故胃亦失职，而不能司消化之权也。治当疏肝醒脾以调胃，乃可愈矣。"因为之处方，以调胃承气汤加广郁金、春柴胡、焦白术、鸡内金四味。

一剂而大便畅解，呃逆即停，腹胀亦减。再剂则大便续解两次，膈爽而胸部亦宽，时时嗳气，渐觉知饥思食矣。令服薄粥三日，戒慎口腹，勿令其再反复也。病家遵嘱，而获痊愈。

然有为读者告者，即此方之治，并不神奇。在经方中，此常方耳，此常法耳。惜时医不读《伤寒》《金匮》，以致不解其理，不用其方。《金匮》呕吐哕病篇不云乎："哕而腹满，视其前后，知何部不利，利之愈。"今病者因气闷而致郁结，因停食而致不消，食气相搏，合而为病，且大便不解五日，此后部不利之证也。因以调胃为主，佐以疏肝醒脾，而成相需相济之功耳。用之果然有效，仲景岂欺余哉。

调胃承气汤加柴郁术金方

锦纹军　　元明粉各三钱　　炙甘草二钱　　春柴胡二钱　　广郁金三钱
焦白术　　鸡内金炙，各三钱

（《余无言医案》）

陈苏生

解郁疏肝活络饮，安神柴胡龙牡煎

陈苏生（1909~1999），中国中医研究院研究员，著名中医学家

诸病多生于郁

中医辨证特别注意疾病共性与个性的结合。个性的表现可以因人、因时、因地而异。共性正好相反，往往是某一个病种，或某一类疾病，甚至大多数疾病都具有的共同表现。抓住共性，对认识疾病本质和确定治疗原则有极大的意义。共性包括的范围越广，其临床意义也就越大。近年来，对血瘀证和活血化瘀的研究，就属此类。

先生在60余年的临床实践中苦苦探索，认为"郁"也属多种疾病的共性，提出"凡病多参郁，治郁当以调气为要"的学术观点，并经常以此来指导临床实践，治疗各种疾病，取得良好疗效。

先生认为，人体的脏腑气血津液，无一不在升降出入运动之中，故内在环境，当以气血和谐为根本，若气血和畅则百病不生，如有怫郁，则诸病蜂起。如元·王安道在《医经溯洄集·五郁论》中就说："凡病之起也，多由乎郁，郁者，滞而不通之义。"朱丹溪亦曾说："人身诸病，多生于郁。"（《丹溪心法·六郁》）。

气血津液是使人体脏腑经络保持相互联系的物质基础，流通于人

体脏腑经络之中，如环无端。如果发生郁滞，即可出现气滞、湿阻、痰凝、血瘀等病理现象。

"六腑以通为用"，前贤早有定论，不难理解。唯有对五脏之"藏而不泻"，人们常易误解，认为既然是要藏，就不存在通。实质上这个"藏"是相对"泻"而言的。"泻"是治疗不当引起的损伤，与"通"是两个概念。《内经·五脏别论》言五脏"藏精气而不泻"是指五脏藏精气宜充盈，有宜损伤。因此，不能把"泻"与"通"等同起来。况且医经对此也有明确论述，《素问·调经论》说："五脏之道，皆出于经隧，以行于血气。血气不和，百病乃变化而生"。《素问·热论》说"荣卫不行、五脏不通则死矣。"这里的"死"字表示了疾病的严重性。说明五脏之要，也在于通，五脏的精气不仅需要充盈，还要通畅无滞。《金匮要略·脏腑经络先后病》篇亦说："五脏元真通畅，人即安和。"更为明确地指出了五脏精气通畅的重要性。

人体五脏六腑气血津液的和畅，是怎样表现的呢？先生认为主要体现在气机升降出入的正常运行。《素问·六微旨大论》说："出入废则神机化灭，升降息则气立孤危。故非出入则无以生长壮老已，非升降则无以生长化收藏。是以升降出入，无器不有。"把万物的生长壮老已，都归结为升降出入运动的结果。居于气交中的人，也毫无例外地与天地相应，机体生命的一切活动，亦均以升降出入的运动形式出现。因此，人体的脏腑气血津液就是以这种运动形式反应各自生理功能的。如肺的宣发和肃降、脾胃的升清与降浊、心肾的阴阳既济、肝胆的疏泄与升降等，影响着全身气机的活动。精气由下焦向上，通过肝脾的升运，由心肺宣发全身，体现了向上、向外的特征；肺气的肃降、胆胃的和降、心气的下交、肾气的摄纳，又反映了向下、向内的趋向。为此古人把气机通畅看成是人体保持健康的必要保证。如朱丹溪提出"气血冲和，万病不生"，相反"一有拂郁，诸病生焉"（《丹溪心法·六郁》）。在外感病可表现为出入受阻，内伤病可表现为升降失常等等。戴原礼在《金匮钩玄》中说："郁者，结聚而不得发越也，当升者不得升，当降者不得降，当变化者不得变化，故传化失常而郁病作矣。"因此，气机障碍可以说是所有疾病的基本病理过程之一，而障碍的主要表现就是郁滞。

治郁当以调气为要

由于气血郁滞常见于各种疾病之中，因此《素问·至真要大论》强调治病要"疏其血气，令其条达，而至和平"。并根据五脏功能的特点，提出"达、发、夺、泄、折"五郁之治。《素问·六元正纪大论》所说："木郁达之，火郁发之，土郁夺之，金郁泄之，水郁折之。"意思是说：肝胆气血郁结者，应疏泄条达；心经有热者，该透发于外；脾胃壅滞者，宜消导下夺；肺气闭郁者，当开泄肺气；肾水停蓄者，须利水渗湿。故明代刘纯说："木郁达之谓吐越，火郁发之乃汗泄，夺土下利令无壅，金泄渗利解表同，水郁折之充逆尔，治之大体须明此。"（《医经小学·卷五》）实际上《内经》治郁不止此五者，"坚者削之，客者除之，结者散之，留者攻之，郁者抒之，上之下之，摩之浴之"之类，均属于此，关键是使气血通利。正是在这一思想指导下，前阶段兴起了血瘀证研究高潮，活血化瘀正作为通治之宝，在多种疾病的治疗中被广泛应用，推动了中医理论和临床的发展。

但是，另一方面也应当看到：气为血帅，气行则血行，气滞则血滞，气畅则津布，气郁则津聚，气在人体升降出入运动中居主导地位。因此，临床虽有先血瘀而后引起气郁者，但大都是先气郁而后引起血瘀，血瘀证多见于疾病的中后期，尤其是一些沉疴顽疾。而气郁证多见于疾病早中期，其发病范围比血瘀证相对要早要广，并更具共性。故朱丹溪创气、血、痰、湿、热、食六郁说，而丹波元坚氏认为"郁之为病，气郁为最"（《杂病广要·郁证》）。现在临床将黄芪、郁金、降香作为活血化瘀药来研究，也说明活血化瘀与调畅气机有不可分割的关系。因此可以说治郁实应首重治气，以治气为要。而此治气实质上是调气。

人体气机的活动都有一定规律，稍有抑郁也有其康复自愈的能力，先生称此为"自然疗能"。医者当应顺人体气机的活动规律，调整全力的盛衰，诱导上下，开合升降，解除各种郁候，使之恢复健康。尤其要注意发挥脏腑气机的功能。如治肺部疾患应注意气机的宣发与肃降，宣降正常，则津气通畅，呼吸调匀。如失宣肃则可出现呼吸不利，胸闷咳喘。脾胃为四运之轴，升降之根，升降正常，则水谷精微得以上输，浊气糟粕得以下降，如果脾胃升降失常，不仅水谷的运纳受障，五脏气机也受影响。肝胆有疏泄和降功能，如疏泄不足，生发之机被郁，即造成肝气郁结，女子尤为多见；如和降不足，升腾太过，又会造成肝气上亢，甚至血郁于上，使人薄厥，引起中风。心主血脉，全身的血都在脉中，依赖心气推动，濡养全身。如心气不足，势必出现气血瘀滞、气机不畅，与郁证更有直接关系。肾主摄纳气化，水液能在体内运行不息，除了心肺推动布散之外，还有赖肾的蒸腾气化，才能正常升降出入，使"水精四布，五经并行"。若肾气不足，气化失常，升降失司，就会造成水液停滞，气机失畅。若脏腑各自的生理功能得以正常发挥，则各种郁滞乃至各种疾病也就无从发生了。有见于此，先生从发挥脏腑气机的功能，亦即人体的自然疗能出发，针对"郁"在疾病中的共性，凭借多年的丰富实践经验，提出了"宣畅气血"法，拟就了"舒肝和络饮"，用诸临床以调气解郁而屡试不爽。

调气解郁的思路与方药

治郁须首重治气，治气在此实质上是指调气（如上所述）。然而治郁之调气究竟当从何着手呢？

先生认为，虽然郁有因病致郁（五气之郁）和因郁致病（情志之郁）之不同，亦即无论其为因为果，最终必然落实到具体的患者，亦即"人"的身上。盖疾病不能离开人体而独立。因此调气治郁归根到底是辨"人"而论治。经数十年之临床观察，先生认识到无论是因病致郁还是因郁致病，都往往影响到患者的食欲、睡眠和大小便。而这三大生活常规，正是人体健康的基本保证。调整这三大常规，也正是先生在临床实践中辨"人"论治、调气解郁的一大特色。盖食欲不但反映营养摄入的水平，同时也是病人对药物治疗能否接受的标志。因为脾胃是消化的主要枢纽，不论饮食或药物都必须经过脾胃的吸收、转输，才能发挥作用，机体才有生化之源。故而食欲的旺盛与呆滞，反映了体内气机之通阻情况。二便是人体湿浊糟粕之排泄出路，直接反映了脏腑运行的情况。二便通调则糟粕得以及时排泄，不利则可测知人体新陈代谢障碍。寐安则神佳，寐不安则神疲，中枢不能自我调节，元气尚且不能恢复，病何能愈？因此，郁虽有气、血、痰、火、湿、食、情志之不同，而先生治郁独倡"宣畅气血"法。在用药上，气分药多，血分药少；在方法上，升降通利者多而补益者少。其自拟之宣畅气血的经验方——舒肝和络饮，即意在通过斡旋人体大气，来保障人体的食、寐、便这三大基本生理功能。人体的基本生理功能不失常度，自然气血和畅，运行无碍。气血运行无碍，则诚如《医方论·越鞠丸》中所说："气得流通，郁于何有？"

当然，在宣畅气血的基础上，针对具体的病种及致病因素，选取对症之药亦是当予顾及的，亦即不可治人而忘病。至于郁之为病，因于情志者甚多，此类郁证除了药物之治疗外，精神治疗亦极为重要。正如《临证指南医案·郁证》所说："郁证全在病者能够移情易性。"故在临证时应关心患者之疾苦，做好思想工作，使之解除顾虑，树立信心。苟能及此，对提高疗效必定大有裨益。

舒肝和络饮

舒肝和络饮由柴胡、牡蛎、香附、乌药、郁金、菖蒲、苍术、厚朴、夜交藤、合欢皮十味药组成。此方贯穿了先生"病多参郁，调气为要"的指导思想，临床适应面广，用于治疗消化系统、神经精神系统、心血管系统、妇科月经不调等病证，均有较好疗效。

柴胡与牡蛎为本方主药。柴胡轻清，升达胆气，胆气条达，则肝能散精，而饮食积聚自下。牡蛎味咸性降，《汤液本草》认为"以柴胡引之，能去胁下之硬"。故二者合用，一升一降，能宣阳气之不达，阴气之不行，不但能宣畅气机，还有软坚散结、推陈致新之功。

香附行血中之气，《本草纲目》赞其为"气病之总司，女科之主帅。"此因气顺则血亦从之而和畅，因此妇科崩漏、月经不调均用之。乌药气中和血，《本草求真》认为："香附辛苦，入肝、胆二经，开郁散结，每于郁则妙；此则逆邪横胸，无处不达，故用以为胸腹逆邪要药耳。"二者合用，行气解郁的功效更为完善。

苍术开提中焦之气以升之，具斡旋大气之功。厚朴温中燥湿以下气，二药同用，健脾燥湿，使中焦大气升降之枢得旋，痰湿之郁得解。

郁金行气解郁，化痰散瘀。《本草汇言》谓"其性轻扬，能散郁滞，顺逆气，上达高颠，善行下焦，心肺肝胃气血火痰郁遏不行者最验。"石菖蒲开窍豁痰，理气活血，散风去湿，《本经》谓能"开心孔，补五脏，通九窍"，可舒心气而益心智。

夜交藤、合欢皮均有宁心、安神功效，但夜交藤有通络祛风之功，合欢皮有解郁和血之效，同用有通络解郁之功。

全方以气药为主，重在解郁除烦，调畅气机，使体内气血津液流通正常，纳欲改善，睡眠安稳，二便通调，为疾病治愈创造良好的内环境。

陈苏生先生积多年临床经验，拟开拓情怀，疏通气机，疏肝和络，宁心安神为法，拟制"舒肝和络饮""柴胡龙牡煎"方治疗，获效良多。

孙某 男，56 岁。1985 年 10 月 28 日初诊。数年来，患者因有所怀，莫能解脱，而情绪急躁，多忧善虑，多言烦懊，面色呆滞，脉来沉弦。《景岳全书》："下手脉沉，便知是气。"当开拓情怀，调理气机，疏肝和络，宁心安神。"舒肝和络饮"加味主之。

柴胡 香附 乌药 郁金 苍术 石菖蒲 枣仁各 9g 川厚朴 6g 夜交藤 15g 合欢皮 24g 远志 甘草各 4.5g 牡蛎先煎 淮小麦各 30g 大枣 7 枚

患者叠进前方 3 个月，面部滞气消退，脉来渐畅，心宁神安。续以原方增损，以资巩固。

按：本例患者情怀不舒，积久成郁，宗《内经》"木郁达之"之意，拟舒通气机，宣畅气血为法。《丹溪心法》云："气血冲和，万病不生，一有膹郁，诸病生焉。"方中柴胡、牡蛎、香附、乌药、苍术、川厚朴、郁金、石菖蒲调畅气机、宣通气血；枣仁、远志辛酸合用，养心宁神、解郁开结；夜交藤、合欢皮和血安神；淮小麦、甘草、大枣养心气、安心神。立法寓滋养气血于通导气血之中，不滋不腻，不峻不猛，旨在平调气血，使患者气血冲和、心宁神安，而症情日趋稳定，此稳中取胜之道也。

　　胡某　男，48 岁。1985 年 11 月 21 日初诊。患者失眠 4 年，久治不愈。长期情绪抑郁，或精神恍惚，困莫能支，或烦躁汗出。舌苔薄腻，脉沉细。常服镇静药，以求一时之安，此缘隐情曲意不伸，气血怫郁，神不内守之咎也。予"柴胡龙牡煎"加减治之。

　　柴胡　制半夏　枣仁各 9g　牡蛎　龙骨　磁石先煎，各 30g　紫石英　夜交藤各 15g　朱茯神　北秫米包煎，各 12g　合欢皮 24g　甘草 4.5g

　　上方服 30 余剂，多年失眠，竟得相安。

　　按："柴胡龙牡煎"旨在舒通气机，解郁安神。方中牡蛎性降，合柴胡之升，一升一降，以调畅全身气机。《内经》曰："抑者散之……此治之大体也。"龙骨、磁石、紫石英以镇心宁神；远志辛开，枣仁酸收，辛开酸收相济，亦寓调和之意；合茯神、夜交藤、合欢皮宁心安神。由于考虑多种石药，其性沉降，易伤脾胃生生之气，故用半夏、北秫米以和胃气。此方合动静、升降、开阖于一炉，对因郁而致长期失寐，神不内守，烦躁汗出者，疗效尚属满意。

　　上述两案皆为神志中病，治疗以舒通气机、安神宁心同用，其中尤其着眼于一个"舒"字。盖神志中病，大凡多由乎郁。郁者，气血结聚而不得发越也，心气为之不畅，肝气为之抑遏，神志异常，魂不守舍，或精神恍惚，夜不安寐，或急躁忧郁，多言烦懊，一言蔽之，皆"气滞"之病也，故均着眼于一个"舒"字。所谓"抑者伸之""郁者解之"。其意不外宣畅气血而已。随师门诊，领悟"百病多生于郁"，治郁以疏通气机为先，可谓临诊之一得也。

（陈玲娣，上海中医药杂志 1990 年 2 期 31 页）

冯世纶

郁证也见少阴病

冯世纶（1938～　），中日友好医院主任医师，经方名家

王某　女，47 岁。2010 年 3 月 24 日初诊。

患者系安徽人，专门来京找冯世纶诊病。自述主要需要解决两个病，一是多年的"抑郁症"，长期失眠，急躁；二是去年 2 月诊断出"类风湿关节炎"，周身关节疼痛，晨起手指僵硬。刻下症见：失眠（长期依赖安眠药），面色惨淡，郁郁不乐，时或急躁，恶风畏寒，阵冷阵热，手足凉，手心热，胁痛脘痞，背冷牙龇，手指近端关节疼痛、晨僵，肘、膝关节疼痛，腰痛，口中和，不喜饮。舌苔白，脉右细左沉细弦。辨六经属少阴病，辨方证属桂枝加附子汤加茯苓、苍术、生黄芪证。

桂枝 10g　白芍 10g　炙甘草 6g　制附子 10g　茯苓 15g　苍术 15g　生黄芪 15g　生姜 15g　大枣 4 枚

15 剂，水煎服。

2010 年 4 月 14 日二诊：患者面带喜色。诉说煎服中药无数，多为量大味劣、难以下咽者。而本次所服中药，量小易煎，且入口就感舒服，下咽入胃有全身温暖、舒畅的感觉。服用第 4 剂后睡眠就明显好转。刻下症见：汗出、恶风、畏寒明显减轻，关节疼痛减轻，胁痛、胃痞已不明显，仍口中和，不喜饮，但手心热、牙龇仍有。舌苔

白，脉细弦。上方制附子改为 12g，加生地炭 15g，防己 10g。14 剂，水煎服。

2010 年 5 月 5 日三诊：患者自述抑郁症状消失，睡眠基本正常，不需服用安眠药。刻下症见：汗出、恶风、畏寒俱不明显，胁脘不适，尚有牙衄，口中和，纳食可，二便调，关节疼痛、晨僵较前减轻。舌苔白，脉细弦。上方制附子改为 15g，生黄芪改为 18g，加党参 6g。14 剂，水煎服。

因路途遥远，就医不便，嘱患者上方服完后可在当地继续服用，关节不痛时停服。

传统对少阴病的认识，认为少阴病是外感病发展过程中阴证的较危重阶段，其成因有传经、直中两途，表现有少阴寒化证、少阴热化证、少阴阳郁证以及少阴经证等，证候为心肾阳虚，预后多有死证。冯世纶传承其老师胡希恕学术，以八纲释六经，多方求证，明确提出少阴病属表阴证，阴证之死多死于太阴而非少阴。冯世纶在《中国汤液经方》一书中就《伤寒论》第 7 条"病有发热恶寒者，发于阳也；无热恶寒者，发于阴也"指出："人体所患疾病在表的病证可概括为两类，一类为阳实热之体，正气相对旺盛，症状反应有发热恶寒者，为在表的阳证，也即太阳病；一类为阴虚寒之体，气血沉衰，反应有无发热而恶寒者，为在表的阴证，与太阳相对当指少阴病。"进一步明确："经方的少阴病是属六经的表阴证，即邪在表而呈虚寒一类证候者。"

桂枝加附子汤方证见于《伤寒论》第 20 条："太阳病，发汗，遂漏不止，其人恶风，小便难，四肢微急，难以屈伸者，桂枝加附子汤主之。"通常认为，本方证属于过汗后阴阳两伤而表未解者，仍属太阳病。冯世纶在《解读张仲景医学》一书中对本条的解读为，由于误汗，"使太阳表虚证还未解而陷入阴证少阴病"。同时明确指出："桂枝汤治太阳病即表阳证，桂枝加附子汤治少阴病即表阴证。"本方与麻黄附子甘草汤相对应，一治少阴病有汗者，一治少阴病无汗者。二方同用附子振奋沉衰，以治表证之陷于阴者，不同之处在于一方配桂枝以解肌，一方配麻黄以发汗。

本案患者"抑郁症"，当属中医"郁证"范畴。中医治郁理法方药极多，有治脏郁者，有治腑郁者，有治六郁者；有祛邪以治郁者，有扶正以治郁者，有平调以治郁者。而从少阴病论郁，用桂枝加附子汤治郁，实属少见论述。不过，笔者倒记起前贤有从太阳病论郁、用桂枝汤治郁者，可与本案合参，或许会有一番感悟。《经方实验录》中有如下一段论述："旧式妇女，缺少运动，抑郁不睦，始则气逆脘痛，纳谷不畅，自称曰肝胃气。渐至头晕、心悸，经事不调，成俗所谓贫血症。脉缓而无力或细小而数。萧瑟恶寒，冬日为甚。常投桂枝汤原方，服后如曝冬日之下，大便难者得润滑而下。"

本案初诊可谓"诸症百出"，患者主诉为失眠、关节疼痛，极易诱导医生从调理气血、解郁安神，或从祛风除湿、散寒通痹入手治疗。而冯世纶径直抓住其汗出、恶风、畏寒、口中和，直断为太阴病表阴证，选用桂枝加附子汤。同时加用生黄芪以加强实表之力，冯世纶常说"黄芪证是一表证"。左脉沉细弦，苔白，脘痞，考虑有寒饮内停，故加用茯苓、苍术温化寒饮。二诊考虑有饮邪化热，加用生地炭、防己以治饮热。诊治全然未去考虑"抑郁症"，而随着邪去阳回，饮除正复，营卫调和，气血流畅，郁证自解。不治病而病已愈，这也许就是方证对应的治病境界。

（整理　高建忠　余晖）

王翘楚

抑 郁 两 案

王翘楚（1927~　），上海市中医医院主任医师

陈某　女，58岁。

初诊：1994年8月8日。主诉抑郁胸闷2个月余。因情绪不畅，近2个月余来，心情抑郁，时悲伤欲哭，脘闷嗳气，汗多，口干，时有大便感，纳差，夜寐梦多，早醒于晨4时许，一晚睡4~5小时。苔薄少津、舌紫暗、脉细涩。肝郁气滞瘀阻。西医为抑郁症。中医诊断为郁证（肝郁气滞）和不寐（肝郁瘀阻）。治则疏肝解郁、活血安神。

炒柴胡10g　生龙骨　牡蛎各30g　郁金15g　枳壳15g　旋覆花10g　代赭石15g　苏梗15g　佛手15g　赤芍　白芍各15g　丹参30g　川芎15g　葛根15g　菊花30g　甘草6g

7剂。

医嘱：心情要开朗，做人要乐观，勿经常为繁琐小事而烦心。

二诊：药后抑郁脘闷减轻，心情较前平静，时头晕胀，易出汗，大便如常，苔薄微黄，舌暗红，脉细无力，再续前方出入。原方去佛手，加天麻10g、钩藤15g、生地10g，7剂。

三诊：心情平静，夜寐安，一晚睡7小时，抑郁心烦不明显，头不晕，汗出少，纳稍增，食入不胀，大便如常，苔薄，舌淡暗，脉细，再续前方出入。

炒柴胡 10g　生龙骨　牡蛎各 30g　郁金 15g　枳壳 15g　旋覆花 10g　代赭石 15g　苏梗 15g　佛手 15g　赤芍　白芍各 15g　丹参 30g　川芎 15g　葛根 15g　菊花 30g　生地 15g　黄芪 30g　知母 15g　甘草 6g

7 剂。

按：本例因肝郁气滞瘀阻，引起郁证，"木郁者，达之"，故治疗以疏肝解郁活血为主。方中柴胡、郁金、枳壳、旋覆花疏肝解郁；天麻、钩藤、龙骨、牡蛎、代赭石平肝解郁；赤芍、丹参、川芎、葛根活血安神；生地、知母滋阴柔肝；黄芪加强活血解郁之功效。全方疏肝平肝、气血同治，服药 3 周即见较好效果。

李某　男，59 岁，干部。

初诊：1997 年 12 月 15 日。失眠抑郁 1 个月。患者去年曾脑梗死 1 次，无留下后遗症。今年 11 月上旬再中，而住医院治疗 1 个月。头颅 MRI 示：右侧基底节 - 半卵圆区脑梗死。本次再中后出现言语欠利，左侧肢体活动受限，失眠加重，心烦不安，情绪低落，兴趣减退。仅睡 3 小时，大便干结。苔微黄腻，舌质暗红，脉微弦。BP：140/100mmHg。Holter 示：窦性心律伴房性早搏，个别伴室内差异传导，ST 改变与速率有关。患者素有高血压病史，常服苯磺酸氨氯地平片、盐酸噻氯匹定片等。

诊断为郁证、不寐；脑梗死后抑郁症。证属肝阳偏亢，瘀阻脑脉。治拟平肝潜阳、活血通络。

桑叶　菊花各 15g　天麻 10g　钩藤后下　葛根　川芎　郁金　菖蒲　焦山栀　赤芍　白芍各 51g　柴胡 10g　龙骨　牡蛎先煎　丹参　夜交藤　合欢皮　怀牛膝各 30g　远志 10g　净蝉蜕 6g　朱灯心 3g　羚羊角粉吞，0.6g

14 剂。

二诊（1997 年 12 月 22 日）：药后心情平静，能睡四五个小时，大便转软，日行 1 次，心烦减轻，左手活动尚不利。BP：130/100mmHg。药症相符，再进原方 14 剂。

三诊（1997 年 12 月 29 日）：服上药后第四天，因做高压氧舱，心情紧张，又烦躁不安，紧张时会发抖，BP：140/100mmHg。须原方去羚羊角粉，加淮小麦 30g、甘草 10g、白僵蚕 10g、灵磁石（先煎）30g，14 剂。

此后患者每周随访。1 个月后血压：115/90mmHg。心情平静、夜睡六小时。2 个月后，左手活动渐利。嘱：每日肢体功能锻炼，立春后可针药同治，巩固疗效。清明时随访，患者心情平静、睡眠平稳，肢体活动进一步康复，生活恢复正常。

按：脑卒中后抑郁，分属于中医学"中风"和"郁证"范畴。中风病因病机有风、火、痰、瘀、虚之分，其发病与肝风内动密切相关。而郁证又与肝郁相连，从临证分析，王师认为肝郁瘀阻最切中病机。西医对脑卒中的抑郁，其治疗往往仅针对抗抑郁治疗，疗效单一，也存在着较多不良反应。而中药平肝活血，既能治疗中风，也能改善中风后抑郁状态，两者兼顾，协定方中：桑菊、天麻、钩藤，平肝息风安神；葛根、川芎、赤芍、白芍、丹参，柔肝活血安神；柴胡、龙骨、牡蛎，疏肝镇惊安神；郁金、菖蒲，开窍解郁安神。尤其对风邪挟瘀阻络的语謇有一定疗效。诸药合用，共奏平肝解郁，活血安神之效。故平肝活血法对中风后遗症以及抑郁状态有满意的疗效，值得进一步研究探讨。

胡国俊

郁证失眠清金肃肺，降敛冲气以平奔豚

胡国俊（1946~　　），安徽中医药大学第一附属医院主任医师

清肃肺金治疗睡眠障碍

流行病学调查显示，慢性睡眠障碍的发病率在6%~30%之间，在我国普通成年人群中，睡眠障碍的发病率在9.2%~11.2%。大约有70%的抑郁症患者合并有失眠症状。失眠属中医"不寐"范畴，《内经》称之为"不得卧""目不瞑"。《素问·逆调论》有"胃不和则不得卧"的描述，首次从病因学角度阐述失眠。汉·张仲景将其病因分为外感和内伤两个方面，提出"虚劳虚烦不得眠"的论述。后世医家认为："人之寤寐，由心神调控，营卫阴阳的平衡协调是心神调节寤寐的基础。"胡师认为，临床上引起失眠的原因很多，其中情志失常，思虑过度导致失眠的现象较为普遍。喜怒哀乐等情志过极可导致脏腑功能失调，失眠与郁证有着相同的病理机制，郁证也可直接导致失眠。本着治病求本的原则，在常规治疗失眠不效的情况下，转而从郁治之，常可获效。

一、失眠与郁证之间的病理机制关联

《灵枢·本神》云："人或恚怒，气逆上而不下，即伤肝也。"暴怒

伤肝，肝失调达，气机疏泄失常，肝气郁结，气郁化火。气郁化火既可致郁，邪火又可进一步扰动心神，神不安而不寐。由此可见，肝气郁结在前，肝郁化火在后，这种先后顺序不仅是失眠之从郁论治的理论依据，也是失眠与郁证发病的共同病理机制之一。此外，《素问·举痛论》说："思则也有所存，神有所因，正气留而不行，故气结矣。"同时，《灵枢·本神》云："人忧愁思虑即伤也。"心神不宁，心虚胆怯，神魂不安，夜不能寐；正如《沈氏尊生书·不寐》所云："心胆俱怯，触事易惊，梦多不祥，虚烦不眠。"说明思虑伤心不仅可导致气机结滞，引发郁证，还可致失眠。

二、从肺治郁证不寐

《证治汇补·郁证》云："郁证虽多，皆因气不周流，法当顺气为先。"气机不畅为郁证之病机关键。关于郁证的治疗，后世医家多根据郁证的病机为气机结滞而从肝论治，药物常以"治当顺气为先"之疏肝理气，行气解郁之品为主，冀肝气舒畅，气机条达而郁证自解。张路玉治郁常云："治法总不离乎逍遥、归脾、左金、越鞠、四七等方，参究新久虚实选用。"然而，在临证过程中，运用疏肝理气，行气解郁之法治疗郁证效否各半，究其原因，郁证之气机结滞并非独由肝气不疏导致。《素问·脏气法时论》云："诸气者皆属于肺。""肺居高原，主一身之气，朝百脉"，可见肺在维持人体正常的气机条达方面有着重要作用。《内经·至真要大论》云："诸气膹郁皆属于肺。"《医述·郁》引楚季重云："所谓郁者，清气不升，浊气不降也。然清浊升降皆出入肺。使太阴失治节之令，不唯生气不升，收气也不降，上下不交而郁成矣。"道出太阴致郁之病机。人体气机之"清浊升降皆出于肺"，故疏肝理气，宁心安神不效时，转而从肺金着手，肃降肺气，不仅可以驯横逆之肝气，而且可冲和中土，助清气升，浊气降，上下交泰而郁证除。

郁证本身是一种情志疾病，同时也是引起失眠的一个病因。《丹溪心法·六郁》："气血冲和，万病不生，一有怫郁，诸病生焉。"说明郁与诸病的关系，郁可导致失眠；《症因脉治》云："心烦躁乱，夜卧惊起。"说明情绪不宁，夜寐不安。当前的社会不断进步和发展，人们的学习、工作节奏越来越快；生活、精神压力不断增加，由此引发的情绪不宁，心情怫郁等郁证引起的失眠也越来越多，从肺治郁证失眠，郁解而寐安，是治病求本的体现，也是对失眠辨证论治方法的一种补充。

荆某 女性，47 岁，2013 年 5 月 21 日首诊。临床以夜寐不安数月为主症，伴有神色疲惫，情绪怫郁，乏力，食欲差，嗳气，少言，口干不欲饮，舌淡红，苔薄白，脉沉细。院外曾服用西药地西泮、米氮平等治疗，收效甚微。胡师考虑患者病机为气虚脾弱，中气不举使然。拟方益气健脾，佐以安神之品治之。

黄芪 20g　白术 15g　茯神 20g　酸枣仁 10g　太子参 10g　黄芩 8g 知母 10g　夜交藤 15g　甘草 6g　柴胡 10g　肉桂 8g　天花粉 10g

每日 1 剂，共 7 剂。

二诊：患者夜不能寐，情绪低落，几有落泪，伴有头晕头昏，其他诸症未减。胡师再诊患者，追问其因，睡眠不好，整日抑郁寡欢，时有胸闷不适，脉舌同前，考虑患者失眠兼有情绪不宁，从新拟方自郁治之。

桔梗 10g　苏子 10g　旋覆花 10g　佛手 10g　郁金 10g　合欢皮 15g 酸枣仁 15g　远志 10g　茯神 15g

每日 1 剂，共 7 剂。

三诊：患者夜寐有时，笑脸逐开，食欲改善，乏力好转，头昏头晕消失。二诊处方去苏子，加用柏子仁 10g，继续服用 10 剂，复诊时夜寐已安。

按语：在此案例中，胡师先以益气健脾佐以安神之品罔效，后转而从郁治之，甚效。在诊治过程中没有运用疏肝解郁等常用方法，而是运用了宣降肺气之品，意在从肺治之。纵观该患者病证要点，气机郁滞为其病机特点，然结合临床，气机不畅并非肝气郁结所致，当为肺气不降引发。胡师正是据此处方用药，方中桔梗宣肺，旋覆花降气，一宣一降，共为君药，疏利肺郁之气；臣以苏子协同旋覆花降气，佛手理气，助气行而不滞；佐以郁金、合欢皮、酸枣仁、远志、肝神解郁安神。全方共奏行气解郁安神之效。

唐某 女性，52岁，2014年3月18日首诊。患者夜寐不安年余，近一周彻夜不能入睡，心情抑郁，胸脘闷满，不善言，终日唉声叹气，食无味，自觉心中烦热如火灼，卧不喜被，察之表情淡漠，面容憔悴，舌红，苔薄白，脉弦数。院外服用曲唑酮，氟哌噻吨美利曲辛片，逍遥散等药物治疗罔效。追问患者近来与爱人感情不和，时有口角，烦而欲发火。胡师诊后考虑患者久郁肺气郁滞，气郁化火而至郁而不寐，治当宣达华盖，散郁闭之气火。

麻黄 4g　石膏 15g　桔梗 6g　甘草 3g　生姜 2片

每日1剂，共5剂。

二诊：胸脘闷满，心中烦热如火灼症状消失，可以入睡，食欲增加，虽烦躁不安改善，但其精神状态较前萎靡，考虑其郁火久灼，气阴两伤，精神不振为其所致。再拟方：

生地黄 15g　玄参 15g　麦冬 10g　北沙参 15g　阿胶 10g　火麻仁 10g
合欢皮 20g　太子参 15g　甘草 6g　佛手 6g　茯苓 15g

每日1剂，共7剂。

三诊：服药后精神状态渐佳，面色红润，每晚可睡5~6小时，饮食正常。予以上方继服10剂。

按语：情志怫郁，气郁化火是郁证常见病因之一，也是引起不寐的病因。该患者气郁久而化火，失于宣散而内灼胸中，肺金定遭其戕害，太阴失宣发之令，则郁火无散撒之途，反扰心神而不寐。故首诊予麻杏石甘汤化裁以宣达华盖，发越玄府，疏散郁闭之气火。二诊时，患者虽可入睡，但精神萎靡不振，为气阴两伤之候，故予加减复脉汤调之。此案病机为肺气郁闭，华盖不宣，通过宣透华盖，郁闭之气火得以宣散，故胸脘闷满，心中烦热可消，郁而不寐亦解。

围绝经期抑郁治疗经验

围绝经期抑郁是指首次发病于围绝经期，以情绪忧郁、焦虑紧张为主要症状的症候群，属于情感性精神障碍。中医学对于围绝经期患者出现情绪方面障碍的描述较多。张仲景在《金匮要略》中将妇人无故悲伤描述为"脏躁"；将围绝经期女性心神不安等神经官能性症状描述为"百合病"；将妇人咽中如有炙脔描述为"梅核气"；此外尚有"奔豚"之气上冲胸的记载。《赤水玄珠》记载"梅核气"为"喉中介介如梗状"。以上临床症状均可作为围绝经期女性情绪障碍的躯体化表现。根据《素问》："年过四十，而阴气自半也，起居衰矣。"及《素问·上古天真论》曰："女子七七任脉虚，太冲脉衰少，天癸竭。"的理论基础，后世医家大多认为围绝经期抑郁与肾阴亏虚，肾精不足有关。现代中医学根据围绝经期抑郁的症候群特点，将其归属于中医"郁证"的范畴，认为其病因病机为情志所伤，肝失疏泄，肝气郁结，气机不畅等。

胡国俊教授认为，围绝经期抑郁的临床表现形式多样，症状繁多，但通常可以归纳为两大类。一类是以情绪焦躁为主，如烦躁不安，紧张焦虑，易生气激惹，甚或"撞客"发作；另外一类以情绪压抑为主，如情绪不宁，心境低落，暗自神伤落泪，默默不语，甚或呆若木鸡。病程中多伴有睡眠不安，梦多心烦，甚或脘腹胀满，心悸，胸膺不舒，自觉气上窜胸等症状。通过长期的临床探索，胡国俊教授认为围绝经期抑郁发病的主要病因是气机不畅，与肝、肺二脏关系最为密切。肝气郁结，肝郁化火在临床上主要表现为情绪焦躁，心烦不安，易激惹生气：肺气不宣则有悲伤落泪，情绪抑郁，或兼有胸膺闷满不舒的表现。临床上运用疏肝理气解郁，宣肃肺金、开降肺气等方法治疗本病，疗效颇为满意。

一、疏肝理气解郁法

林某 女性，52 岁，2013 年 10 月 13 日首诊。患者总感心烦易躁，情志不舒，易生气发火，时有脘腹胀满不舒，唉声叹气连连，口作干苦，食欲差，大便偏干，小便黄，舌质红，苔薄微黄，脉细。综合患者临床症状，肝气郁滞必为其发病之主要病因，且气机郁滞日久有化火化热之势，其心烦易躁为里热之证，脘腹胀满，大便干，小便黄为气滞日久化热入里之候，舌质可佐之。故投以疏肝理气解郁之方为之，佐以清解里热之品。拟方：

柴胡 10g　枳壳 10g　川楝子 8g　茯苓 10g　薏苡仁 20g　香附 10g 郁金 10g　远志 15g　黄芩 8g　淡竹叶 10g　泽泻 10g

每日 1 剂，连续服用 7 剂。

二诊：患者自觉烦躁不安好转，脘腹胀满消失，大便畅，食欲差稍有改善，仍有口干苦，舌质淡红，苔薄，脉细。考虑患者气机郁滞日久，火热之邪伤津耗液不可避免，加之运用芳香理气燥烈之品，此时阴液必亏，口仍干苦可佐之。故二诊时将原方去香附、川楝子、泽泻，加用天花粉 30g、太子参 15g、南沙参 15g，以减少燥烈之品耗阴，增养阴生津之味以顾护阴液，继续服用 14 剂。三诊时，患者情绪稳定，已无烦躁易激惹，口干苦消失，其他诸症也消散殆尽。

按语：多年的临床经验证实，围绝经期抑郁在治疗上应以调气为主要方法，尤其是围绝经期抑郁的早期和中期。此例患者以肝气不舒为主要发病原因，故应当先疏调肝气，肝气畅则郁解，火热之邪亦犹如被釜底抽薪，将自然消退。肝气郁滞甚或生热化火在围绝经期抑郁中的主要表现为情绪烦躁易怒，心烦意乱，或兼有脘腹胀满，胸胁不舒，临床上可运用逍遥散，柴胡疏肝散之类的疏肝理气之经典方剂，佐以清热之品，但是在治疗的过程中应注意顾护阴液，因郁证日久阴液必亏，且芳香理气燥烈之品长久运用也有耗津伤液之弊，临证时加用养阴生津之品一则是补亏损的阴液，二则是防止阴液过度亏耗以生他变。

二、清肃肺金，开降肺气法

洪某 女性，49 岁，2014 年 11 月 22 日首诊。患者爱人诉其近1 年来情绪低落，言语渐少，甚或终日沉默寡言，退休在家，很少外出，兴趣爱好大减，时有悲伤落泪，自诉胸闷张满不舒，喉中不清爽，欲咯咳，无痰；追问之有心烦意乱，对生活、家庭、孩子不满意；察之表情淡漠，形瘦神疲，面色晦滞，喜太息，有时呈无欲状，食少无味，夜寐差，便调，舌淡红，苔薄白，脉沉细。患者在院外治疗多次，中西药均有服用，但是疗效不显。察之病历，中药以疏肝理气之品为多。该患者为郁证无疑，然以往疏肝理气治疗无效，结合临床，考虑肺气不舒当为其早期之发病原因，因郁证日久，加之理气之品多有运用，目前必有阴液亏耗，其形瘦神疲，面色晦滞可佐之。故投以养阴润肺，清肃肺金之剂，以期肺金清则郁解。拟方：

枇杷叶 10g　黄芩 10g　桑叶 15g　菊花 10g　麦冬 10g　玄参 10g　南沙参 30g　百合 15g　知母 10g　川贝母 10g　生地 10g

每日 1 剂，连续服用 7 剂。

二诊：患者服药后，阴液亏虚之证候见好，以肤色润泽为主要表现，自觉咽喉清爽，胸闷好转，食欲有增，面色润泽，仍有情绪不宁，善太息。将二诊原方加用养心安神解郁之品，郁金 10g、酸枣仁15g、远志 10g、合欢花 15g，继续服用 14 剂。

三诊：患者精神状态好转，太息、胸闷消失，言语增多，饮食及二便正常，夜寐安，拟二诊方药再服 14 剂。

按语：该患者为刚刚绝经之女性，之前半年月经几无，其情绪怫郁发生于围绝经期，应属围绝经期抑郁。气机郁滞虽然为其病机，但结合临床仔细分析，其气机不畅主要为肺气不宣所致，故其在院外运用疏肝理气之品治疗罔效。然而该患者虽然为肺气不宣，但合并有阴液亏虚证候，因此在治疗的过程中主要予以养阴润肺之法，以期两全；单纯予以清肃肺金，宣畅肺气，恐不能获效。

降敛冲气治疗奔豚病

奔豚之名称最早见于《内经》，《灵枢·邪气脏腑病形》云："肾脉急甚为骨癫疾，微急为沉厥奔豚。"《难经·五十六难》云："肾之积名曰奔豚，发于少腹，上至心下，若豚状，或上或下无时。久不已，令人喘逆，骨痿，少气。"指出奔豚之临床表现是患者自觉有气从少腹上冲胸咽的一种症状。张仲景在《金匮要略·奔豚气病》中对本病的描述为："奔豚病，从少腹起，上冲咽喉，发作欲死，复还止，皆从惊恐得之，方用奔豚汤。""奔豚气上冲胸，腹痛，往来寒热，奔豚汤主之"。除了对奔豚进一步说明外，还创立了专门用来治疗该病的方药。

胡国俊教授认为，奔豚之病实为一症状，可表现于各种疾病当中，如西医学焦虑、抑郁所表现出来的躯体化障碍，心脏神经官能症，更年期综合征等疾病。中医学将之纳为郁证范畴。其关键病因为气逆上冲，与肝肺肾三脏关系密切。冲脉属奇经八脉之一，《素问·骨空论》："冲脉者，起于气街，并足少阴之经，挟肝上行，至胸中而散。"又云："冲之为病，气逆里急。"张锡纯《论冲气上冲之病因病状病脉及治法》云："冲气上冲之病甚多，而医者识其病者甚少。即或能识此病，亦多不能洞悉其病因，而施以相当之治法也。"说明他对冲气致病以及发病后的治疗方法有着深刻的认识。对于"冲之为病，气逆里急"胡教授认为因冲与肝、肾、肺、胃关系至为密切，故对"气逆里急"之病证，治本脏不应时，经投降敛冲气之法，可收立竿见影之效。然"冲气上冲之证，固由肾脏亏虚，亦多由肝气恣横"，且所涉脏腑不同，变生之症各异，是故所施方药也不一样。

刘某　女，49岁。近一年来，总感胸中似有气逆上窜，时或心悸心慌，之后便有面红烘热感，头汗淋漓，颠顶胀满疼痛不适，身热烦躁不安，口苦心烦喜饮，夜寐不安，时或夜梦惊醒。院外中西医治疗多次，效果不理想。此次症状再发，故来就诊，舌质红，苔薄黄，脉细弦滑数。考此患者院外多以疏肝理气解郁之品，或平肝潜阳之剂，收效甚微，故析其病因病机，降敛冲气之法不可或缺，拟以降敛冲气为大法，兼以平肝潜阳，佐以清热之品。

代赭石 60g　珍珠母 30g　石决明 20g　枳壳 20g　生牡蛎 30g　生龙骨 30g　玄参 20g　黄芩 10g　远志 20g　全瓜蒌 30g

1周后，患者症状稍有改善，胸中气逆上窜发作次数减少。守上方共服 30 余剂，病症去之八九。后稍增活血通络之品，病情一直稳定至今。

按：奔豚一证，皆为冲气上逆所致。因冲丽肝脉，肝气以下行为顺。此患者虽为肝阳上亢，痰热内蕴之病因，但冲气失敛，时时上冲，故有气逆上窜之感。肝阳上亢与冲气上逆合二为一，故见其病势重笃，单一平肝潜阳或降敛冲气肝不能使之收效，唯降敛与平肝合用方可获效。

癔症治疗经验

中医学无癔症的病名，但古代民间有相似症状的描述，如"祸祟""撞客"。清·莫枚士在《研经言》中明确提出"祸祟"邪气，"百病之因有八……三鬼神……鬼神之属，有冲击，有丧尸，有精魅，有祸祟。"撞即中也；客者，客邪气也，指祸祟邪气、鬼神邪气、秽毒邪气，非四时不正之气的六淫、疠气。撞客者，民间俗称"中邪"。中恶、客忤者等，首见于晋·葛洪《肘后备急方》。旧时因对该病的认识不深，受限于当时的社会文化背景，多认为本病为鬼神附体而导致神志不清，胡言乱语。现在看来，该病证实属明·张介宾在《类经》描述的情志病。

胡师认为，癔症发病以女性居多，临床表现形式繁杂，如歇斯底里；四肢抽搐，甚则口吐白沫；张口喘促呼吸；披头散发，胡言乱语；坐地打滚；或浑然倒地，不省人事状。虽然表现多样，但情志不遂或精神刺激为其主要机因。患者的发病本身虽然无五脏六腑之变，然癔症时久，亦可变生他病。最多见的为喘促过度以致阳虚气脱；汗泪俱下以致阴液不足。治疗的原则以心理疏导为主，要碍其面，顺其意，辅以药物暗示治疗或治变生之他病。切忌当面训斥或拆穿其演。

胡某 女，45岁，因院墙纠纷，与邻居争吵，之后喘促气逆发作，焦躁不安，突然昏仆倒地，呼之不应，急来就诊。察之披头散发，大汗淋漓，面色青紫，询之不语，上前拨其眼睑，则愈发紧闭，之后其突然张口抬肩，大口喘促呼吸。诊其脉弦细且数，舌淡。考虑其因与人发生纠纷，情绪受到刺激、肝气逆袭肺金，以致肺之肃降乏权，故遣疏五磨饮子合甘麦大枣汤为方，以求解郁降气缓急。又虑其症情较急，似有气奔虚脱证，予以：

党参 20g　代赭石 60g　沉香 3g　炙甘草 10g　小麦 30g

以期益气固脱，降气缓急。此外，加以心理安慰疏导、暗示。1 剂喘止汗敛。后予逍遥散合甘麦大参汤善后。

按：癔病之喘逆，多突然发病，患者情绪波动较大，病情难以迅速缓解，若患者持续张口呼吸，定会变生他病，阳虚气脱为其常见。病至气奔虚脱之时，宜人参、代赭石合用，以达益气，能引气归原，引人参补益之力下行，直至涌泉的目的。

（整理　曹士健）

姚培发

疏肝化瘀治郁证

姚培发（1921~1999），上海中医药大学教授

唐某 女，66岁。

初诊：1997年5月7日。主诉：喉中有异常感2年，加重2周。

2年来无诱因自感喉头有结块"咽之不下，吐之不出"，经常吐口水，吞食无障碍，曾在口腔科检查无病变，情绪易紧张。神清，情绪激动，咽（−），曾在口腔科检查无病变，情绪勿紧张。舌淡苔腻。脉象：脉细滑。实验室食管吞钡检查无异常。自主神经功能紊乱。

辨证分析属情志忧郁，肝郁气滞，湿遏痰瘀阻遏食管。中医诊断为梅核气（郁证肝郁气滞）。治拟调气疏肝、化痰渗湿。

桑叶 10g　杭菊花 10g　潞党参 10g　白术 10g　当归 10g　茯苓 15g　炙甘草 9g　香附 15g　六一散包, 10g　姜半夏 10g　天麻 10g　枸橘李 10g　绿萼梅 10g　怀山药 30g　黄连 10g　延胡索 10g

7剂。

二诊：1997年5月14日，药后喉中有异物感仍存，但时吐涎沫消除，苔薄白脉细代滑，气机调畅，水湿渐散，再守原法出入。原方加川芎 10g、红花 3g，7剂。

三诊：1997年5月21日，喉中有异物感明显减轻，精神转正常，苔薄白，脉细，痰气渐散，续用上方再进7剂，以图巩固疗效。

郁证初起，总属情志所伤，气分郁结，《证治汇补·郁证》提出"郁病虽多，皆因气不同流，法当顺气为先"，因此，姚老认为疏通气机为治郁证总的法则，早期疏通气机对于防止病情的发生发展，具有重要意义，临床治疗时，又应明辨虚实，实证以疏肝理气为主，虚证则以益气养血扶正为法。

董建华

气郁化火终为主，丹栀清泄并疏解

董建华（1918~2001），北京中医药大学教授，

工程院院士，著名中医学家

杨某　女，35 岁，工人，1984 年 4 月 9 日初诊。

头晕头痛，血压偏高，性情急躁，夜寐不酣，胸闷气塞，心慌，口干口苦，大便干结，苔薄黄，舌有裂纹，脉细弦略数。心肝火郁，肝阳上亢，耗伤心肾之阴，拟清肝育阴，镇心安神。

夏枯草 10g　生石决 20g　冬桑叶 10g　菊花 6g　钩藤 10g　生地 15g　山栀 10g　枣仁 10g　珍珠母 24g　制川军 6g　郁金 10g

6 剂。

二诊：服药 6 剂，烦躁、便结改善，夜寐好转，唯仍头痛头晕，胸闷心慌，生气后症状加重，苔脉如前。上方减清泄之品，加重疏解治郁。

旋覆花包, 10g　郁金 10g　香附 10g　白芍 10g　甘草 5g　琥珀冲, 3g　朱砂冲, 0.9g　钩藤 10g　生龙牡各 15g　地龙 10g　蜈蚣 2 条

6 剂。

三诊：药后诸症皆除，偶因感情激动而发头痛心悸胸闷，舌质暗，苔薄黄，脉弦细，再以疏肝理气，镇心安神治之。

旋覆花包, 10g　郁金 10g　丹参 10g　枣仁 10g　菖蒲 6g　远志 6g

钩藤 10g　生龙牡各 20g　柴胡 5g　山栀 6g　琥珀冲，3g

6 剂。

四诊：药后未再犯病，偶有心慌，疲乏无力，两腿酸软，舌苔薄，脉细弦。拟养心调肝，以图巩固。

浮小麦 15g　炙甘草 5g　大枣 5 个　太子参 10g　合欢皮 10g　生龙牡各 15g　旋覆花包，10g　郁金 10g　陈皮 6g　白芍 10g

6 剂。

陈某　女，49 岁，工人，1984 年 10 月 22 日初诊。

头晕 1 个月余，初为阵发性，近转为持续性头晕，伴恶心、呕吐，步态不稳，月经量少，口苦，舌尖红、苔薄黄，脉弦。肝郁化火上逆，胃失和降，拟清肝解郁和胃法。

丹皮 10g　山栀 6g　当归 16g　白芍 10g　柴胡 6g　茯苓 12g　半夏 10g　陈皮 10g　枳壳 10g　生姜 3 片　薄荷 3g

6 剂。

二诊：药后症情有所改善，苔脉同前。原方去薄荷，加珍珠母 20g。6 剂。

三诊：头晕好转，情绪仍急躁，烦闷欲哭，夜间幻听喊叫，甚则夜游，舌暗，尖红苔灰，脉细弦。再以宽胸解郁，安神定志。药用：

旋覆花包，10g　郁金 10g　香附 10g　浮小麦 15g　炙甘草 3g　生龙牡各 15g　远志 6g　菖蒲 6g　琥珀冲，3g　茯苓 10g　芦根 20g

6 剂。

四诊：服药 6 剂后精神好转，走路平稳，夜间亦不喊叫，仍有头晕呕吐但不著。月经将潮，当再疏肝解郁，理气通络，佐以益肾调经。

柴胡 9g　白芍 10g　香附 10g　当归 10g　郁金 10g　绿萼梅 10g　川芎 6g　熟地 10g　桑寄生 10g　牛膝 10g　生龙牡各 15g

6剂。

五诊：药后精神已基本恢复正常，寐好，但食后欲呕，舌暗苔薄，脉细弦，再以疏肝通络安神、和胃降逆。药用：

柴胡6g　法半夏10g　黄芩10g　郁金10g　香附10g　丹参15g　当归6g　赤白芍各6g　陈皮6g　佛手片6g　绿萼梅6g

6剂。药后症情平稳，上法稍作加减，调理至愈。

按：郁证妇女多见，大多由于七情刺激，情志失调，而使肝气郁结，心气不舒，进一步可导致气血阴阳失调。其中肝气郁结是最基本的病因病理和临床表现。病变脏腑以肝、心为主，还可涉及胆、脾、胃、肾、女子胞等，病理初在气机失调，或气郁化火，再由气及血，气血不畅，病久伤及心肾，甚至延成虚劳。正如清·林珮琴所说："七情内起之郁，始而伤气，继为及血，终乃成劳。"郁火扰动心神，心血亏耗，神失所养，尚可表现为"脏躁"。

上述两例，初起均以气郁化火为主要病理表现，经用夏枯草、丹皮、山栀、桑叶、制川军等清泄之品，郁火既清，则以肝郁气滞、心神失养为主要表现。董老一般多用旋覆花、郁金、香附、绿萼梅、柴胡等疏肝解郁，以枣仁、远志、菖蒲、茯苓神、合欢皮等养心安神。若心神失养，多配甘麦大枣。心神不安常配珍珠母、生龙牡、朱砂等重镇。病久入络，多加丹参、琥珀，影响冲任的，加当归、赤白芍、川芎等。药治以外，董老还很重视精神治疗，治病与治心结合，使患者怡情自乐，宽怀调养，以提高疗效。

（整理　江杨清）

裘沛然

郁 证 案 说

裘沛然（1917~2010），国医大师

裘教授对中医学术反复揣摩，对中医各家学说深入钻研，有颇多创见；其临床思辨方法独具一格，擅用仲景经方，善于灵活变通，在治疗疑难杂病顽症方面，有非常丰富的经验。笔者跟随恩师裘教授30多年，侍诊左右，亲聆教诲，领悟颇多，获益匪浅。今撷其验案数则，整理总结如下。

张某 女，30岁。

初诊日期：2006年1月26日。因情志抑郁、失眠2年，加重月余而就诊。患者2年前患皮肤湿疹，久治未愈，导致精神紧张、忧愁、失眠，当地医生诊为抑郁症，口服抗抑郁西药（具体用药不详）3个月好转，停药后6个月而复发，继服抗抑郁药6个月未明显缓解，于2005年12月症情反复、症状加重，失眠严重。慕名到上海，手捧《裘沛然医论集》一书到裘老门诊处求诊。

刻诊：心悸、胸闷，精神易紧张，情绪低落，夜寐不安，仅能睡眠2~3个小时。经当地中医治疗后能安睡4~5个小时，并伴有神疲乏力，眩晕头胀，纳食不馨，月经愆期，40~50天经行一次，量少，大便正常。舌边尖红，苔薄，脉细少力。此肝气郁结，郁而化热，心失所养。治宜益气养阴、疏肝解郁、清心安神。

炙甘草 18g　桂枝 18g　麦门冬 18g　西红花后下，1g　黄连 9g　生地黄 30g　生龙骨 30g　生龙齿先煎，30g　生牡蛎先煎，30g　常山 9g　茯苓 12g　茯神 12g　郁金 15g　党参 18g　生姜 6g　大枣 7 枚

水煎服，每日 1 剂，服 7 剂。

嘱心情放松，生活有规律，每天散步活动，避免劳累。

二诊：2006 年 2 月 9 日。服上药 7 剂，睡眠质量明显好转，每晚可入眠 6 小时左右，精神逐渐振作，信心大增；仍有心悸、胸闷，容易紧张，偶有恐惧感，舌边尖红，苔薄，脉细。上方去郁金，加煅磁石(先煎)30g，川芎 15g，桂枝改为 20g。水煎服，每日 1 剂，服 14 剂。

三诊：2006 年 2 月 23 日。服 14 剂后夜寐转佳，仍有精神紧张感，神疲乏力，舌暗红，苔薄，脉细。上方续进 14 剂。

四诊：2006 年 3 月 4 日。夜寐时好时差，仍有心悸和恐惧感，倦怠乏力，纳食欠馨，经期已过 40 天，未见经汛，舌暗红，苔薄微腻，脉细少力。

野山人参 1g　左牡蛎先煎，30g　生龙骨 30g　生龙齿先煎，30g　藿香 15g　紫苏梗 15g　阿胶烊冲，9g　炙甘草 20g　川桂枝 24g　生地黄 30g　常山 10g　麦门冬 18g　五味子 9g　广郁金 15g　益母草 30g　丹参 20g　淡干姜 15g　生姜 4.5g　大枣 7 枚

再服 14 剂。

五诊：2006 年 3 月 19 日。神疲乏力明显改善，行走明显感觉轻松，恐惧、紧张心理进一步好转，心悸亦较前大为改善；近有干咳，寐中有恶梦，偶有胸闷不适，纳食一般。药后 7 天经汛至。舌暗红，苔薄，脉细较前有力。

上方去龙骨、龙齿、五味子、藿香、紫苏梗，加云茯苓 15g，全当归 18g，川芎 15g，酸枣仁 20g，细辛 9g。服 7 剂。

经 2 个月中药治疗，抑郁症已基本治愈。因月经失调，经期愆迟，

婚后 3 年未孕。故治宜调经补肾、益气养血、疏肝解郁为主。

按：郁证多由情志不舒，气机郁滞而致病，以心情抑郁、情绪不宁、胸腹满闷、胁肋胀痛，或容易紧张、焦虑忧愁，易怒易哭，或咽中似有异物梗阻等为主要症状。郁证属于心理疾病，躯体症状繁多，用药难以速效。加上患者往往对疾病过于恐惧，或悲观失望，使症情更为复杂，加重了患者的心理负担。治疗这类疾病，裘老强调在用药的同时，一定要帮助患者解决其心理问题，所谓"治郁先治心"，所以一边要强调坚持服中药，一边要耐心劝导，嘱其放宽心，此病并不难治，只要医患配合好，一定能够治愈，医生要非常有信心地表明此病一定能治好，此举非常重要，能为患者建立信心和决心，加之用药对证，多能取效极佳。

根据本患者的症情，治以益气养阴、养心安神的炙甘草汤加减为主方，裘老指出：炙甘草（20g）与桂枝（24g）用量大。若用量小则疗效欠佳，效果不显著，加用常山，取其有镇静安神之功，此乃裘老的经验和特长。第二诊以后，加灵磁石是增强养心安神之力，加川芎取活血理气之效，加用阿胶与益母草配合，是重在养血调经；加用野山人参意在大补气血，加细辛为治咳嗽之良药。本患者前后治疗 2 个月，抑郁症完全治愈，患者心情怡悦，精神振奋，寐安纳佳，生活正常。久未见面的亲朋好友遇见她，都称赞道与以前是判若两人。

抑郁症愈后裘老又为她调经养血治疗近 1 年，月经恢复正常。2007 年 9 月获悉已有身孕，2008 年 5 月生子，现母子均健康。

（整理　李孝刚）

张学文

菖蒲郁金平焦虑，天麻钩藤亦良方

张学文（1935~　　），陕西中医药大学教授，国医大师

中西医对焦虑症的认识

西医认为焦虑症，是神经症这一大类疾病中最常见的一种，以焦虑情绪体验为主要特征。可分为慢性焦虑（广泛性焦虑）和急性焦虑发作（惊恐障碍）两种形式。主要表现为无明确客观对象的紧张担心，坐立不安，还有自主神经症状（心悸、手抖、出汗、尿频等）。

本病在《黄帝内经》就有关于郁证病机和治则记载。《金匮要略·妇人杂病》篇提出了"脏躁"及"妇人咽中如有炙脔"等证，实质上是郁证的主要临床表现，所载述的治法方药沿用至今。《丹溪心法·六郁》开始将本病作为一个独立病证论述，首创"六郁"之说，即气郁、血郁、痰郁、火郁、湿郁、食郁等六种，其中以气郁为先，然后才有诸郁的形成。《景岳全书·郁证》指出郁证"因病而郁"和"因郁而病"的不同，使本病的概念更加明确。《临证指南医案·郁》认为"郁证全去病者能移情易性"，较深刻地阐明了郁证患者在精神护治方面的重要意义。

历代医家对焦虑症（郁证）的论述颇多，有从气、从火、从痰、

从郁等论治。张老师认为此病属中医脑病，主要是先天遗传、性格特点、饮食失节、情志过极、痰瘀互结、劳累过度、疾病等为病因，导致脏气失衡，气机逆乱，郁滞化火、夹痰夹瘀上逆蒙蔽清窍所致。焦虑症之痰郁或由情志过极，气机逆乱，气郁化火；或因饮食失节，损伤脾胃，脾失健运，胃失和降，湿浊滞留为痰，或跌仆伤颅、胎颅受压，脑络损伤，气血瘀滞，脑窍不通，血不利而为水，水停为痰；或房劳伤肾，肾水不济，心火偏亢，灼液为痰。脑为清灵之窍，喜静谧而恶动摇，为元神之府而贵自主用事，若七情过极而气机逆乱，或饮食失节而生痰浊，或劳累、房劳过度，阴血耗伤，肝肾不足，阴虚阳亢，虚风内动，触引伏痰，蒙窜脑窍，从而引起极度恐惧，或有失控，或有濒死感，或有头晕、头痛、胸闷、心慌、呼吸急促等症状。故治疗当视标本缓急，如急性发作期间以治标为要，综合运用化痰、解郁、息风、化瘀、通窍之法，慢性缓解期和久治不愈者佐以疏肝解郁、滋补肝肾、健脾养血等方法。

张老师治疗焦虑症根据历代医家及自己多年临证经验，以《温病全书》中的菖蒲郁金汤及《中医内科杂病证治新义》中的天麻钩藤饮化裁进行加减变化，药用石菖蒲、郁金、栀子、黄连、天麻、赤芍、葛根、菊花、川牛膝、地龙、丹参、红花等。痰涎壅盛者常用白附子、僵蚕、胆南星、姜半夏、天竺黄、白矾、竹茹、礞石、海浮石等；息风加蜈蚣、全蝎、钩藤等；化瘀通窍加桃仁、川芎、当归、麝香；夹火热者，苔黄腻，加竹茹、黄芩。便秘加大黄、决明子、玄明粉；气滞者，加青皮、香附、枳壳；躁扰不安、面红目赤者，加磁石、钩藤、羚羊角；有濒死感失控感者，加远志、琥珀、炒枣仁、朱砂。

患者 男，31岁。

2014年7月4日初诊：一年半以前不明诱因出现反复发作性头

晕、头痛、头胀、眼胀、胸闷、气短、手抖、情绪激动易怒、易惊、易恐、坐立不安、心神不宁、精神不能集中、不能从事精神集中的工作，尤其患者多次强调不能从事驾驶工作（其工作性质与驾驶有关），否则头痛加剧有失控感，辗转于各大医院治疗，但仍不能确诊其病因。也曾就诊于某精神病院，服用西药治疗，疗效不佳，反而加重病情，后经人介绍来诊。现症见：头晕、头痛、头胀、眼胀、胸闷、气短、手抖、情绪激动易怒、坐立不安、口苦口干、唇红紫、纳眠可，大便时干时稀，小便调。舌质红，舌体胖大有齿痕，苔白厚腻，舌下脉络脉迂曲（+++）；左脉沉弦，右脉沉细，测血压 140/108mmHg。辨证为肝气郁滞、痰瘀阻窍，宜清肝解郁，化痰、活血通窍，处菖蒲郁金汤、天麻钩藤汤加减。

石菖蒲 10g　郁金 12g　栀子 10g　黄连 6g　天麻 12g　赤芍 10g　川芎 10g　葛根 12g　菊花 12g　川牛膝 30g　地龙 10g　磁石先煎, 30g　生龙牡先煎, 各 30g　丹参 15g　红花 5g　胆南星 10g　天竺黄 10g　羚羊角粉冲服, 0.2g

15 剂后病情大减，头晕，胸闷，心慌，手抖症状基本已无。水煎服，日 1 剂，早晚分服。嘱咐其每日用药渣加水煎煮后泡脚 1~2 次。

2014 年 7 月 18 日二诊：服上药后病情好转，各种症状较以前减轻，眩晕减轻，手麻感基本消失，颈部僵硬感减轻，手抖也较以前减轻许多，精神好转，体力也较以前恢复好，现症见：胃脘不适，膝关节疼痛，口渴，唇紫，眼胀涩，性急易怒，二便尚调，眠可，舌质红，苔薄白稍厚腻，舌体胖大有齿痕，舌下脉络脉迂曲（+++）；脉沉弦。仍用上方，羚羊角易为 0.1g，去栀子，加松节 15g。15 剂，水煎服，日 1 剂，早晚分服。嘱咐其每日用药渣加水煎煮后泡脚 1~2 次。

2014 年 8 月 1 日三诊：服上药后症状明显减轻，现在已经能自己开车，情绪较以前稳定，但是仍觉有时突然一股热气往头上冲的感觉，有时开车情绪紧张时感觉到心悸、胸闷、气短，胃脘不适的症状较前次减轻，膝关节疼痛明显缓解，口渴较以前好转，颈部僵硬感反复，唇紫，眼胀仍有，食纳可，大便量增多，小便少，舌质暗红，白腻苔较前稍退，舌下脉络脉迂曲（+++）；脉弦略数。仍用上方去松节加川芎10g、瓜蒌15g、薤白10g。15剂，水煎服，日1剂，早晚分服。嘱咐其每日用熬药后的药渣加水煎煮后泡脚1~2次。

2014年8月15日四诊：服上药后症状基本稳定，右肩，颈部有胀痛感，心悸胸闷气短仍有，情绪紧张时仍然有突然一股热气往头上冲的感觉，胃脘不适感较前好转，测血压124/88mmHg，食纳可，大便量增多，小便少，舌质暗红，白腻苔较前稍退，舌下脉络脉迂曲（+++）；脉弦略数。

仍用上方去川芎加三七（冲服）3g。15剂，水煎服，日1剂，早晚分服。嘱咐其每日用熬药后的药渣加水煎煮后泡脚1~2次。

2014年9月5日五诊：服上药病情基本稳定，右肩、颈部仍有胀痛感，心悸、胸闷、气短明显减轻，情绪紧张时仍然有突然一股热气往头上冲的感觉，胃脘部不适感较以前好转，食纳可，大便量增多，但有排不净感，小便少，舌质暗红，白腻苔较前稍退，舌下脉络脉迂曲（++）；脉弦略数。

效不更方，仍在上方基础上去菖蒲、薤白、赤芍，加车前子12g，决明子30g。15剂，水煎服，日1剂，早晚分服。嘱咐其每日用熬药后的药渣加水煎煮后泡脚1~2次。

2014年9月19日六诊：服药后效果明显，偶尔情绪紧张时头晕，右肩、颈部胀痛感仍有，心悸感消失，最近因家中事务心情不佳，夜间两胁下不适，目胀，胸闷不适。胃脘不适大减，眠可，大便量仍多，矢气多，体倦乏力，小便可，唇紫红，舌红苔薄白而润，黏腻不适，舌下脉络脉迂曲（++）；脉弦滑。

仍守上方加浙贝 10g。15 剂，水煎服，日 1 剂，早晚分服。嘱咐其每日用熬药后的药渣加水煎煮后泡脚 1~2 次。

2014 年 10 月 17 日七诊：服药后效果明显，偶尔情绪紧张时头晕，右肩、颈部胀痛感仍有，心悸感消失，最近因家中事务心情不佳，夜间两胁下不适，目胀，胸闷不适。胃脘不适大减，眠可，大便量多，矢气多，体倦乏力，小便可，唇紫红，舌红，苔薄白而润，黏腻不适，舌下脉络脉迂曲（++）；脉弦滑。

仍守上方去羚羊角，加白芍 12g，川续断 15g。15 剂，水煎服，日 1 剂，早晚分服。嘱咐其每日用熬药后的药渣加水煎煮后泡脚 1~2 次。

2014 年 10 月 31 日八诊：服药后病情基本稳定，最近因为家中事务烦心，情绪不佳，仍有两胁下不适感，目胀；胸闷不适仍有，偶尔情绪紧张时头晕，右肩、颈部胀痛感仍有，近来时有心烦易怒，开车时头部有困胀不适的感觉，眠可，大便量多，矢气多，体倦乏力，小便可，唇紫红，舌红苔薄白而润，稍黏腻，舌下脉络脉迂曲（++）；脉细弦。

仍守上方去胆南星、三七、车前子，加菖蒲 10g、五味子 10g。15 剂，水煎服，日 1 剂，早晚分服。嘱咐其每日用熬药后的药渣加水煎煮后泡脚 1~2 次。

2014 年 11 月 14 日九诊：服药后效果明显，心烦，易怒好转，头晕，闷胀疼痛较前好转，右颈部偶有疼痛不适，眼胀痛；咽部异物感减轻，双下肢乏力症状改善，纳可，眠可，大便量大，小便可，血压 125/85mmHg，舌边尖红，苔薄白，舌下脉络脉迂曲（+）；脉细弦。

仍守上方去五味子、生龙牡、磁石，加生杜仲 12g，桂枝 6g，麦冬 15g。15 剂，水煎服，日 1 剂，早晚分服。嘱咐其每日用熬药后的药渣加水煎煮后泡脚 1~2 次。

2014 年 11 月 28 日十诊：服药后病情减轻，眼睛已基本不再胀痛，仍时有眼睛不适，流泪，右颈僵痛感明显消失，胃脘胀痛感基本已无，小便多，偶有脑鸣头晕，心烦易怒明显好转，右侧腰困，下肢稍觉乏力（因已恢复工作），食纳可，眠可，大便量多，小便正常，舌边尖红，苔薄白，舌下脉络脉迂曲（＋）；脉细略弦。患者自述自从服用张老师所开之中药以来，体重减去 5kg 左右，并无不适感，也无明显腹泻，病已向愈。

仍守上方去天竺黄，加土鳖虫 6g，灵芝 10g。15 剂，水煎服，日 1 剂，早晚分服。嘱咐其每日用药渣加水煎煮后泡脚 1~2 次。服完后用九诊之方加味开化痰解郁、清肝化瘀、醒脑通窍之丸药，以善后巩固。

天麻 30g　葛根 30g　菊花 30g　川牛膝 30g　地龙 15g　郁金 30g　丹参 30g　红花 10g　瓜蒌 30g　决明子 30g　炒栀子 30g　白芍 30g　川断 30g　生杜仲 30g　桂枝 10g　麦冬 30g　灵芝 15g　天竺黄 30g　胆南星 15g　生甘草 15g　石菖蒲 30g

上药共为细粉，炼蜜为丸，每日早晚各服 9g。

服丸药期间，心情平稳，头不晕，不痛，眼睛不胀，腰不困，颈僵痛感消失，再无失控感发生，情绪紧张时也再无热气上冲头目的感觉，食纳可，眠可，大便可，小便正常，一切复常。

2015 年 2 月底追访：前症自上次治愈后迄今未再犯，诸症均愈，已可开车，已经开始上班，工作及社会交往均正常，可很快地融入自己的工作生活环境，无其他不适症状。

按：中药治疗该病，若辨证准确，亦取效迅速，且一经治愈，较少复发，故深入探讨中医药对该病的治疗，很有意义。患者辗转各大医院检查治疗 1 年半，花费巨大，收效甚微。本病当属中医郁证范畴，初始乃因肝郁气滞，痰气内阻所为，病久失治，加之气郁化火，痰火扰心，神志被蒙，故表现情绪激动易怒，坐立不安，心神不宁等。故治当宜清肝解郁、化痰、活血通窍，方处以菖蒲郁金汤、天麻钩藤汤加减，药进15剂，病情减轻，故二诊仍守上方，患者述关节疼痛，故予以活血祛风之松节，继服15剂，病情明显减轻。三诊时稍事加减，至四诊病情基本稳定，血压恢复正常，肝热血瘀之证明显得到缓解，直到十诊均在初诊之方的基础上守方加减，最终顽疾治愈。

综合所述，张老师认为，焦虑症相当于中医的郁证，多见于思想狭隘，性格急躁者，起病多因情志不舒，气机不畅，其自觉症状明显，既病之后，患者往往怀疑自己得了重病，故思想负担沉重，严重者可影响患者的社会生活。因此治疗时要首先取得患者的信任，争取患者的主动配合，继之详告病情，言明预后，做好患者的思想工作。用药之时，在辨证的基础上，要注意消除患者的主要痛苦和兼见症状，短时间内减轻和消除其痛苦和症状，使患者感到药效明显，以增强其战胜疾病的信心。究其病机，多由痰郁或由情志过极，气机逆乱，气郁化火，或肝肾不足，阴虚阳亢，虚风内动，触引伏痰，蒙窜脑窍，从而引起极度恐惧，或有失控，或有濒死感，或有头晕、头痛、胸闷、心慌、呼吸急促等症状。故治疗当视标本缓急，如急性发作期间以治标为要，综合运用化痰、解郁、息风、化瘀、通窍之法，慢性缓解期和久治不愈者佐以疏肝解郁、滋补肝肾、健脾养血等方法。

（整理　董斌等）

李辅仁

老年抑郁症辨治心得

李辅仁（1919~　），国医大师

李辅仁主任医师早年师从名医施今墨，行医 60 余年，长期从事老年保健及老年病防治工作，经验丰富。现将李老对老年抑郁症的认识与治疗方法介绍如下。

老年抑郁症是老年人常见的精神障碍，主要表现为情绪忧郁、焦虑，激越不安，绝望无助，对外界事物丧失兴趣，自我价值下降等。根据其心情郁闷低落，或焦虑不安，甚至精神不振等主要临床症状，当属中医的"郁证"范畴。李老从中医基础理论及长期临床实践出发认为，老年抑郁症是脏腑疾病、气血不调及情志刺激的共同反应，其中以心、肝、脾受累为主，主要病机为气、血运行紊乱。

许多老年人年老体弱，诸病缠身，正气本已虚衰，脏腑功能低下，五志不遂，而且社会活动日渐减少，子女成长相继离去，所以备感孤独，情绪低落，极易发生老年抑郁症。因此，本病的发生往往既有脏腑疾病、气血不调的内在基础，又有情志刺激的外在原因，是生理、心理的双重障碍。老年抑郁症虽然以各脏腑功能失调、气血运行不畅为其发病基础，发病之后，原有的脏腑疾病越发加重，但是，长久的精神障碍更多地影响心、肝、脾胃功能。心藏神，主血脉，五志过极，均能损伤心神，甚至进一步影响血脉运行。肝主疏泄，情志不遂，肝气郁结，气机阻塞，而暴怒之后，肝气横逆，则气血逆乱。脾胃居于中焦，主受纳运化，升清降浊，抑郁不舒，则气机升降出入紊乱，运化失调，而久思多虑，劳伤心脾，气血生化乏源，运化无力。因此，老年抑郁症的病变脏腑为心、肝、脾、胃，其基本病理变化为气机不调，血行不畅。正如《丹溪心法·六郁》云："气血冲和，百病不生；一有怫郁，诸病生焉。故人身诸病，多生于郁。"临床上常见有如下两型。

心肝火旺，瘀血阻滞

此类患者素体禀赋多属阴不足、阳有余，或性格急躁，或诸病缠身，阴虚阳亢。患病后常表现为：烦躁易怒、焦虑不安、头晕头痛、口干口苦、失眠梦多，记忆力低下、疑病恐病，舌质偏红或暗，脉弦。治以清心活血、平肝潜阳。李老自拟方：

天麻 15g　丹参 20g　钩藤 15g　葛根 20g　炒远志 10g　牛膝 10g
知母 10g　珍珠母 30g　石菖蒲 10g　川芎 10g　酸枣仁 20g　茯苓 20g

如兼胸闷胸痛者，加佛手、郁金；兼多饮多食者，加天冬、麦冬；兼烦热汗出者，加浮小麦或五味子；兼咳嗽有痰者，加炙前胡、橘红；兼大便干结者，加瓜蒌；兼夜尿频多者，加益智仁、菟丝子。

李老此自拟方实从天麻钩藤饮、安神定志丸及酸枣仁汤化裁而来。天麻钩藤饮方义为平肝息风、清热安神，现取其主要药物：天麻、钩藤、牛膝、茯苓、石决明（以珍珠母代）、夜交藤（以酸枣仁代），保其方义不变。安神定志丸则以养心安神、开窍定志为其主要功用，取方中茯苓、石菖蒲、远志、龙齿（以珍珠母代），并去人参，改用丹参，以减温燥之性，而有养血活血之功。另取酸枣仁汤全方，以清心除烦。方中还有一味葛根，可养阴生津，升清阳之气，与钩藤、珍珠母等相配，则升降有序，气机条达。综观全方，以清心火、平肝阳为主，兼以生津液、安心神。

龚某 女，84岁，干部，1997年8月15日来诊。患者早年生活经历曲折，"文革"期间备受折磨，近年来常感心烦急躁，焦虑不安，往事常常充斥心中，精神紧张，夜不能寐，头晕耳鸣，血压不稳，记忆力减退，口苦咽干，二便尚调，舌质红、苔心黄燥，脉弦细。

既往患有高血压、冠心病、慢性阻塞性肺病、陈旧性肺结核、慢性胃炎、肾囊肿、甲状腺增生性结节等。神经内科诊断为老年抑郁症，予以安定、谷维素等治疗。李老辨证属心肝火旺、肝阳上亢之证。

菊花20g　川芎10g　天麻15g　首乌藤20g　茯苓20g　知母10g　石斛10g　酸枣仁20g　石菖蒲10g　当归尾10g　枸杞子10g　五味子5g

服7剂后症减，原方加减续服1个月余，症状大减而停药。以后每遇精神不适即来求诊，均以清心平肝为法，每服每效。

肝郁痰阻，心脾两虚

此类患者素体禀赋多属痰湿偏盛，脾胃不足，或性格内向，多思多虑，或多年患病，气血虚弱。患病症状表现为：郁闷悲观，表情淡漠，行动迟缓，寡言少语，纳呆消瘦，嗳气叹息，健忘失眠，甚至有自杀之念或实施自杀行动，舌质淡或暗、苔腻，脉沉或弦。治以疏肝解郁、健脾养心。李老自拟方：

生黄芪15g　当归10g　白术15g　茯苓20g　苏梗10g　半夏10g　陈皮10g　香附10g　天麻15g　远志12g　焦三仙30g　石菖蒲10g　夜交藤20g

如兼心慌气短者，加五味子、柏子仁；兼头晕耳鸣者，加葛根、川芎；兼脘腹胀满者，加青皮、木香；兼呕呃嗳气者，加竹茹、砂仁；兼便溏者，加苍术、炒薏苡仁；兼便结者，炒白术改为生白术，或加火麻仁、枳实；兼乏力肢软者，加大黄芪量，或加炒薏苡仁、狗脊；兼下肢水肿者，加猪苓、泽泻。

李老此自拟方乃从归脾汤、二陈汤化裁而来。归脾汤之方义为益气补血、健脾养心，取方中黄芪、当归、炒白术、茯苓、远志、木香（以香附代）、酸枣仁（以夜交藤代），保留原来功用，并加入疏肝理气之义。二陈汤功在燥湿化痰、理气和中，为脾不健运、痰湿阻滞所致，李老选用此方，意在补益气血、养心安神的同时，加强健脾燥湿、理气助运的作用。自拟方中尚选用苏梗、香附以疏肝解郁，石菖蒲、远志以定志豁痰，焦三仙以消食和胃，共助二陈汤之运化，归脾汤之安神。另选用天麻一味，以柔肝祛风，改善脑功能。综观全方，共成疏肝解郁、健脾养心之剂。

孙某 男，87 岁，干部，1998 年 5 月 17 日来诊。患者多年来身居要职，工作异常繁忙。随着年事渐高，体质下降，逐渐脱离了工作岗位，后又因骨折，卧床数月，心情变得日益郁闷，烦躁不安，无故发脾气，眠差寡言，纳少消瘦，乏力腹胀，大便干结不爽，舌质淡红、苔黄腻，脉沉细滑。既往患有冠心病、老年性心脏瓣膜退行性变、Ⅰ度房室传导阻滞、房早、室早、老年慢性支气管炎、支气管扩张、慢性胆囊炎等。某医院诊断为老年抑郁症，曾服用盐酸氟西汀、氟乙安定、郁乐复等药物，症状有所缓解，但毒副作用很大，甚至发生肢体颤抖、不能行走等症状。李老辨证属于肝郁脾虚、气滞血瘀之证。

炒苍术　白术各 15g　炒薏苡仁 10g　丹参 20g　山药 10g　生黄芪 15g　天麻 15g　木香 5g　香附 5g　鸡内金 20g　砂仁 5g　藿香 5g　焦山楂 20g　甘草 3g

服用 10 余剂后，纳食增加，大便通畅，精神好转，继续加减服用约 1 年，已少发脾气，情绪稳定，饮食及二便均好，抗抑郁药也已减量服用。

（整理　张剑）

徐景藩

治郁调中焦，图本之良法

徐景藩（1927~2015），国医大师

郁病常起因于情志失畅，以肝失疏泄，心神失养为多。治疗多以疏肝解郁，养心安神为主。对于脾胃失调明显者，徐老师提出应据证调治脾胃，使谷食增加，运化复常，气血生化有源，元气自充，则肝血、心神得以滋养，气血调畅，利于郁病患者趋向健康。

如某患者在精神创伤后情志抑郁，渐致食少不寐，恍惚神倦，形体消瘦，丧失工作能力，中西医屡治不愈，徐老师据其自诉胃中不和，厌食纳差，稍进饮食必脘胀、嗳暖，腹中终日鸣响，响甚则食物反流，时有便意，大便少而溏，苔薄白，脉细弦等证。分析其病机既因情志失畅，使心肝气郁，又肝木乘犯脾土，气血化源不足。肝气既失于疏养，心脉又缺血供奉，故先调治中焦，使气血生化有源，此乃图本之法。

药用太子参、山药、白术、茯苓神、炙甘草、谷麦芽、炒陈皮、法半夏、百合、炙鸡内金、升麻、荷叶、枳壳等。7 剂已见初效，后略增损，续进 40 余剂，恢复正常工作与生活。

（整理　王晓戎等）

吉良晨

郁证治疗举隅

吉良晨（1928~　），北京中医医院主任医师

　　郁证一症临床常见，较为复杂多变。吉老积数十年的临床经验，认为病机以气郁不畅，肝郁气滞，疏泄失常，痰湿蕴郁为主。治疗以解郁条肝，清化痰热为法，用药多选菖蒲郁金汤，温胆汤二方化裁加减。

　　石菖蒲 10g　广郁金 10g　清半夏 10g　化橘红 10g　云茯苓 10g　荷叶梗 6g　炒枳实打, 6g

　　临证加减：气郁不舒两胁胀痛加醋柴胡 10g、制香附 10g；兼有化热者，加炒栀子 10g；大便秘结加全瓜蒌 30g；心神失养而夜寐不宁或难以入寐者，加炒枣仁 30g；心烦口干，加麦门冬 15g；若属忧郁伤神脏躁不安者，则以甘麦大枣汤合之；如见肝阳上扰，头晕且胀，目赤者，加甘菊花 15g、生白芍 12g，去云茯苓，荷叶梗；兼血虚面色无华者，加全当归 15g；气虚而见气短乏力神疲者加台党参 12g。

　　李某　男 62 岁。初诊日期 1992 年 3 月 27 日。患者因精神抑郁来诊，症见终日不语，面无表情，喜静恶动，胆怯易惊，时有幻视幻听，不欲饮食，大便偏干，数日一行，小便调畅。舌苔白滑厚腻。脉沉细稍弦滑。此属情志乖僻，痰闭清窍，致成痰郁之证，治宜解郁宣窍，清化降浊之剂。以基本方加全瓜蒌 30g，5 剂，水煎服，每日 1 剂。

复诊时患者自述服上方一二剂后，开始心情渐悦，余证日见好转，服第四剂后其言谈如病前，表情自如，自思饮食，但仍时感头晕，心烦，幻听，夜寐不安，大便通畅，舌苔白滑而厚，脉沉细稍弦。又以上方加淡竹茹 10g，继服 5 剂。2 个月后患感冒来诊，述其前病服药后已痊愈。

金某 女，48 岁。初诊日期 1992 年 3 月 6 日。

患者练"中心自然功"3 个月，于 5 天前开始神志模糊不清，语无伦次，眼睑瞤动，练功时躺在地上四五个小时不动，自言有神灵指使所致。

终日不思饮食，二便失禁，舌苔白中黄厚，体形肥胖，脉象沉滑无力，血压 170~120/mmHg。此湿热内郁，肝阳上扰，神失内守，为郁证之属。治宜解郁清化，平肝潜阳之剂。

广郁金 10g　石菖蒲 12g　清半夏 10g　云茯苓 20g　川黄连 3g　全瓜蒌 30g　决明子 30g　珍珠母 30g　生龙牡各 30g

水煎服，每日 1 剂，连服 5 天。

复诊时述，服上药 3 剂后症状明显好转，语言神志渐清，略思饮食，唯仍胸闷烦急，舌白微黄滑腻，尖边略有齿痕，脉来沉弦滑数，血压 160~112/mmHg。仍以上方去茯苓、珍珠母，加广橘络 12g、荷叶梗 10g。继服 5 剂后诸证明显好转，停药调养而愈。

（整理　郭钟良）

陈镜合

理气开郁，越鞠可循

陈镜合（1937~　），广州中医药大学教授

老师认为：郁证的发生，因郁怒、悲哀、忧愁七情所伤，导致肝失疏泄，脾失运化，心神失养，脏腑阴阳、气血失调而成。初病因气滞为主，兼血瘀、化火、痰浊、食滞等，多属实证。久病由气及血，由实变虚，形成心脾肝肾亏虚的虚证。如《类证治裁·郁证》说："心情内起之郁，始而伤气不可免，继必及血，终乃成劳。"

脏气虚弱是郁证发病的内在原因，老师认为：情志因素引起郁证，与机体本身的状态有极为密切的关系。如《杂病源流犀烛·诸郁源流》谓："诸郁，脏气病也，其原本于思虑过深，更兼脏气弱。"说明"脏气弱"是发病的内在因素。

疏肝解郁调理气机为治郁大法

郁证的基本病机是气机郁滞，治应"木郁达之"。老师在治疗郁证时，常以理气开郁作为基本大法，根据病机变化，在理气解郁的同时兼用降火、活血、化痰、除湿，消食之法。临床上常选用柴胡疏肝汤、逍遥散为主方，酌情加素馨花、合欢皮、郁金、川楝子以加强疏肝理气之力。肝郁化火见心烦、口苦者，加丹皮、栀子；气滞血瘀见

身痛、瘀斑者，加田七、桃仁、红花；郁痰阻加温胆汤或二陈汤；湿浊苔腻加茵陈、生薏苡仁、芡实；挟食滞加陈皮、神曲、鸡内金；月经不调加桃仁、红花、益母草。同时，老师根据多年的临床经验，以越鞠丸为主方研发了中药制剂开心片，现广泛应用于治疗郁证，与中药汤剂配合使用，相得益彰。

抑肝扶脾健运脾胃尤为重要

《血证论》曰："木之性主于疏泄，食气入胃，全赖肝木之气以疏泄之，而水谷乃化。设肝不能疏泄水谷，渗泻中满之证在所难免。"叙述了肝与脾在生理上的相互关系及在病理上的相互影响。郁证患者除了胸胁胀满，急躁易怒等肝气郁结的症状外，常兼见胃气不降的嗳气、呕恶，脾气不升的腹胀、腹泻等症状，此乃"肝气犯胃""肝脾不和"。更甚者，因脾胃运化失职，痰浊内生，阻塞经络，上蒙清窍，扰乱心神会出现周身疼痛无定处、喜怒无常、神志恍惚、失眠多梦等症；脾虚气血生化不足致心脾两虚可见头晕神疲、面色少华、心悸胆怯、少寐健忘、食欲不振等症；脾虚气陷常见便意频频、欲溺不出、脱肛阴挺等症。老师在治疗郁证时，谨守病机，见肝之病当先实脾，肝脾同治。常用的柴胡疏肝汤、逍遥散实为疏肝理气、培补脾土、抑木扶脾的代表方，临证时随症加减。腹胀甚加槟榔、厚朴、陈皮理气消滞；嗳气呃逆加丁香、柿蒂降逆止呃；胃痛泛酸加乌贼骨、浙贝制酸止痛；痰热扰心合黄连温胆汤加减；心脾两虚合归脾丸加减；中气不足合补中益气汤加减。《脾胃论》中指出"百病皆由脾胃衰而生"，郁证的发病也不例外，脏气虚弱是郁证发病的内因。所以老师在治疗郁证时非常注重脾胃的调理，实为治病求本之意。脾胃健旺有助于脏腑气血的恢复，可促病愈。

甘润缓急养心安神必不可少

临床上，许多郁证患者常伴失眠多梦、心神不宁、坐立不安、悲伤欲哭等症状，此因情志失调，心失所养，神不守舍所致。老师用《金匮要略》治疗"脏躁"的甘麦大枣汤和治疗"百合病"的百合地黄汤治疗郁证，屡屡见效。临床上可两方合用，也可在疏肝健脾的方中酌情加入两方。《素问·脏气法时》曰："肝苦急，急食甘以缓之。"甘麦大枣汤具有甘缓滋补、柔肝缓急、宁心安神之功，故肝郁心虚、心神不宁之郁证使用甘麦大枣汤正中病机，疗效明显。本草中记载："百合入心肺经，有治邪气、清心安神之功，与他药配合可有益气解郁之效，故郁证心神不宁者，不论虚实，老师均喜配百合，常用量为30g。"失眠甚加夜交藤、酸枣仁；心悸者加龙骨、牡蛎、桂枝、甘草。

中老年郁证需补肝肾

西医学认为：更年期抑郁症或老年抑郁症，是因为体内性激素水平下降，内分泌功能失调，自主神经功能紊乱所致。中医认为，人到中老年后，身体日衰，肾精渐耗，加之情志不遂、肝气郁滞或久思伤脾、脾失健忘、思虑过度、暗耗心血，使气血精气耗损，脑神、心神失养导致本证的发生，此时多属虚证。老师在治疗中老年郁证时，常在辨证的基础上加杜仲、桑寄生、川续断、枸杞子补益肝肾，或选用一贯煎、六味地黄丸、金匮肾气丸为主方加减。阳痿加淫羊藿、龟甲、鹿胶、锁阳；遗精加益智仁、金樱子、芡实；心肾不交、心神不宁合用甘麦大枣汤或百合地黄汤滋阴补肾、宁心安神。通过补益肾精，滋养肝木，达到阴阳平衡，神有所归，心有所养，气血畅然，滞散郁解，病可自愈。

调治结合事半功倍

郁证的病情，常随着情绪波动时有起伏。老师认为在郁证的治疗中，除重视药物治疗外，根据患者病情，重视调治结合，使病人解除顾虑，增强信心，对疾病的恢复可起到事半功倍的良好效果。其中情志护理最为重要，正如《类证治裁·郁证》说："然以情病者，当以理遣以命安，若不能怡情放怀，至积郁成劳，草木无能为挽矣。"所以老师主张以诚恳、同情、关怀、耐心的态度对待患者，教育病人正确对待客观事物，树立乐观主义精神和战胜疾病的信心，适应社会，处理好人际关系，主动配合医生，争取早日康复。其次在饮食调理上，老师以为郁证患者常因肝郁寡欢气滞，影响脾胃运化，易引起食滞不消。日常饮食宜选营养丰富，清淡、易消化之食品，如瘦肉、鲜鱼、鸡蛋、青菜、鲜瓜果等。鼓励病人适度参加体力劳动和体育锻炼，有助稳定情绪，改善睡眠。郁证病人常有惊恐不安、心神不宁，其所处环境宜安静，通风良好，光线充足。以上各种措施相结合，有益于病人身心恢复。西医学治疗本病，多采用药物、心理疗法，在一定程度上缓解症状、控制病情。但相当一部分郁证病人，病程长、症状多，表现如鬼神所作，西药治疗无效或效果不明显。此时，中医中药辨证灵活、随证处方的特点正为西医学所不及。如郁证表现为喘憋者以四磨汤施治有效；身体各部感觉异常者按痰瘀辨证好转。用中医中药治疗郁证，可调节气机，调和阴阳，最终使机体趋于稳态，阴阳平衡，病则痊愈。

周某 女，50岁。2007年3月12日初诊。胸闷反复发作1年，加重1个月。患者1年来常出现胸闷、心烦、夜寐易醒多梦，汗多，情绪低落，喜叹息，一直未就诊。近1个月来症状加重，紧张焦虑，疑患绝症，让其子带来求医。就刻诊：胸闷，时胸痛，游走不定，连胁涉腹，嗳气，叹气后舒，入睡困难，夜汗多，疲乏，心烦易怒，胃胀，纳差，大小便正常。近半年来月经紊乱。体查：面色萎黄，忧郁面容，语声低怯，舌质淡，苔薄白，脉弦细。辅助检查：24 小时心电图：窦性心律，心率快时 T 波低平。胸片：心肺膈正常。经颅多普勒：右侧颈动脉血流速度偏低。乳腺扫描：乳腺囊肿。胃镜：胃息肉，慢性胃炎。诊断：中医：郁证（肝郁脾虚）。西医：围绝经期综合征。治以疏肝解郁、健脾益气、养心安神。逍遥散和归脾汤加减。

白芍 10g　甘草 6g　黄芪 30g　当归 15g　白术 10g　党参 30g　远志 15g　柴胡 10g　鸡血藤 30g　砂仁后下，10g　厚朴 10g

7 剂，水煎服，日 1 剂。

复诊：2007 年 3 月 19 日症状改善不明显，左胁疼，手指麻木，汗出后怕风恶寒，舌质淡苔薄白，脉沉细，治法不变，以归脾汤和附桂理中汤健脾温中，益气固表，养心安神。

白术 10g　远志 15g　桂枝 15g　熟附子先煎，10g　黄芪 15g　茯苓 10g　党参 15g　炙甘草 6g　木香后下，10g　龙眼肉 15g　白芍 10g　酸枣仁 20g

7 剂，水煎服，日 1 剂。

再诊：2007 年 3 月 26 日胸闷稍好转，出汗稍少，身疼走窜，夜寐不安，胃脘不适，心情不佳，心烦，月经推迟、量少，舌质淡红，苔白，脉弦细。效不更方，原方加糯稻根收敛止汗。

白术 10g　黄芪 30g　茯苓 10g　党参 20g　龙眼肉 20g　远志 10g　木香后下，6g　炙甘草 6g　酸枣仁 20g　当归 15g　白芍 10g　郁金 15g　糯稻根 30g

14 剂，水煎服，日 1 剂。药后复诊，胸闷消失，情绪稳定，睡眠改善。

妇女七七天癸绝，肝肾失养，冲任失调，故月经紊乱。肝肾不足，肝脉失养，肝气不舒，郁而乘脾，脾气受损，气血生化不足，以致心失所养，心神不安，发为郁证。症见胸闷、胁痛、心烦少寐等。汗为心液，心气虚，固摄不利，心阴虚，虚火迫津，均可致汗多；汗出之后，气随汗泻，故见身凉畏寒，疲乏；肝气犯胃，胃失和降，则胃纳差、胃脘不适。本病总病机为肝郁脾虚，心失所养，阴阳失调。故以逍遥散合归脾汤、附桂理中汤疏肝健脾、益气固表、养心安神，以后天养先天，使木郁得达，气血冲和，郁病自愈。

（整理　李俐）

吴荣祖

水寒土湿木郁不升阳虚是本
吴萸四逆苓桂术甘以消阴霾

吴荣祖（1945~　），昆明市中医医院主任医师

　　吴荣祖教授是吴氏火神派中医学第二代传人、云南省名中医。吴老熟悉中医经典著作，特别对《伤寒论》有深入研究，临床常以"扶阳固本"大法为指导，应用附子配合组方，于疑难病辨治中取效显著，现将阳虚型抑郁症经验及体会作介绍。

阳虚是多数抑郁症的关键

　　西医的抑郁症及精神分裂症患者，在长期服用抗焦虑、抗抑郁及抗精神分裂的药物后，表现为：兴趣低落，不爱与人交流，脾胃功能障碍，食欲下降；睡眠障碍如失眠、早醒或睡眠过多，易疲劳；焦虑、自杀倾向等，而这一类患者多数还伴有手足逆冷、大便稀溏、小便清长等阳气不足的体现。

　　扶阳派的郑钦安认为"人身所持以立命者，其为此阳气乎。阳气不伤，百病自然不作，有阳则生，无阳则死。"《内经》："凡阴阳之要，阳密乃固。"说明阳气是生命的动力和根本，也是抗御邪气的重要力量，经云："正气内存，邪不可干。"此之谓也。若因为生活不规律、

情绪过低、过劳等耗伤阳气，就会引起上述一系列阳气受损的表现而发生疾病。

传统治疗郁证均以肝气不疏、气机郁滞为治则，投以丹栀逍遥散、柴胡类方来治疗，好比隔靴搔痒，疗效不佳。吴老认为，阳气虚，失于温煦故怕冷；阳虚鼓动无力，则脉沉细、但欲寐等少阴证悉具；肾阳虚，可见四肢厥冷；肾水寒，阳不归藏，心包相火不降上扰心神、阳不入阴，故眠差或嗜睡；长期情志失调，思结过度还干及脾之运化功能，加之脾阳根于肾阳，火不生土，脾阳虚运化失司可致痰湿内生，大便稀溏；情志不舒亦责之于肝，乃源于前致肝木不升也。正如清代黄元御《四圣心源》所云："冬水闭藏，一得春风鼓动，阳从地起，生意乃萌。然土气不升，而木气不达，实赖土气以达焉，盖厥阴肝木，生于肾水而长于脾土。水土温和，则肝木发荣，木静而风恬；水寒土湿，不能生长木气，则木郁……则凡病之起，无不因于木气之郁。以肝木主升，而人之生气不足者，十常八九，木气抑郁而不升，是以病也。"吴老以"三阴脏寒"为本，总结出"肾水寒、肝木不能温升、肝气横逆犯脾、土虚湿浊内生，心包相火不降，上扰心神"乃是病机的关键，将此证概括为"水寒土湿木郁"，以升举三阴之"温水燥土达木"法治之，拟方吴萸四逆汤合苓桂术甘汤加减治疗。

组方原则及特点

少阴病提纲"少阴之为病，脉微细，但欲寐"。抑郁病人长期服用抗抑郁药物后身体功能处于抑制状态，呈现少阴病之表现，吴老沿用《伤寒论》四逆汤温肾阳、暖水寒，但又在此基础上加入吴茱萸一味，创吴萸四逆汤。吴茱萸味辛而苦，性燥热，既可温胃散寒，开郁化滞，又可下风降浊，善入足厥阴肝、少阴肾、太阴脾经，起到画龙点睛之作用；同时合用苓桂术甘汤，茯苓配桂枝一利一温，成温阳化饮之剂，加强化气利水之动力。刘渡舟《伤寒论临证指要》亦赞苓桂术甘汤大有千军万马之势，他认为："茯苓作用有四：甘淡利水；养心安神；行肺之治节；补脾厚土。所以，茯苓一味而有消阴利水、养心定悸、补脾以固堤坝之全权作用……桂枝在本方中作用有三：通阳以消阴；下气以降冲；补心阳以制水寒……白术补脾协助茯苓以运化水湿；炙甘草则助桂枝上扶心阳，中保脾胃之气，以缓水势泛滥。"吴老创吴萸四逆汤合苓桂术甘汤治疗抑郁症，尽显"温水燥土达木"之能，使釜底火足，中气斡旋，升降复常，发挥温煦、推动、运化之职，自然可助厥阴有序升发，恢复人体生机勃勃、欣欣向荣之貌，阴霾尽消。

方某 男，19 岁，四川成都人，西医诊断：抑郁症。2015 年 5 月 21 日初诊时服抗焦虑、抑郁药已 2 年余，睡眠时间每天超过 12 小时，精神差，疲乏无力，四肢厥冷。曾因考试、学习压力过大诱发情绪紧张、恐惧感，不愿与人交往，淡漠寡言，不能学习，伴痰多，泡沫状，胸闷太息，并有耳鸣，颜面㿠白夹青，面部散见痤疮，纳眠差，便调。舌质淡嫩，苔白腻水滑，舌下静脉充盈。脉沉、寸旺。中医诊断：郁证（脾肾阳虚、肝失条达、相火扰神），方用吴萸四逆汤合苓桂术甘汤加减以升举三阴之"温水燥土达木"法治之。

制附子 12 袋（相当于制附片 120g）　吴萸 10g　干姜 20g　桂枝 20g　炒白术 15g　姜半夏 10g　姜南星 10g　莱菔子 10g　白介子 10g　苏子 10g　杏仁 10g　炒乌梅 10g　厚朴 10g　炙远志 10g　益智仁 15g　茯神 15g　生龙牡各 20g　上肉桂 10g　淫羊藿 15g　焦柏 9g　砂仁粒 10g　炙甘草 10g

2015 年 6 月 25 日，服药 1 个月后二诊，患者面色较前荣润，情绪低落较前好转，颜面痤疮消失，手足转暖，感腹胀、腹隐痛，矢气则舒，纳改善。手足转暖，见阳气渐复，观其舌苔已由厚转薄，说明土湿痰饮渐去，脾胃运化功能得复；矢气多乃肝气得疏，木郁得解之兆。效不更方，原方续服。其后复诊 2 次，病情渐好转，能静下心看书，师仍以"升举三阴、秘阳安神、化气除湿"之意守方巩固，并鼓励其返校读书，家属甚慰。

毛某 女，27 岁，2015 年 7 月 6 日初诊，患者有精神病史 15 年。家属诉 15 年前因家庭因素（父母争吵离异）后渐出现性格孤僻，不愿与人交谈，眠差、多梦，情绪低落，后诊断为抑郁症，未进行系统治疗，至 10 年前病情逐渐加重，出现幻听（怀疑别人说其坏话、摄像头监视）、幻视，西医诊断为精神分裂，予口服抗抑郁及抗精神分裂药物后上述症状改善，期间停药后均再发，一直服用西药期间症见：表情淡漠，反应迟钝，记忆力下降，神疲乏力，头痛、头昏沉沉感，嗜睡，每日约 16 个小时，多梦，闭经 2 年，大便干结，口干喜热饮，怕冷明显，颜面晦暗，口唇紫暗，纳呆。舌淡嫩，边有齿痕，双脉寸关弦细，尺弱。中医诊断：郁证。病机：三阴不升，相火不秘，痰湿内蕴，拟吴萸四逆汤合苓桂术甘汤加减以升举三阴，秘阳安神，豁痰宁志，药如下：

制附子 12 袋（相当于制附片 120g） 吴萸 10g 干姜 20g 茯苓 30g 桂枝 20g 炒白术 15g 姜半夏 10g 姜南星 10g 莱菔子 10g 白芥子 10g 苏子 10g 杏仁 10g 炒乌梅 10g 厚朴 10g 炙远志 10g 石菖蒲 15g 炒艾叶 15g 炒小茴 10g 黑胡椒 10g 益母草 20g 生龙牡各 20g 上肉桂 10g 焦柏 9g 砂仁粒 10g 炙甘草 10g

服药 28 剂。

37 天后复诊，诉乏力明显好转，怕冷减轻，睡眠改善，每日约 12 小时，吃中药时大量排痰，矢气多味臭，但大便难解仍存，闭经，感胃脘部不适，纳差，平素有手足心怕热仍在。考虑排痰为药力使体内湿浊之邪外排，矢气增多乃后天之本动力加强，病势向好，故仍守原方，加台乌 10g，并改黑胡椒为炒花椒加强温胃止痛，加川芎 10g、佛手 15g 疏肝理气，促进气机升降。再服药半月后诸症改善明显，后续在原方上加减巩固治疗，并逐渐递减西药，病人及家属喜极而谢。

上述病案之突出临床表现在于患者情绪低落，精神疲倦，全身乏力，对周围事物冷漠无视，病之标象为厥阴之"生机不振"，而实质之病本在于少阴原动力之不逮。肾阳为元气之根及脾胃运化之原动力，厥阴生发不及之病，若釜底无火，元阳不振，势必水寒而木病，木陷水中，无以升发；火衰而土病，土不载木，生机受遏；木郁无以疏土，造成水寒土湿木郁之局，予吴萸四逆汤合苓桂术甘汤化裁，以温水燥土达木。结合病人体质过于虚弱，方药温扶阳气，然不忘"阳密乃固"之旨，加焦黄柏、砂仁、炙甘草取郑钦安"封髓丹"取伏火坚阴之义，酌加莱菔子、白芥子、苏子化痰降气，加法半夏、姜南星、骨碎补等豁痰燥湿健脾补肾。吴老认为治病必求于本，抓住"阳虚"之根本，以"温阳"为大法，恢复人体气机升降，使一气周流。吴老还认为当今之社会，节奏快，生活及工作压力大，焦虑、抑郁及亚健康人群多不胜数，此类病人西医生化及相关检查均正常，但其上述诸多不适的确存在，除体质外，多责之于七情内伤，多为"情志郁结、气机不畅"，郁结日久不能开解，可致气机失调、脏腑紊乱、阴阳失衡、正气损伤，从而引起人体内的一系列反应，表现出疾病的症状，针对此，除药物外，吴老均悉心开导，从思想上为其打开心结，并常常告诫我们：对患者要有恻隐之心，体现了中医传人和一代大家的风范。

（整理　卞秀娟）

邱保国

自拟疏肝解郁汤治疗郁证

邱保国（1936~　　），河南省中医药研究院院长

在长期临床实践中，邱老师采用辨病与辨证方法治疗获得较好疗效，笔者有幸随诊，现将邱老师经验整理如下。

患者　女，42岁，2010年6月13日初诊。

情绪低落、失眠年余，加重1周。患者务农，性格内向，性格好强，1年前因与邻居发生口角受刺激后，情绪低落，心神不宁，眠差，常善太息，症状时轻时重。1周前再次与邻居发生口角，前述诸症状加重，曾在县医院诊为"抑郁症"，服西药效果不明显，患者无精神病家族史。现表情淡漠，精神恍惚，有时易怒善哭，常叹息，胸胁胀满，乏力，食减。回答问题合作。舌质淡，苔薄白，脉弦细。西医诊断：抑郁症。中医诊断：郁证（肝气郁结、气机不畅）。治宜：疏肝解郁、行气化滞。方用自拟疏肝解郁汤加减。

柴胡 15g　白芍 15g　当归 15g　郁金 20g　香附 12g　枳壳 12g　八月札 10g　川芎 10g　川楝子 15g

7剂，水煎服，每日1剂。

二诊：胸肋胀满较前好转，心神不宁减轻，但情绪仍低沉，饮食差，舌质淡红，苔白腻，脉弦。上方加神曲 10g、麦芽 10g、鸡内金 10g。7剂，水煎服，每日1剂。

三诊：胸胁胀满，叹气基本消失，食欲增加，精神好转，舌质红，苔白，脉弦，二便正常。效不更方，再守上方5剂，病愈。

按：《证治汇补》提出："郁病虽多，皆因气不周流，法当顺气为先。"提示郁病与气机不调关系密切。本案以自拟疏肝解郁汤加减。柴胡功擅疏肝行气，疏泄郁结，香附长于疏肝理气，枳壳、八月札行气宽中除胀，以上四味药疏肝理气宽中。当归补血活血，川芎行血活血，与柴胡相互为用以行气活血，气为血帅，血为气母，行血以助气行。白芍养血柔肝、缓中止痛，郁金行气解郁，方中加川楝子善于行血止痛，以加强理气行血之效。患者不思饮食，乃肝气犯胃，胃失和降，脾胃功能失常所致，故加神曲、麦芽、鸡内金以健脾消食化滞。综观全方，用药精简，疏肝解郁，行气化滞而获效。

患者 女，47岁，2013年10月15日初诊。

自觉咽喉部有异物感3个月。咽喉中如有物梗，咳之不出，吞之不下，不疼不痒，咳嗽无痰，随情绪波动而时轻时重。常伴有情绪低沉，善叹息，心烦不宁，多虑多疑，胁肋胀满等，有时困倦，纳呆，大小便如常，睡眠欠佳。咽无充血，扁桃腺不大。舌质暗淡，苔稍腻，脉弦。西医诊断：慢性咽炎。中医诊断：郁证（梅核气），证属气郁挟痰。治宜：行气开郁、化痰散结。方用自拟舒肝解郁汤合半夏厚朴汤。

柴胡15g 白芍15g 当归12g 香附12g 枳壳12g 八月札10g 川芎10g 郁金15g 半夏15g 厚朴15g 紫苏叶10g 茯苓12g 生姜3片
7剂，水煎服，每日1剂。

二诊：咽喉部异物感明显减轻，胸胁胀满亦减，精神好转，如释重负，饮食量增加，舌质暗淡，苔白稍腻，脉弦滑。效不更方，续服7剂。

三诊：喉中异物感基本消失，精神改善明显，烦躁不宁消失，食欲改善，睡眠也较前好。舌质暗红，苔白稍腻，脉弦。继续照上方服7剂，每日1剂，以巩固疗效。

四诊：喉中异物感、胸闷、两胁胀满消失，精神转正常，饮食正常。守前方5剂，以巩固疗效。

按肝之经脉上行于咽喉，情志抑郁易伤肝，以致肝郁气滞，所以经络之气随经上逆，结于咽喉，故有异物感。表现为有其感无其形，咳之不出，咽之不下，但不碍饮食、吞咽。《直指方》云：梅核气乃"七情气郁，结成痰涎，随气积聚"而成。本方用柴胡、香附、枳壳、八月札疏肝解郁，理气畅中。郁金调气解郁，川芎理气活血行血。芍药酸甘，柔肝缓急。半夏化痰开结，和胃降逆。厚朴行气开郁，下气除满。苏叶顺气宽胸，宣散郁结。茯苓渗湿健脾。生姜辛散温行，降逆和中。本案患者所属疾病正是《医宗金鉴》中提到的梅核气，治宜行气开郁，化痰散结，故用自拟舒肝解郁汤合半夏厚朴汤，共奏开郁行气、化痰散结之功效。

患者 女，50岁，2012年9月13日初诊。

头晕、烦躁、烘热汗出1年余。胁胸疼痛，心烦易怒，善叹息，阵发性面颈部烘热出汗，口干唇燥，失眠多梦，月经先后不定，经量少，五心烦热，腰腿酸软，大便干结。舌暗红，少苔，脉沉数。西医诊断：更年期综合征。中医诊断：郁证（肝郁气滞、肝肾不足、心神不宁）。治宜：理气解郁、补益肝肾、平衡阴阳、安神宁心。方选柴胡疏肝散合二仙汤加减。

白芍12g　柴胡12g　郁金12g　枳壳12g　香附10g　佛手10g　川芎10g　仙茅6g　淫羊藿6g　当归10g　巴戟天10g　黄柏6g　知母6g

5剂，水煎服，每日1剂。

二诊：头晕头胀，胸胁胀痛，烘热汗出改善明显，但仍五心烦热，口干唇燥，舌红少苔。故黄柏、知母各增量至10g，加枸杞10g、桑寄生 10g，以补益肝肾。

三诊：前方服 7 剂。头晕、烦躁、五心烦热、善太息均明显减轻。为巩固疗效，又以上方为基础加减调服半月，诸证恶除。

按：中医认为七七肾气衰，冲任虚少，天癸将竭，肾阴不足，阳失潜藏，以致脏腑经络失于滋养，而至脏腑功能失调，阴阳失于平衡。本案患者 50 岁，正值更年期，同时肝气郁结，肝失条达，抑郁多虑，情志不宁，又肾气渐衰，机体调节阴阳平衡的能力下降，故出现更年期综合征的症状。治疗当理气解郁、补益肝肾、平衡阴阳、安神宁心。先用柴胡疏肝散加佛手疏肝解郁宽中、理气柔肝，以治疗肝气郁滞。用二仙汤中仙茅、淫羊藿、巴戟天温肾阳、补肾精。黄柏、知母泻相火而滋肾，当归温润养血而调冲任，以补益肾阴肾阳。加枸杞、桑寄生以增强益肾阴，补肝肾之作用，肝气郁结得除，肾虚得补而病愈。

患者　女，36 岁，2011 年 4 月 21 日初诊。

情绪不宁，无故悲伤哭泣，不能自制十余日。心烦，郁闷失眠，或哭笑无常，每发作数小时，不犯病时如常人，但情绪低落，脘腹胀满，不思饮食，不愿与人交往。舌质红，苔薄白，脉微数。西医诊断：癔病。中医诊断：脏躁（阳郁厥逆、肝脾不和）。治宜：透邪解郁、疏肝理脾，养心安神。方选四逆散合甘麦大枣汤。

柴胡 10g　芍药 10g　枳实 10g　炙甘草 6g　淮小麦 30g　白术 15g　山药 30g　炒枣仁 30g　大枣 15g

7 剂，每日 1 剂，水煎服。

二诊：哭笑无常已不发作，焦虑郁闷减轻，睡眠改善。有时还感胸闷，常叹息，脘腹胀满。加郁金 10g、八月札 10g、厚朴 10g、陈皮 10g、姜半夏 10g。7 剂，每日 1 剂，水煎服。

三诊：郁闷已解，胸宽闷解，脘腹不胀，纳食增加，舌质红，苔薄白，脉数。效不更方，再续服上方3剂，以巩固疗效。

按：妇女情志不宁，变幻不定，无故悲伤哭泣，或哭笑无常，不能自制，谓之"脏躁"。张仲景首论本病，《金匮要略》中谓："妇人脏躁，喜悲伤欲哭，有如非已所作，数欠伸，甘麦大枣汤主之。"《灵枢·本神》谓："肝藏血，血舍魂，肝气虚则恐，实则怒。""心主脉，脉舍神，心气虚则悲，实则笑不休"。妇女自青春期至老年均有发病者，主要系七情所伤者发病，由肝郁至阳郁厥逆，肝脾不和，故治疗当以透邪解郁，疏肝理脾，养心安神。脏躁乃五脏俱亏，阴阳失调所致，心为五脏六腑之主，故治当养心，用甘麦大枣汤补心气，养心安神，和中补脾；用四逆散（柴胡、芍药、甘草、枳实）透邪解郁、疏肝理脾。本例为增宽胸理气之效，加用郁金、八月札，使解郁效果倍增，加用姜半夏、川朴和陈皮，行气以散消除脘腹胀满。

患者　女，42岁，2012年6月5日初诊。

头昏、心烦、胸闷胀1年余。头重脚轻，身倦乏力，时出现心悸，甚则汗出，右脚趾阵发性跳动，可自行缓解，纳少，睡眠差。曾做心电图、脑CT、血压、血脂检查，均无异常。舌质红，苔白，脉细。西医诊断：神经官能症。中医诊断：郁证（肝气郁滞、心脾两虚）。治宜：疏肝解郁、潜肝阳、益心脾。方用自拟舒肝解郁汤加减。

柴胡10g　白芍10g　香附15g　郁金15g　川芎10g　枳壳12g　八月札10g　龙骨先煎，30g　牡蛎先煎，30g　山药15g　神曲10g　鸡内金10g　酸枣仁30g

7剂，水煎服，每日1剂。

二诊：头晕、心烦、胸闷胀均有所好转，未汗出，脚趾跳动消失，但有时觉胸闷胀，气短，善太息，舌质红，苔薄白，脉细。将上方白芍、郁金、枳壳各加至20g，增合欢花15g，7剂，水煎服，每日1剂。

三诊：头晕头胀，头重脚轻，心烦，胸闷胀感均有明显好转，睡眠有改善。舌质红，苔薄白，脉细。效不更方，7剂。

四诊：不适症状已基本消失，唯易早醒。上方去龙骨、牡蛎，加远志10g、夜交藤20g。续服7剂，以巩固疗效。后患者来诊多次，按基本方略作加减。

按本例情志不和，肝失条达，肝郁气滞，肝气抑郁不舒，郁而伤脾，心脾两虚，肝阳偏亢。西医诊查无阳性体征，诊断为神经官能症。中医辨证为肝气郁滞，心脾两虚，治疗肝、脾、心并顾。调畅情志，疏肝理气，采用自拟舒肝解郁汤清化舒郁。龙骨、牡蛎平肝潜阳，酸枣仁、远志、夜交藤养心安神，山药、神曲、鸡内金、健脾养胃、行气化食。诸药合用共奏疏肝解郁、潜肝阳、益心脾。

郁证是一种常见的心理障碍性疾病，可由多种原因引起，以显著而持久的心境低落为其主要临床特征，且心境低落与其处境不相称。中医认为，患者心情多执拗多偏，或性格内向，事不如意，不能排出或自释，情志抑郁，遂致肝失疏泄，气滞于里，蕴结不通，于是发病。《金匮要略·妇人杂病脉证并治》记载了属于郁证的"脏躁"及"梅核气"两种病证，并观察到两种病证多发于女性，所提出的治疗方药于今还有实用价值。元代《丹溪心法·六郁》已将郁证列为专病，提出气、血、火、食、湿、痰六郁说，创立了六郁汤，越鞠丸等治疗方剂。《素问·举痛论》中所言："百病生于气也，怒则气上，喜则气缓，悲则气消，恐则气下，惊则气乱，思则气结，忧则气聚。"是对七情致病的规律性阐述。在情志活动中，以肝为枢，肝为五脏之魂，肝主五脏之气机升降，肝气正常，则气机条达。肝主疏泄，喜条达而恶抑郁，气机在五脏定位于肝。如《素问·灵兰秘典论》谓："肝者将军之官，谋虑出焉。"因此，抑郁的病位主要在肝。肝郁日久，可发生诸多病理变化，如肝气蕴结化火，则为肝火；气滞则津液不得正常流通，则聚湿成痰；气滞则血亦滞，而进一步演变成气滞血瘀等，引起诸多病证。邱老根据以上中医理论为指导，结合临床观察，认为本病主要病位在肝，与心、脾、肾有关，运用辨病与辨证结合，立法遣方，疗效卓著。

（整理　庆慧）

李遇春

妇女郁证多为气郁

李遇春（1941~　），宁夏医科大学中医学院教授

郁证是由于情志不舒，气机郁滞所引起的一类病证。主要表现为心情抑郁，情绪不宁，胁肋胀痛，或易怒善哭，以及咽中如有异物梗阻，失眠等各种复杂症状。朱丹溪把郁证分为"六郁"即气郁、湿郁、热郁、痰郁、血郁、食郁，认为郁证病因不外情志内伤、六淫外感、饮食失节。李老师认为，妇女郁证初起多属情志所伤，故以气郁为主，气郁日久，气有余便是火，故见热郁；气滞血不行则为血郁；肝郁气滞横逆犯脾，运化无权，食积难消则为食郁；脾运失常，水湿不化则为湿郁；湿聚成痰则为痰郁。故郁证日久则多夹热、痰、食、血、湿。因此，李老师认为，治疗妇女郁证以疏通气机为总治则，兼配以行血、化痰、利湿、清热、消食之法。

高某　女，37岁，2009年2月2日初诊。

主诉：头痛、寐差3个月，加重1周。患者3个月前因工作压力过大出现头晕头痛，烦躁易怒，悲伤欲哭，胸胁胀闷，双下肢沉重，全身困倦乏力，面色晦暗，在宁夏某医院住院1个月，西医诊断为抑郁症，经西药对症治疗后，症状时轻时重。

现症：头痛、烦躁，兼寐差乏力、面色晦暗，脉弦，舌淡红、苔微黄。诊断气郁、热郁。治法行气解郁、清肝泄热，兼养心安神。丹

栀逍遥散合甘麦大枣汤加减。

牡丹皮 10g　栀子 10g　柴胡 10g　当归 15g　白芍炒, 10g　白术 10g
薄荷后下, 6g　浮小麦 50g　生甘草 10g　玫瑰花 6g　郁金制, 10g
香附 10g　石菖蒲 10g　川芎 10g

6 剂，水煎服。

二诊：患者服药后心情好转，头痛减轻，面色转佳，但仍有乏力，舌淡、苔微黄，脉弦。上方去甘麦大枣汤、石菖蒲，加丹参 10g、麦冬 10g、五味子 6g、黄柏 4g、知母 6g。

6 剂，水煎服。

1 个月后电话随访症状消失。

按：郁证早期因情志不遂而致肝气郁结而成气郁，"久郁则蒸热"，故兼有热郁之候。李老师用丹栀逍遥散疏肝泻热，为加强疏肝之功，加玫瑰花、郁金、制香附行气解郁，因患者兼寐差，故用甘麦大枣汤加石菖蒲养心安神。

徐某　女，47 岁，2009 年 3 月 6 日初诊。

主诉：失眠烦躁反复发作 3 年，加重 2 周。3 年前患者因家庭原因出现失眠，甚则彻夜不寐，依赖安眠药可入睡，有乳腺小叶增生病史 10 年。

现症：失眠，烦躁易怒，敏感多疑，喜哭。脉细，舌暗、苔薄白，舌底脉络紫暗增粗。

诊断：血郁。

治法：活血化瘀、疏肝理气，兼镇惊安神。血府逐瘀汤加减。

柴胡 10g　枳壳 10g　白芍 10g　赤芍 10g　当归 15g　桃仁 15g　红花 6g　川芎 10g　桔梗 10g　甘草 6g　酸枣仁炒, 20g　生龙骨先煎, 30g　生牡蛎先煎, 30g　生珍珠母先煎, 30g。

水煎服，5 剂。

二诊：服药后患者已能睡眠五六个小时，上方加五味子 6g、龙眼肉 15g，6 剂，水煎服。2 个月后电话随访临床症状消失。

按：郁久气不行则血亦不行，气滞血瘀，故李老师以血府逐瘀汤活血化瘀、疏肝行气，加炒酸枣仁养心安神，生龙骨、生牡蛎、生珍珠母重镇安神，共同加强安神定志之功。

马某 女，38 岁，2009 年 2 月 16 日初诊。

主诉：情志异常，失眠反复发作 3 年，加重半年。患者 2 年前因工作过于紧张出现失眠，恶梦纷扰，头晕耳鸣，四肢无力，烦躁不安，周身酸楚不适，曾因紧张出现晕厥、抽搐、哭笑无常现象，多次住院治疗，症状反复发作。

现症：入睡困难，多梦易醒，服安眠药无效，精神忧郁，情志烦乱，咽部有梗塞感，大便干，脉弦细，舌尖红、苔黄。诊断痰郁。治法泻火逐痰，行气解郁兼养心安神。礞石滚痰丸加减。

礞石先煎，20g 大黄后下，6g 沉香 6g 黄芩 10g 柴胡制，6g 香附 10g 当归 15g 生地黄 20g 茯神 20g 法半夏 10g 天麻 10g 酸枣仁炒，20g 生龙骨先煎，50g 生牡蛎先煎，50g 柏子仁 10g 甘草 6g

4 剂，水煎服。

二诊：患者入睡困难明显改善，仍多梦，神疲乏力，周身酸楚，头部怕风，继服上方 6 剂。

三诊：患者上述症状均减轻，换方以逍遥散合参脉饮加减，6 剂，水煎服。3 个月后随访精神、睡眠恢复正常，无抽搐发作。

按：因气郁日久，郁而化火，火郁灼津为痰，发为痰郁，故李老师以礞石滚痰丸泻火祛痰，加用柴胡、制香附行气解郁，用当归、生地黄以防热伤阴血，法半夏、天麻加强燥湿化痰、平肝息风之功，茯神、酸枣仁、生龙骨、生牡蛎、柏子仁安神定志。

李某 女，38 岁，2009 年 5 月 11 日初诊。

主诉：眼睑、足部肿胀 7 日。7 日前患者因生气后自觉胸中不适，寐差，眼睑、足部肿胀，头痛下午加重。

现症：眼睑、足部肿胀，头痛，寐差梦多，情绪不畅，脉滑，苔白腻。诊断湿郁。治法益气祛风、健脾利水。五皮饮合防己黄芪汤加减。

陈皮 6g　大腹皮 10g　茯苓皮 15g　桑白皮 10g　生姜皮 10g　生黄芪 30g　汉防己 10g　炒白术 10g　柴胡 6g　制香附 10g　甘草 6g

水煎服。4 剂。

二诊：服药后眼睑、足部肿胀消失，偶有头痛，寐差。换方为川芎茶调散加石菖蒲 10g、远志 10g，水煎服，3 剂，1 周后随访诸症皆愈。

按：李老师认为，气滞则水道不通，水湿内停则为湿郁。湿停溢于肌肤发为肿胀，故以五皮饮利水消肿，防己黄芪汤益气健脾利水，加用柴胡、香附以助疏肝行气之功。

徐某　女，60 岁，2009 年 5 月 17 日初诊。

主诉：脘部痞满，失眠，纳差 1 周。患者自述 1 周前因与家人争吵生气后而出现脘部痞满，不思饮食，两胁胀闷不适。

现症：胃脘痞满，不思饮食，两胁胀闷，情绪低落，苔薄白、脉弦。诊断食郁。治法疏肝行气、宽胸散结。柴胡疏肝散合四磨汤加减。

柴胡炒，10g　枳壳 10g　白芍 15g　党参炒，10g　槟榔 10g　乌药 10g
沉香后下，3g　玫瑰花 6g　牡丹皮 10g　百合 20g　郁金 10g　香附制，10g
生龙骨先煎，50g　生牡蛎先煎，50g　枳壳 30g　茯神 10g　鸡内金 10g

水煎服，5 剂。

1 周后随访，诸症消失。

按：患者因恼怒伤肝，肝失疏泄，气机不畅，气滞运化无力，食积难消，则为食郁；肝气郁结横逆犯胃，胃失和降，则脘部痞满，李老师用柴胡疏肝散重在疏通肝气，四磨汤加强行气降逆、宽胸散结之功，另配玫瑰花、郁金疏肝解郁，百合清心安神，加用鸡内金消食化积，达到标本兼治之效。

李老师治疗妇女郁证可归纳为以下3点。

以气郁为侧重点，强调疏肝行气。李老师认为，郁证总病机为气滞，同时兼血瘀、食积、湿停、痰阻，故强调理气药与活血药、健脾消食药、清热药、化痰药的配合应用，从而达到调畅气机，标本兼治的目的。柴胡、香附、枳壳、白芍、玫瑰花等药的应用，反映了李老师重疏肝行气的特点。

擅长用甘麦大枣汤送服。李老师认为，郁证日久可以耗伤心气营血而致血虚不能养神，以致心神不安，脏腑阴阳失调，患者多有失眠之症，故多用养心润燥、宁神健脾之甘麦大枣汤送服诸药。

重视心理调适。妇女郁证大多发生于中年妇女，且因家庭工作负担过重而引起，李老师重视用药治疗同时配合精神治疗，关心患者的疾苦，帮助患者解除思想顾虑，有助于提高疗效。

（整理　杜小利等）

吴炳忠

郁证有神方，丹栀逍遥散

吴炳忠（1945~　　），天津市红桥区中医医院主任医师

吴主任近 40 年来从事中医临床工作，熟读中医古典医籍，尤其近 20 年来在中医经典著作理论的指导下，进行了精神疾病的中医药临床治疗研究，开创性的提出以中医"气""火""痰"立论的理论体系。临床擅以丹栀逍遥散治疗郁证，疗效显著，屡起沉疴。现将其临床经验介绍如下。

逍遥散是《太平惠民和剂局方》中用以治疗肝郁血虚证的名方，《内科摘要》在此基础之上加牡丹皮、栀子 2 味，即为丹栀逍遥散，用于肝郁血虚内热之证。

方中以柴胡疏肝解郁，使肝气得以条达；白芍养血敛阴，柔肝缓急；当归养血和血，归、芍与柴胡同用，补肝体而助肝用，使血和则肝和，血充则肝柔；薄荷疏散郁遏之气，透达肝经郁热；生姜疏散调达，兼以温中和胃；白术、茯苓健脾理中益气，非但实土以抑木，且使营血生化有源；牡丹皮以清血中之伏火，栀子清肝热并导热下行；甘草和中健脾，兼以调和诸药。诸药合用，疏肝解郁，行气活血，清郁热、化痰浊，既补肝体，又助肝用，气血兼顾，肝脾并治。吴主任认为，本方缓急有度，标本兼治，诸药合用能调节高级神经活动，使其兴奋与抑制保持平衡，加之临证辨证求因，针对病因随症加减治

疗，效如桴鼓。

近年来，动物实验已证实丹栀逍遥散有抗抑郁作用。药理学试验进一步证明丹栀逍遥散的石油醚提取液（主要是一些脂类成分的混合物）、水提醇沉液（主要是一些水溶性的成分，如氨基酸、肽类等）、多糖部分（主要是一些糖分子）、醇提液部分（主要一些酚类物质）都有明显的抗抑郁效果，而无中枢兴奋作用，其中水提醇沉液部分尚具有抗焦虑作用。现代实验研究提示，丹栀逍遥散胶囊在提高 5-HT 含量的功能上与西药氟西汀组无明显差异，因此推断丹栀逍遥散胶囊治疗抑郁症的作用部位可能在下丘脑，通过调节 5-HT 及其代谢产物 5-HIAA、DA 及其代谢产物 DOPAC 而发挥作用，一方面增加下丘脑内 5-HT、DA 含量，一方面减低下丘脑内 5-HT 代谢产物 5-HIAA 而改善抑郁症状，达到治疗目的。

邹某 女，38 岁。2010 年 7 月 20 日就诊。

1 年前因丈夫出轨致婚姻破裂进而导致情绪抑郁，西医院诊断为抑郁症，服用舍曲林、阿普唑仑等药物治疗半年，疗效不明显，故来我院就诊。患者就诊时症见：精神抑郁，善太息，头昏头沉，心烦失眠，多疑易怒，胸胁胀满，纳呆呕恶，口中黏腻，少腹胀痛，大便不畅，舌苔黄腻，脉弦数。吴主任诊后认为，此系肝郁脾虚，郁而化热，气血不行，心神失养所致；治以疏肝解郁、行气活血、养血安神为原则。方用丹栀逍遥散加味。

柴胡 10g　白术 30g　当归 12g　茯神 30g　白芍 20g　丹皮 10g　焦栀子 10g　炙甘草 10g　薄荷后下，10g　生姜 6g　陈皮 15g　白豆蔻 12g　夜交藤 30g　远志 10g　酸枣仁 20g　焦三仙 30g

服用 14 剂后。诸项症状均明显好转。继续服用 14 剂，诸项症状俱消；半年后回访，症状未再复发。

吴主任认为，"郁非一病之专名，乃百病之所由起也"，郁证可由多种因素引发，但肝之气血不能调达舒畅是其根本原因，气血冲和则百病不生，若有郁者，气机升则不升，降则不降，五脏气机失和，宜变生他病。吴主任分析此病例认为，肝主疏泄，藏血，调情志，为一身气机之枢纽；情志郁结，肝气不舒，损伤心神则出现心慌、心悸、失眠多疑等；肝气郁滞，气滞伤脑，伤脑则神去，故精神抑郁不乐；肝脉布胁，肝气滞则胁肋胀痛、善太息；气郁则气机失其和降，故胸胁胀满；肝郁化火上扰心神导致心烦易怒、失眠多梦；肝郁克土，脾失运化，水湿内停，聚湿生痰，则致头昏头沉、纳呆呕恶、口内黏腻。故方选丹栀逍遥散加减，疏肝解郁安神以治郁证。正如《医贯》中论述："其论五郁曰……木郁则火亦郁矣，火郁则土自郁，土郁则金郁，金郁则水郁，五行相因，自然之理也。余以一方治木郁，而诸郁皆愈。"

（整理　汪艳）

白长川

郁乃百病之源

白长川（1944～　　），大连市中医院首席主任医师

《素问·六微旨大论》云："出入废则神机化灭，升降息则气立孤危。故非出入，则无以生长壮老矣；非升降，则无以生长化收藏。是以升降出入，无器不有。"《素问·举痛论》曰："余知百病生于气也，怒则气上，喜则气缓，悲则气消，恐则气下……惊则气乱……思则气结。"《黄帝内经》深刻地揭示了情志异常可导致气机紊乱，气机紊乱则百病始生，故朱丹溪云："气血冲和，万病不生，一有怫郁，诸病生焉。故人身诸病，多生于郁。"（《丹溪心法》）此乃广义之郁证也，广义郁证"泛指外感六淫、内伤七情引起的脏腑功能不和，从而导致气、血、痰、火、湿、食等病理产物的窒塞和郁结"。（《中医内科学》）成无己《伤寒明理论·发热》云："其发热属表者，即风寒客于皮肤，阳气怫郁所致也。"外感六淫可使人体气机怫郁发病，内伤情志更然。

朱丹溪提出"凡郁皆在中焦，以苍术、抚芎开提其气以升之，假如食在气上，提其气则食自降矣。"（《丹溪心法》）他认为情志波动，失其常度，则气机郁滞，气郁日久不愈，由气及血，变生多端，可以引起多种症状，故六郁以气郁为先。气为百病之首，郁乃百病之源，因郁而病调其气，因病而郁治其本，故治郁必用气药，湿郁、痰郁、食郁、血郁、火郁均须佐以气药，调达气机，疏通脉络，佐助药物直

达病所。因郁而滞，因滞而虚，治疗上配伍气药，一则辅助胃纳脾运之功，保后天之本，二则推动、疏导气的升降出入运动，以痰郁为例，痰气郁于咽喉者治以半夏厚朴汤；郁于胸膈治以启膈散；郁于胃脘治以旋复代赭汤、六君子汤，连及胁肋者，酌加四逆散，内外妇儿皆准于此。

郁证与西医学的医学模式以及心身医学义同而名异，西医学的医学模式为"环境－社会－心理－工程－生物"医学模式，该模式强调情志波动可导致疾病的发生，"心身医学"的提出更加验证了中医理论中的三因学说（外感六淫，内伤七情和不内外因）。现代研究证明功能性胃肠病与脑－肠轴存在密切的关系，提供了"心身疾病"，即广义郁证的客观依据。

心身医学是生物医学、心理学、社会学、环境学、工程学等诸多学科交叉融合的综合性学科，心身疾病目前包含的范围相当广泛，常见的心身疾病包括心血管、呼吸、消化、神经、内分泌、泌尿生殖等多系统以及妇产科、五官科、骨伤科、男科、皮肤科、精神科等多种疾病，是一个神经内分泌免疫网络调节的系统，恰如中医广义郁证的范畴，郁乃百病之源，涉及范围广泛，体现了中医的整体观念和脏腑相关学说。

刘秋云　女，52岁。

进食胃胀反复3~4年，近日上火症状加重。餐后胃堵闷不下，多食则胃胀，嗳气则舒，纳差，心烦，时烘热汗出，双目胀痛，眼睑肿，手胀，失眠难寐，早醒，醒后再难复睡，闭经半年余，便1~2次每天，时干燥，不净感。舌暗红苔薄微黄，边有齿痕，脉弦细。西医诊断：慢性萎缩性胃炎，反流性食管炎，慢性结肠炎，霉菌性阴道炎。理气解郁，健脾消滞，养血安神。丹栀逍遥散、六君子汤、四逆散、柴胡龙骨牡蛎汤、甘草小麦大枣汤合方化裁。处方：

牡丹皮 15g　焦栀子 10g　当归 15g　炒白芍 15g　柴胡 15g　黄芩 15g　党参 20g　生白术 15g　茯苓 30g　陈皮 20g　半夏 15g　枳实 15g　鸡内金 30g　生龙骨 50g　生牡蛎 50g　小麦 30g　大枣 10g　炙甘草 10g

服药 14 剂，胃胀减轻，情志渐舒，睡眠好转，排便改善，再守原方 14 剂，诸症皆平，后用药 2 个月巩固疗效，随访 1 年，未再复发。

李耀　男，70 岁。

长期失眠，近半月情志不遂而加重。入睡困难，早醒复睡困难，心烦身燥热，口鼻冒火感，口干苦欲饮凉，体胖，纳差，进食胃胀不舒，长期便黏不成形，每日 1 次，尿黄味大，舌暗红胖大，苔黄厚腻少津多齿痕，脉弦细。西医诊断：焦虑症，慢性萎缩性胃炎。治法：疏肝解郁、健脾化痰、宁心安神。导痰汤、丹栀逍遥散、柴胡龙骨牡蛎汤合方化裁。处方：

胆南星 5g　姜半夏 15g　竹茹 25g　陈皮 25g　茯苓 50g　枳实 15g　焦栀子 15g　丹皮 15g　薄荷 10g　柴胡 15g　黄芩 15g　生龙骨 100g　生牡蛎 100g　炒枣仁 30g　远志 15g　石菖蒲 15g　夜交藤 25g　生甘草 10g

该患体胖，痰湿郁阻为本，又兼气郁、食郁、火郁为病，故导痰汤为先，兼顾六郁。服药 7 剂，情志渐舒，睡眠改善，胃胀消失。后用药 1 个月余，诸症皆失。随访 1 年，未再复发。

石志超

疏肝解郁法治疗荨麻疹

石志超（1954~　），大连大学医学院教授

荨麻疹为临床常见疾病，症状为大小不等的局限性风疹块损害，发无定处，此起彼伏，瘙痒较重，消退后不留任何痕迹。引起荨麻疹的原因颇多，可由禀性不耐，人体对某些物质过敏所致。此外，由于环境心理的刺激也是重要的发病原因之一。情志活动是正常的心理活动，但各类情志活动必须适度，不可超过生理极限，否则可以对身体造成损害，导致心身疾病的发生。笔者在临床中常遇到有些患者由于愤怒、忧郁、恐惧等精神刺激而诱发荨麻疹的。这也是一种常见的表现在皮肤上的心身疾病，而应用祛风止痒等中医临床常规治法疗效不佳。我们针对本类病证情志损伤乃发病根本的病机特点，论治以疏肝解郁为主，佐以镇惊活络之法。选用自拟验方疏肝解郁汤。

柴胡 10g　郁金 15g　白芍 20g　当归 15g　夜交藤 30g　合欢皮 20g　生牡蛎 30g　蝉蜕 15g　鸡血藤 20g　甘草 15g

水煎服，日 1 剂。并治疗本病 30 余例，都取得了满意疗效。

王某　女，41 岁。夜间外出遇歹徒，幸被别人所救，而后惊恐郁怒不释，约半小时后全身突发散在风团丘疹，瘙痒难忍，服用马来酸氯苯那敏片、泼尼松等西药及疏风止痒中药，用药当时有效，随后即发，治疗调理达 4 个月病仍未除。来诊自述若逢精神紧张，则立即发作，

而且有愈发愈重趋势，舌暗淡，有纵纹，苔薄白，脉弦细涩。治以疏肝解郁汤，辅以心理疏导，服药 6 剂，病愈，追访半年从未再发。

夏某　女，10 岁。3 年前兄妹去抬水时，兄不慎坠入井中，妹惊呆，状若木鸡，稍后方知哭喊呼救。其兄获救后，患者晚间紧张兴奋不能入睡，周身出现大小不等的风团，剧烈瘙痒，曾屡用马来酸氯苯那敏片、盐酸赛庚啶等药治疗，稍逢有事心中着急立即发作，后服祛风止痒汤药数剂仍未取效。来诊述发作时而肤略痛，舌红，苔白干，脉弦涩而缓。治以疏肝解郁汤，以成人半量投之，8 剂知，12 剂愈。此后未再复发。

按语：详论之，因精神情志因素导致荨麻疹，西医属胆碱性荨麻疹范畴，亦是典型的心身疾病。中医以为此类病患多由情志损伤，肝郁不舒，气机不畅，气血失和，腠理郁滞，发为瘾疹。治疗若只看见瘾疹风团、瘙痒无度的皮肤表象，惟知祛风解表之法实为舍本逐末。今治疗针对肝郁不舒，情志损伤，气血失和的病机；方药选用柴胡、郁金疏肝解郁；白芍、当归养血柔肝；夜交藤、合欢皮、鸡血藤安神开郁，活络息风；牡蛎镇惊安神，蝉蜕疏肝宣散，甘草调和诸药。诸药合用，共奏疏肝解郁、安神活络、调和气血之功效，而使瘾疹顽疾得愈。本方辨证加减而成，其实如四逆散、逍遥散等疏肝解郁方药皆可辨证加减选用，药虽异而理法同，亦可收效，实不必拘泥一方一药。

跋

余有幸受教于经方家洪哲明先生，耳提面命，启迪良多。并常向陈玉峰、马志诸先生请益，始悟及古今临床家经验乃中医学术之精粹，舍此实难登堂入室。

自1979年滥竽编辑之职，一直致力于老中医经验之研究整理。以编纂出版《吉林省名老中医经验选编》为开端，继之编纂出版《当代名医临证精华》丛书，并对整理方法进行总结，撰写出版了《老中医经验整理方法的探讨》一书。1999年编纂出版《古今名医临证金鉴》，寝馈于斯，孜孜以求，已30余年矣……登门请益，开我茅塞；鱼素往复，亦如亲炙，展阅名师佳构：一花一世界，千叶千如来；真知灼见，振聋发聩；灵机妙绪，启人心扉……确不乏枕中之秘，囊底之珍，快何如之！

《古今名医临证金鉴》出版后为诸多中医前辈所嘉许垂青，得到了临床界朋友们的肯定和关爱，一些朋友说：真的是与丛书相伴，步入临床的，对于提高临床功力，功莫大焉！其中的不少人已成为医坛翘楚，中流砥柱，得到他们的高度评价，于心甚慰！

《古今名医临证金鉴》出版已16年了，一直无暇修订。且古代医家经验之选辑，乃仓促之举，疏欠砥砺，故作重订以臻于完善，方不负同道之厚望。这次修订，由原来22卷重订至39卷（33种），妇、儿、外、五官科等卷，重订均以病名为卷，新增之内容，以古代、近代医家经验为主。囿于篇幅之限，现代医家经验增补尚少。

蒙国内名宿鼎力支持，惠赐大作，直令丛书琳琅满目，美不胜收。重订之际，一些老先生已仙逝，音容宛在，手泽犹存，不尽萦思，心香一瓣，遥祭诸老。

感谢老先生的高足们，探蠡得珠，筚路蓝缕，传承衣钵，弘扬法乳，诸君奠基，于丛书篇成厥功伟矣！

著名中医学家国医大师朱良春先生为丛书作序，奖掖有加，惓惓于中医事业之振兴，意切情殷，余五内俱感！

《古今名医临证金鉴》丛书是1998年应余之挚友吴少祯先生之嘱编纂完成的，八年前少祯社长即要求我尽快修订，出版家之高屋建瓴，选题谋划，构架设计，功不可没。中国医药科技出版社范志霞主任，主持丛书之编辑加工，核正疏漏，指摘瑕疵，并鼓励我把自己对中医学术发展的一些思考，写成长序，于兹谨致谢忱！

我的夫人徐杰编审，抄校核勘，工作繁巨，感谢她帮助我完成重订工作！

尝见一联"徐灵胎目尽五千年，叶天士学经十七师"，与杜甫诗句"别裁伪体亲风雅，转益多师是汝师"异曲同工，指导中医治学切中肯綮。

文章千古事，得失寸心知。相信《重订古今名医临证金鉴》不会辜负朋友们的厚望。

单书健
二〇一六年孟夏于不悔书屋